Visagismo integrado
identidade, estilo e beleza

| OBRA ATUALIZADA CONFORME
| O **NOVO ACORDO ORTOGRÁFICO**
| DA LÍNGUA PORTUGUESA.

Dados Internacionais de Catalogação na Publicação (CIP)
(Câmara Brasileira do Livro, SP, Brasil)

Hallawell, Philip
　　Visagismo integrado : identidade, estilo e beleza / Philip Hallawell. – 2ª ed. – São Paulo : Editora Senac São Paulo, 2010.

　　ISBN 978-85-7359-928-2

　　1. Beleza corporal 2. Estética 3. Face 4. Harmonia (Estética) 5. Percepção visual 6. Proporção (Arte) I. Título.

09-03908　　　　　　　　　　　　　　　　　　　　　　CDD-701.1

Índices para catálogo sistemático:

　　1. Linguagem visual : Artes　　701.1
　　2. Visagismo : Artes　　701.1

Philip Hallawell

Visagismo integrado
identidade, estilo e beleza

2ª edição

Editora Senac São Paulo – São Paulo – 2010

ADMINISTRAÇÃO REGIONAL DO SENAC NO ESTADO DE SÃO PAULO
Presidente do Conselho Regional: Abram Szajman
Diretor do Departamento Regional: Luiz Francisco de A. Salgado
Superintendente Universitário e de Desenvolvimento: Luiz Carlos Dourado

EDITORA SENAC SÃO PAULO
Conselho Editorial: Luiz Francisco de A. Salgado
　　　　　　　　　 Luiz Carlos Dourado
　　　　　　　　　 Darcio Sayad Maia
　　　　　　　　　 Lucila Mara Sbrana Sciotti
　　　　　　　　　 Luís Américo Tousi Botelho

Gerente/Publisher: Luís Américo Tousi Botelho
Coordenação Editorial: Verônica Pirani de Oliveira
Prospecção: Andreza Fernandes dos Passos de Paula, Dolores Crisci Manzano, Paloma Marques Santos
Administrativo: Marina P. Alves
Comercial: Aldair Novais Pereira
Comunicação e Eventos: Tania Mayumi Doyama Natal

Edição de Texto: Luiz Guasco
Preparação de Texto: Claudia Abeling
Coordenação de Revisão de Texto: Marcelo Nardeli
Revisão de Texto: Fátima de Carvalho Marcondes de Souza, Luiza Elena Luchini
Coordenação de Arte: Antonio Carlos De Angelis
Projeto Gráfico e Diagramação: Studio 33 (contatostudio33@gmail.com)
Capa: ilustração de Philip Hallawell
Impressão e Acabamento: Gráfica CS

Proibida a reprodução sem autorização expressa.
Todos os direitos desta edição reservados à
Editora Senac São Paulo
Av. Engenheiro Eusébio Stevaux, 823 – Prédio Editora
Jurubatuba – CEP 04696-000 – São Paulo – SP
Tel. (11) 2187-4450
editora@sp.senac.br
https://www.editorasenacsp.com.br

© Philip Charles Hallawell, 2009

Sumário

Nota do editor — 7

Agradecimentos — 11

Apresentação - *Oswaldo Alcântara* — 15

Introdução — 19

O rosto e a identidade — 37

O efeito emocional da imagem — 59

A consultoria — 99

Os temperamentos — 113

A análise do corpo — 133

A análise do rosto — 145

A análise da cor da pele — 167

A aplicação do visagismo em diversas áreas — 201

Conclusão — 263

Referências — 275

Créditos — 283

Nota do editor

Engana-se quem se considera mal-interpretado por causa da aparência que ostenta: a sociedade não é nada além de um espelho, e um espelho plano. Cabe ao visagista, com seu conhecimento teórico e destreza prática, adequar a imagem desejada à imagem projetada, auxiliando seu cliente a exprimir, logo à primeira vista, o que aspira transmitir em suas relações interpessoais, em qualquer ambiente que frequente.

O profissional de visagismo encontrará neste livro rico material elucidando o significado de linhas e formatos do rosto, características comportamentais, classificação de diferentes tipos de pele, interpretações do modo de caminhar e sentar, entre outros índices que auxiliam a compreender melhor as inclinações de seu cliente. Entretanto, Philip Hallawell expande o visagismo a outras áreas de atuação e defende sua aceitação como forma de arte, em que o corpo se faz tela e moldura, expondo-se na galeria aberta que é a sociedade.

Ao publicar *Visagismo integrado: identidade, estilo e beleza*, o Senac São Paulo mais uma vez prestigia valor técnico e poder questionador, apresentando ao leitor instrumentos novos para a compreensão da importância da correta criação da imagem pessoal, exigência que se intensifica paulatinamente na cultura contemporânea.

À memória de Richard Metairon

Agradecimentos

Visagismo integrado: identidade, estilo e beleza existe somente porque recebi apoio, incentivo e ajuda de muitas pessoas. Em primeiro lugar, agradeço à Editora Senac SP por ter acreditado na minha proposta e pelo lançamento do meu livro anterior, *Visagismo: harmonia e estética,* que iniciou a difusão de um conceito quase desconhecido. Meu muito obrigado a Vera Lúcia Marques – à época diretora do Centro de Tecnologia de Beleza (CTB) do Senac São Paulo – por ter criado o projeto que resultou neste livro, junto com Hélio Sassaki.

Depois de publicada, é preciso divulgar a obra. Quando o tema é inédito – como no caso o visagismo –, essa tarefa é mais difícil, pois requer mais tempo e paciência e a ajuda de pessoas de visão. Quero agradecer o esforço incansável da minha esposa, Sonia, responsável por esse trabalho e pela organização dos cursos, palestras, *workshops* e eventos de visagismo. Ela também foi a primeira revisora do livro, verificando o nível de clareza das explicações e conferindo a linguagem e o estilo da escrita. Suas observações e críticas construtivas foram inestimáveis, ajudando a torná-lo uma leitura agradável.

Agradeço a Marcus Vinícius Barilli Alves, diretor da Editora Senac São Paulo; Isabel Alexandre, minha editora; Rubens Folha, gerente de vendas, e toda sua equipe; Carolina Bessa, da assessoria de imprensa, por sua ajuda e apoio em busca de estabelecer definitivamente o conceito do visagismo na área da beleza.

Na preparação deste livro, o trabalho de Luiz Guasco como editor de texto foi, para mim, de um valor inestimável. Agradeço por suas orientações e conselhos, sua paciência, zelo e dedicação, sempre pautados em experiência e cultura.

Nunca me esquecerei das muitas pessoas que acreditaram no meu trabalho desde o início e que se esforçaram em ajudar a divulgá-lo. O saudoso Richard

Metairon, um dos pioneiros da *coiffure* no Brasil, proprietário do salão Beka Internacional, presidente da Intercoiffure do Brasil e presidente de honra da Hair Brasil, foi de grande generosidade comigo. Sem me conhecer, prestigiou-me no lançamento de *Visagismo: harmonia e estética*. Mais tarde, convidou-me a ministrar *workshops* na Hair Brasil em 2004, 2005 e 2006 – um dos principais eventos de beleza na América Latina –, proporcionando grande visibilidade ao trabalho. Richard também promoveu os primeiros cursos de visagismo, por meio da Mod's Hair. Por isso, considero-o padrinho deste projeto.

Agradeço a Paulo Cordeiro, coordenador dos *workshops*, pelo convite para apresentar o conceito na Hair Brasil 2004 e pelo espaço concedido, e pela visão e apoio de seus líderes à época: Francisco Santos, presidente; Waleska Santos, vice-presidente; Jefferson Santos, diretor geral; Antonio de Carvalho Junior, gerente geral. Também agradeço à Intercoiffure, especialmente a Mário Merlino, ex-vice-presidente, e a Laíz Preziosi.

Agradeço aos grandes profissionais Celso Kamura e Tony Gandra por terem me prestigiado publicamente nos primeiros programas de que participei na TV. Também agradeço o apoio, desde o início, de Marcelo Schulman, presidente da Vitaderm, por ocasião da minha primeira entrevista na TV e pelos convites a ministrar palestras no Congresso Nacional da Vitaderm, e a Osvaldo Alcântara, gerente técnico da Ikesaki Cosméticos, que, desde o início, divulgou gentilmente o livro para os profissionais do meio.

O empenho de Bernardo Mascarenhas em ajudar a divulgar o visagismo – quando era presidente da BSG e, agora, no cargo de diretor do Núcleo Educacional do Grupo Ikesaki (NEIK) – também foi fundamental. Graças a ele e a Sílvio Mascarenhas, presidente da Itallian Hairtech, pude apresentar o conceito em várias edições do Creative Color Hair Trends & Techniques e manter uma coluna sobre o visagismo na *Revista Cabeleireiros.com*.

O apoio do grupo Ikesaki, nas pessoas de Roberto e Ricardo Ikesaki, foi fundamental para consolidar o conceito na área da beleza e a eles devo minha gratidão, assim como de todos os profissionais das empresas do grupo e da Beauty Fair, especialmente Sebastião Motta.

Agradeço a todos os grandes profissionais que me acompanharam nos diversos eventos de que participei: Alexandre Coelho, Claus Borges, Eduardo Andrade, Fátima Sousa, Gê Marques e equipe, Mário Merlino, Marina Honda, Marlene Adami. Agradeço a Paulo Ferreira, por ter fotografado vários eventos. Agradeço a todos que divulgam o visagismo em eventos e cursos pelo Brasil, especialmente Leandro Pires, Nilson de Almeida, Paulo Ricardo Almeida, Robertinho Marques e as equipes da Taiff e da ProArt. Aprendi muito sobre técnicas, colorimetria e a realidade do cotidiano da profissão com eles e com todos os profissionais cujo trabalho pude acompanhar.

Agradeço aos profissionais que me acompanham nos *workshops*, usando sua experiência como visagistas para orientar os participantes nos trabalhos práticos, na consultoria e na sua execução técnica, e explicando a eles como colocar em prática o conceito do visagismo no dia a dia do salão. São eles: Cláudia Ferreira, Fátima Monteiro, Heloísa Lima Fabri, Lígia Lima, Maurício Rocha e Mercedes Klar. Em especial, agradeço a Elton Mattos, que, além de compartilhar sua experiência com os participantes, sempre se dispõe a ceder seu salão para os trabalhos práticos dos cursos realizados em São Paulo.

Também agradeço a todas as pessoas que aceitaram ser modelos em eventos, *workshops*, cursos e matérias para jornais, revistas e programas de televisão.

Agradeço a minha amiga Valéria Zanocco pelos seus conselhos e informações.

Agradeço a Artur Tacla pelas orientações e informações sobre psicologia. Foi ele também que me lembrou, muito apropriadamente, da definição de beleza de James Joyce em *Retrato do artista quando jovem*.

Agradeço a toda imprensa especializada pelo espaço para divulgar este conceito e por ter acreditado nele.

O cabeleireiro André Mateus, que se tornou mestre em visagismo e uma referência para todos os outros profissionais, merece um agradecimento especial. Ele se dispôs a colocar em prática algo que no início era apenas teoria, sem medo dos desafios e com muito entusiasmo. Por meio de suas mãos pude ver o conceito materializar-se em imagens de beleza e comprovar seus efeitos benéficos sobre as pessoas. André compartilhou comigo seu grande conhecimento e experiência e, no início, fez uma valiosa contribuição nos meus cursos, cedendo seu espaço, orientando, aconselhando e ajudando nos períodos de prática.

O método apresentado neste livro é, em grande parte, uma adaptação dos métodos e das técnicas que o doutor Ivan Stratievsky usa no seu consultório médico para estimular a reflexão e a conscientização que levam ao autoconhecimento. Suas orientações e seus ensinamentos foram – e continuam a ser – de um valor inestimável para mim, como indivíduo e como criador deste trabalho, e devo a ele meu profundo agradecimento.

Agradeço ao doutor Bráulio Paolucci por ter mostrado a aplicação do visagismo na odontologia e por ter colocado à minha disposição sua pesquisa inovadora e revolucionária, que associou o visagismo aos procedimentos e práticas atuais na odontologia estética.

Entre os muitos desafios relacionados à escrita de um livro, um dos maiores é manter-se focado, disciplinado e entusiasmado durante o tempo necessário, especialmente quando se está envolvido em diversas atividades. *Visagismo integrado: identidade, estilo e beleza* levou mais de um ano para ser elaborado, tempo que teria sido muito maior sem o encorajamento e incentivo de minha esposa, Sonia, que também esteve sempre disponível para discutir as minhas dúvidas, dar seus valiosos conselhos e contribuir com suas críticas construtivas, *insights* e experiência. A ela, meu mais profundo e sincero obrigado.

Apresentação

Não sou um profissional da área de beleza; sou uma pessoa que vive e respira na área de beleza.

Vivo dentro dessa área desde o dia 1º de abril de 1950, com muito orgulho e dignidade.

Por isso, conheço a história de produtos e profissionais ligados a esse setor no Brasil desde o princípio. Uma história que inclui muitas dificuldades, como a ausência de produtos de qualidade, a maioria fabricados de modo artesanal. Uma simples água oxigenada, por exemplo, que só existia a 120 volumes, éramos obrigados a baixar para 20 ou 30 volumes.

As máquinas para fazer permanentes eram, naquela época, uns horrores.

Coloração, só havia a 90% preta, mas a descoloração era uma loteria. Nunca se sabia em que iria resultar. O laquê era breu, que o profissional tinha que moer no fundo da casa e acrescentar ao álcool. As bombas para aplicá-lo tinham que ficar de molho porque entupiam a todo momento.

Finalmente apareceu a primeira permanente química, de sais minerais, que acabavam com as pontas de nossos dedos. Quando surgiu a permanente a frio, deu-se também o grande salto para o desenvolvimento da profissão. Tesouras melhoraram, e máquinas manuais começaram a ser substituídas por elétricas, embora estas ainda fossem verdadeiros monstros.

Diante desses avanços, pensava eu, ainda jovem: "está se abrindo um novo mundo para a profissão".

Os anos foram passando e cada vez mais as técnicas relacionadas à área de beleza foram evoluindo, a tal ponto que cheguei a imaginar que não precisava ver mais nada.

Um dia, entretanto, conheci uma cabeleireira que me falou de um livro que tratava de cortes de cabelo. Fui me informar sobre a publicação e acabei por conhecer seu autor, Philip Hallawell.

Tornamo-nos amigos e fui me inteirando de suas obras sobre visagismo. Hoje, sinto-me feliz por escrever a apresentação de seu novo livro, pois estou convicto de que quem não aprender a arte do visagismo não terá futuro em nossa profissão. É o que está acontecendo.

No que diz respeito a minha trajetória, considero todos esses anos vividos na profissão em duas partes: antes e depois de Philip Hallawell.

Graças a sua atuação, nossa profissão ganhou consistência, estudos e a consciência de que precisamos estudar cada vez mais, pesquisar mais, vivê-la mais – mesmo porque sem isso não haveremos de subsistir.

Parabéns ao Philip pelo novo livro sobre visagismo, a Sonia, sua fiel escudeira, e a todos que, por adorar essa profissão, se esforçam por aprender mais sobre ela, sempre.

Obrigado pela amizade, Philip.

Oswaldo Alcântara
Gerente técnico do Grupo Ikesaki

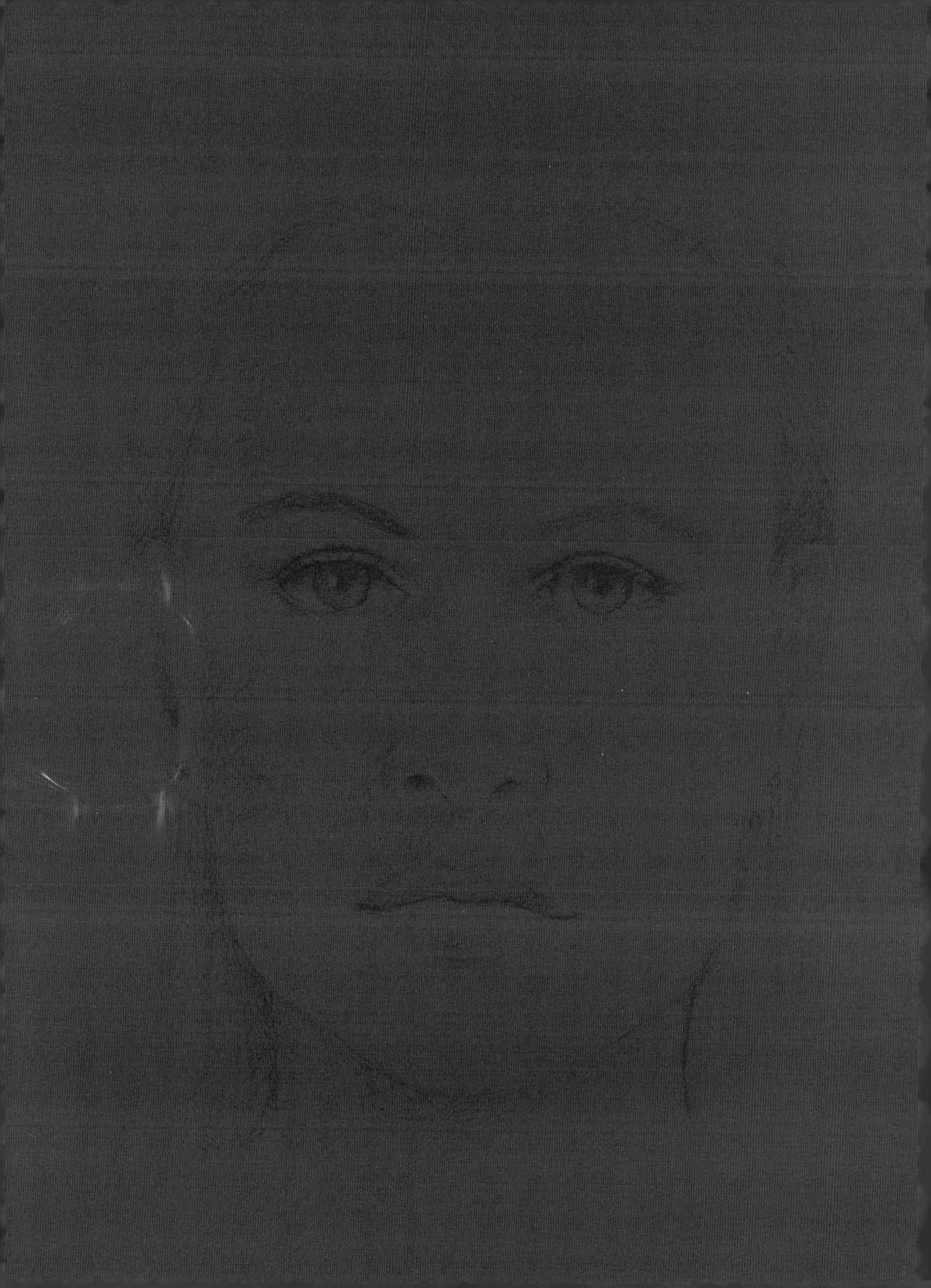

Introdução

> Não existe mulher sem beleza, somente belezas que não foram reveladas.
> Cada rosto é único.
>
> Fernand Aubry

"O que você deseja expressar pela sua imagem?" o visagismo gira em torno dessa pergunta. Porque o visagismo trata do rosto, que é a sede da identidade do indivíduo. Se o rosto e o que o envolve – o cabelo, a maquilagem e os pelos faciais – não expressam a identidade da pessoa (ou expressam uma identidade diferente), essa pessoa terá problemas de relacionamento com os outros e consigo mesma.

Responder a essa pergunta básica do visagismo não é fácil, porque nela está embutida outra, ainda mais complexa: "Quem é você?". Sem a resposta, o profissional não consegue direcionar seu trabalho nem criar um estilo para seu cliente. Afinal, o estilo de uma pessoa tem de expressar sua personalidade, seus princípios, suas crenças e sua posição social.

A tarefa de criar um estilo precisa da ajuda de profissionais. Os profissionais, por sua vez, precisam de um método para elaborar o estilo de uma imagem pessoal. É disso que trata o visagismo na sua concepção mais ampla e rica. Este livro se propõe a discutir tais assuntos, e pela primeira vez os profissionais que trabalham com estética e criação de imagem pessoal terão ao seu dispor um método que pretende: 1) Analisar o temperamento da pessoa que é expresso pelas suas características físicas; 2) Analisar o seu comportamento; 3) Mostrar como prestar uma consultoria que ajude seus clientes a refletir sobre o que eles próprios têm de melhor e o que realmente desejam expressar por meio de sua imagem.

Visagismo integrado: identidade, estilo e beleza interessa diretamente a cabeleireiros, maquiladores, consultores de imagem, profissionais de moda, cirurgiões-dentistas, cirurgiões plásticos, médicos da medicina estética, esteticistas e psicólogos. Seus conceitos também têm aplicação nas artes plásticas e cênicas, na literatura, em propaganda e marketing e em vários ramos de negócios.

Desde o lançamento de meu primeiro livro, *Visagismo: harmonia e estética*, em 2003, o método tem sido aplicado continuamente por mim e por diversos profissionais que treinei, e os resultados superaram minhas expectativas. O trabalho baseia-se nos fundamentos da linguagem visual, estética, física óptica, geometria, antropologia, psicologia e neurobiologia. Não é, portanto, um método intuitivo, pois se apoia na ciência e em conhecimentos milenares, mas é original porque associa de maneira inusitada alguns desses conhecimentos – principalmente o trabalho de Carl G. Jung sobre símbolos arquetípicos – à linguagem visual, especificamente aos princípios de composição e estrutura de imagens.

Explicarei aqui como descobri a presença de símbolos arquetípicos na composição de quaisquer imagens, inclusive na do rosto, no seu formato e nas linhas das feições. Essa descoberta foi associada, posteriormente, ao trabalho de Joseph Le Doux, sobre como o cérebro processa emoções e símbolos arquetípicos.

Embora eu já aplicasse o método de que trata este livro desde o início do meu trabalho com visagismo, havia algumas etapas a vencer antes de apresentá-lo formalmente: seu aperfeiçoamento, a verificação da eficácia dos resultados desejados e da possibilidade de ser utilizado por outros colegas profissionais. Era preciso juntar também exemplos de sua aplicação, como documentação.

Como tudo começou

Em 2002, o Centro de Tecnologia em Beleza (CTB) do Senac São Paulo encomendou-me uma apostila para um curso de visagismo. Por meio da série

"À mão livre", que eu apresentava na TV Cultura, Hélio Sassaki e Vera Lúcia Marques conheciam meu trabalho sobre linguagem visual, que pesquiso e estudo há mais de trinta anos, e minha atuação como artista plástico, cujo tema principal é o ser humano. Eles procuravam alguém que pudesse explicar, com exemplos, como se analisam os formatos do rosto, das feições e da cor da pele. O grande diferencial do curso que planejavam era a inclusão de explanações sobre linguagem visual – a linguagem formada por linhas, formas, cores, luz e textura usada para a expressão de conceitos, intenções e sensações por meio de uma imagem – e, principalmente, sobre os princípios de harmonia e estética.

Eu nunca tinha ouvido falar da palavra "visagismo", mas logo que comecei a pesquisar o assunto percebi que era um visagista na arte, porque sabia como usar o rosto humano nos meus desenhos e nas minhas pinturas para expressar um conceito. Encontrei poucas referências sobre visagismo, pois a maioria dos livros relacionados ao tema investigava apenas os formatos de rosto e os tons de pele e explicava a *técnica* de analisar as características físicas de uma pessoa. Nenhum deles falava do *conceito* do visagismo nem da linguagem visual. Ou seja, não havia informações de como usar os elementos visuais – linhas, formas, cores, texturas e luz – para se construir uma imagem pessoal que transmita uma intenção. A intuição ou o uso de fórmulas e padrões não basta para isso.

Desejamos, por exemplo, suavizar a imagem de uma pessoa, mantendo sua aparência de poder. Qual o caminho das pedras? Quantos profissionais são capazes de analisar a imagem de uma pessoa e explicar o que ela expressa e por quê? A maioria não consegue ir além de dizer se as imagens de seus clientes são ou não bonitas.

Há ainda menos informação sobre o que Fernand Aubry pretendia quando criou o termo *visagisme*, palavra derivada de *visage* (rosto, em francês). Por conter o sufixo "ismo", o visagismo deve ser um conceito e não meramente uma técnica. Todas as palavras que carregam esse sufixo (por exemplo, surrealismo, cubismo, modernismo), significam um conceito, estilo ou procedimento, baseado numa filosofia. Então, qual seria a filosofia por trás do visagismo?

Percebe-se, pelas suas declarações e pelas fotografias de seus trabalhos, que Aubry foi um dos primeiros profissionais a procurar criar uma imagem personalizada para seus clientes, integrando e harmonizando o corte, o penteado e a maquilagem de acordo com uma única intenção. Dessa forma, combateu a uniformização da imagem, os padrões de beleza e as imposições de modas e tendências. Para isso, teve de considerar cada trabalho como novo e único, sem soluções preconcebidas, consultando cada cliente para saber mais a seu respeito: descobrir suas necessidades, preferências, estilo de vida, características físicas e personalidade. Aubry, infelizmente, não deixou nenhuma obra publicada, mas seus discípulos e seguidores mantiveram vivo o conceito ao longo dos últimos setenta anos.

É importante anotar que Fernand Aubry criou o *termo* "visagismo". Dizer que Fernand Aubry, ou qualquer outro, criou o visagismo *em si* é tão absurdo como afirmar que Freud criou a psicologia. O que ambos criaram foram métodos para aplicar esses conceitos, mas com a diferença de que Freud publicou o seu método e Aubry não.

O conceito de personalizar a imagem é tão antigo quanto a ideia de se ter um estilo, que é algo inerente ao ser humano, sendo generalizado em algumas culturas, como as indígenas e africanas. Ao longo da história, porém, o estilo pessoal foi cultivado somente por alguns personagens: Cleópatra, Maria Antonieta, lorde Byron e alguns outros. Até há pouco tempo, ter um estilo significava adotar o estilo de uma classe que expressasse os princípios e crenças de um grupo, não do indivíduo. O conceito de que qualquer pessoa pode (e deve) ter uma imagem personalizada é muito novo e só começou a ser disseminado depois da Primeira Guerra Mundial, justamente quando Fernand Aubry entrou em cena.

Por isso, no trabalho que desenvolvi para o CTB – linguagem visual e análise física de um rosto –, achei importante incluir também noções de como usar a linguagem visual para analisar a personalidade e o comportamento das pessoas e informações sobre o processo criativo. Por ser um trabalho inédito no Brasil e no mundo, a Editora Senac São Paulo decidiu publicá-lo em forma de livro e, em 2003, foi lançado *Visagismo: harmonia e estética*.

Na época, poucas pessoas conheciam a palavra visagismo. Em 1999, Mario Merlino tinha trazido ao Brasil Claude Juillard, diretor de um instituto de visagismo, patrocinado pela L'Oréal, em Paris, e cujo trabalho garantiu que esse conceito não se perdesse. Claude ministrou *workshops* introdutórios para alguns profissionais, ensinando a técnica de analisar o rosto e a pele de uma pessoa. Mais tarde, outros fizeram cursos semelhantes na França e na Espanha, mas poucos tiveram uma formação completa.

Disso resultou que quase todos que conheciam o visagismo pensavam que se tratava apenas de uma técnica e uma boa ferramenta para trabalhar a estética pessoal. A verdadeira grandeza desse conceito revolucionário, que permite aos profissionais atender às necessidades de seus clientes com uma profundeza jamais vista, não era percebida.

O visagismo é, na realidade, um conceito que exige aprender técnicas novas, adquirir novos saberes e mudar procedimentos. O maior diferencial entre a visão anterior do visagismo e a que propus no meu livro é nunca indicar fórmulas, nunca ditar que determinado tipo de rosto só combina com determinados tipos de corte. Por exemplo, que uma pessoa com rosto retangular não deve usar um corte reto. No caso de um militar, um corte reto é a melhor solução! Estabelecer regras inibe a criatividade e contraria a ideia de criar uma imagem personalizada.

Ao longo dos últimos anos, desde o lançamento de *Visagismo: harmonia e estética*, tenho ministrado vários *workshops* e cursos, proferido palestras, participado de eventos e feiras da área e visitado diversos salões de beleza. Esse contato com milhares de profissionais da área foi extremamente enriquecedor. Conheci o cotidiano e a realidade do mundo da beleza, as oportunidades de realização que a criação da imagem pessoal oferece aos profissionais e o bem que ela pode trazer às pessoas. Também conheci os desafios, as lacunas e as necessidades dessa área de atuação. O mais importante, porém, foi conscientizar-me da importância do trabalho do profissional de beleza no mundo contemporâneo.

É muito gratificante perceber que, hoje, os principais profissionais e entidades da área citam o visagismo como ferramenta essencial para se atender plenamente o cliente, e que algumas empresas de cosméticos estão lançando produtos baseados no conceito do visagismo. Apesar disso, é frustrante perceber que a maioria das pessoas ainda não descobriu a verdadeira dimensão do conceito.

Artesãos ou artistas?

Segundo minha percepção, o profissional encontra mais dificuldades para colocar em prática o visagismo do que para compreender seus princípios básicos. A inteligência visual faz com que os conceitos de linguagem visual sejam assimilados com facilidade, e ela é aplicada intuitivamente. Por isso, os fundamentos do visagismo não são exatamente uma novidade, mas uma revelação. A partir desse momento, o trabalho do profissional é consciente, dirigido e muito mais efetivo, porque ele se livra da dependência da intuição e dos riscos da tentativa e erro.

Por outro lado, a educação do profissional de beleza consiste, basicamente, no domínio de técnicas. A maioria dos cursos, *workshops*, palestras e apresentações em feiras trata de procedimentos técnicos. São ensinados cortes de cabelos, penteados, aplicação de tinturas, técnicas de mechas e luzes, alisamento ou ondulação do cabelo, técnicas de maquilagem e outras tantas práticas. Isso faz com que o profissional pense na construção de uma imagem pessoal como um procedimento *artesanal* e que, consequentemente, se concentre em questões puramente estéticas, como a harmonia das cores e o equilíbrio do corte. Percebo que poucos pensam e agem como *artistas*.

O artesão pensa em *construir* uma imagem agradável e bem executada. Busca uma imagem artística, com sensibilidade e que estimule o olhar. Trabalha com estilos predeterminados que aprendeu a reproduzir e, em alguns casos, a mesclar entre si. Suas escolhas orientam-se, quase que exclusivamente, pelo que imagina ficar bem esteticamente e dentro das tendências da moda. Poucos têm consciência do efeito psicológico das suas escolhas na pessoa e nos seus relacionamentos, ou que o "bonito" pode afetar a pessoa negativamente.

O que diferencia o artista do artesão é a capacidade do primeiro de pensar em cada trabalho como algo novo, o que exige estabelecer uma intenção e saber como transformar essa intenção numa imagem. O artista não trabalha com soluções padronizadas e preconcebidas, pois deseja estilizar a imagem de cada pessoa de maneira única. É um verdadeiro *hairstylist*, título apropriado indevidamente por muitos cabeleireiros.

A arte do visagismo (e do *hairstylist*) é uma arte aplicada. Ou seja, deve atender às necessidades do cliente, ao contrário da arte do escultor ou pintor, que não tem essa característica e que precisa agradar ao artista e refletir seu pensamento. Isso não quer dizer que o visagismo seja uma arte menor. No atendimento de seus clientes, porém, o profissional não pode impor um estilo próprio, porque senão estará expressando seu pensamento, suas preferências e sua estética por meio das imagens que deveriam atender às necessidades dos clientes. O visagista só pode pensar em se expressar quando está montando uma apresentação.

Não é fácil aprender a pensar e agir como um artista, porque, infelizmente, nosso sistema educacional não prioriza a criatividade. Concentra-se muito mais na profissionalização do aluno do que na sua formação; ou seja, ensina padrões de pensamento e prática e não estimula a criatividade. Também é importante valorizar o convívio com pessoas que exercem sua criatividade constantemente e que podem servir como exemplos e modelos, mas isso é privilégio de poucos. Por isso, no livro *Visagismo: harmonia e estética* incluí um capítulo sobre criatividade, em que explico o processo e pensamento criativos.

Todas essas observações esclarecem por que muitos veem o visagismo como mais uma técnica, quando, na realidade, trata-se de um novo conceito de trabalho – uma arte –, que descarta fórmulas e padronizações.

O visagismo exige procedimentos totalmente novos na maneira de atender o cliente. Em primeiro lugar, pressupõe a prestação de uma consultoria; sem a consultoria, não há condições de estabelecer uma intenção para um trabalho. Isso significa reservar mais tempo do que é costume para atender e conversar com o cliente. Exige, também, investir no aprimoramento da capacidade de comunicar-se com os outros e no domínio da linguagem verbal. Mais importante ainda é aprender a falar com as pessoas como indivíduos e não como "clientes", deixando de lado o enquadramento em categorias e os diálogos superficiais.

Categorizar as pessoas e se autocategorizar é uma tendência muito forte. Significa colocar as pessoas dentro de grupos e prejulgá-las de acordo com ideias preconcebidas. No visagismo é preciso pensar em cada pessoa como um indivíduo único. Ela não é um cliente qualquer, em quem se pode aplicar um estilo qualquer. Nem é o que faz; não é um médico, um engenheiro ou uma secretária. O que a distingue das outras e a faz ser única não é sua profissão, mas suas características pessoais, sua personalidade, seu estilo de vida, seus sonhos e seus desafios. Enxergar de verdade as pessoas e interagir proveitosamente com elas requer uma grande mudança de atitude.

Forma e função

O visagismo se enquadra num conceito estabelecido por Louis Sullivan, conhecido como o pai da arquitetura americana moderna, sintetizado pela frase "a forma sempre segue a função". Hoje, não há arquiteto, designer ou profissional de comunicação visual que não trabalhe de acordo com esse conceito. No século XIX e antes, arquitetos pensavam somente na estética de suas construções. Hoje a estética é determinada pela funcionalidade, e primeiro se tem em mente para que e a quem se destina uma construção. Em seguida, espera-se que seja edificada em harmonia com seu ambiente e que seja eficiente em termos de economia de energia. Uma construção bonita, mas que não atenda a esses pré-requisitos, é considerada má arquitetura. Devemos aplicar esse mesmo conceito à construção da imagem pessoal. A beleza não basta. A imagem pessoal tem de revelar as qualidades interiores da pessoa e refletir sua personalidade. Ao atender a essas exigências, a imagem pessoal trará benefícios aos relacionamentos da pessoa, tanto pessoais quanto profissionais, corresponderá às suas necessidades, levantará sua autoestima e propiciará um bem-estar geral.

Percebi, durante meus cursos, que a maior dificuldade está em pensar primeiro na função, ou seja, na análise da pessoa do cliente e da sua personalidade, para que depois seja estabelecido um relacionamento com ela. A partir daí, é possível descobrir suas necessidades, dificuldades e desejos. Como afirmei anteriormente, o profissional precisa deixar de se pensar como um artesão e passar a se autoencarar como um artista.

Para exercer o visagismo, é preciso abandonar o hábito de imaginar uma solução visual já no primeiro contato, antes de se conhecer a pessoa do cliente. Paradoxalmente, tais mudanças são sempre mais difíceis para os mais experientes do que para os iniciantes, porque os paradigmas (ou padrões) são mais fortes e estão enraizados.

O ser humano aprende algo novo com muita facilidade quando não tem nenhuma referência sobre o assunto. Mas quando já adquiriu algum conhecimento e se habituou a ele, acaba criando um paradigma (ou padrão). Paradigmas são os conjuntos de regras, indicações, "verdades" e crenças que orientam como atuamos e pensamos dentro de determinada área. São modos de pensar e agir que se tornam normas, fórmulas e regras. Por um lado, ajudam a agir de maneira eficiente, porque são baseados em procedimentos que produziram bons resultados no passado. Mas, por outro lado, inibem o pensamento criativo, a assimilação de novas ideias e a adoção de novos procedimentos, especialmente quando estes contradizem os paradigmas existentes. Há alguns exemplos clássicos de como paradigmas impediram o aproveitamento de novas tecnologias.

A indústria relojoeira suíça deixou de liderar o mercado mundial porque não conseguia ver o valor da tecnologia digital, inventada por um suíço. Mas a pequena empresa japonesa Seiko acreditou na tecnologia revolucionária, tornando-se a número um entre os fabricantes de relógios no mundo.

Outro exemplo famoso da dificuldade de estabelecer uma tecnologia revolucionária é o da fotocópia. Chester Carlson inventou o processo em 1937, que chamou de xerografia. Como precisava de recursos financeiros para aperfeiçoá-lo, achou que seria fácil interessar uma grande empresa por uma tecnologia com tanto potencial. Mas não foi bem assim. De 1939 a 1944, depois de patentear o processo da fotocópia, ele o ofereceu a mais de vinte empresas – IBM, Kodak, General Electric e RCA, entre outras –, mas nenhuma delas se interessou. No entanto, conseguiu o apoio da Batelle Memorial Institute para continuar com suas pesquisas. Foi somente em 1949 que a Haloid Inc., uma pequena empresa de produtos fotográficos, comprou os direitos do processo da fotocópia. Em

1961, essa empresa mudou seu nome para Xerox, e hoje é maior do que a Kodak, enquanto a RCA não existe mais.

Também é difícil avaliar algo muito novo. Todos nós temos a tendência de comparar uma informação nova com aquilo que já conhecemos. Sem uma referência, não conseguimos avaliá-la. Se você não sabe nada sobre física quântica, não conseguirá opinar sobre ela. Você terá muita dificuldade de compreender qualquer coisa que um cientista disser sobre o assunto e, provavelmente, ele parecerá estar falando numa língua estrangeira. Mais difícil ainda é aceitar algo que aparentemente nega uma verdade incontestável, ou que é contraintuitivo. Como entender que físicos descobriram que as partículas subatômicas podem estar em mais de um lugar ao mesmo tempo e que sua posição é determinada pela consciência do observador? Nossa experiência nos diz que é impossível estar em dois lugares ao mesmo tempo. Até a maioria dos físicos considerava tais teorias absurdas, na época em que foram apresentadas pela primeira vez, porque contrariavam crenças e "verdades" preestabelecidas.

Muitas pessoas têm dificuldade de aceitar que vemos somente luz, refletida dos objetos, mas não os objetos em si, e que todas as cores estão contidas na luz branca. Esses são dois princípios básicos da física que são contraintuitivos, ou seja, contrariam o que observamos intuitivamente. O que parece ilógico é rejeitado; a luz parece ser transparente e não conter nada. Mais difícil ainda é tentar entender que a luz é ao mesmo tempo matéria e energia.

Da mesma forma, quando se aprende a fazer algo de uma determinada maneira, é muito difícil mudar a prática depois, mesmo quando estamos convencidos de que os novos resultados serão muito melhores. Quanto maior o esforço para efetuar a mudança de hábito, mais difícil é mudar.

Questões psicológicas

É natural que o visagismo, por se tratar de um novo conceito de trabalho, traga insegurança ao profissional, especialmente quando ele percebe que está se envolvendo com questões psicológicas. Muitos chegam a se recusar a abordar a psicologia, porque acreditam que seu trabalho é somente um serviço estético. Mas como diz o psicólogo Artur Tacla, quem mexe com a imagem, em qualquer área e, especialmente, na área da imagem pessoal, não tem escolha: seu trabalho afeta as pessoas psicologicamente. Aqui estão incluídos todos os profissionais de beleza: cabeleireiros, maquiladores, esteticistas, cirurgiões plásticos e médicos esteticistas. Como expliquei no meu primeiro livro sobre visagismo, toda imagem contém símbolos arquetípicos na estrutura de sua composição e na cor, que são processados emocional e subliminarmente pelo cérebro. A alteração da imagem pessoal inevitavelmente traz algum efeito psicológico – positivo ou negativo – sobre a pessoa. Ou seja, trabalhar somente com a intuição, sem um conhecimento organizado, é um grande risco.

Além disso, devemos considerar que o rosto de uma pessoa expressa sua *identidade*. A pessoa se vê e se reconhece pelo seu rosto, assim como os outros a identificam pela sua imagem pessoal. O rosto é a materialização do ser de uma pessoa, e é no espelho que uma pessoa constrói seu senso de identidade, a partir de uma certa idade na infância. Como diz a psicanalista Maria Rita Kehl, "ocorre que o *eu* se constitui a partir da imagem corporal [...] A criança humana, em um determinado estágio de maturação, identifica-se com sua imagem no espelho".[1] A imagem do corpo determina seu senso de identidade sexual, mas a imagem do rosto tem maior peso na construção dos outros aspectos da sua identidade.

Não cabe à criança a criação da sua imagem pessoal, no entanto. É a mãe, principalmente, que determina a sua aparência, de acordo com suas preferências estéticas e com a ideia que ela tem (ou que deseja impor) do filho. Aos poucos, a própria pessoa assume a criação de sua imagem, principalmente a partir da adolescência, mas também é influenciada pelo seu meio social, padrões e preconceitos. Ao se tornar adulta, a sua imagem – e, portanto, sua identidade – talvez não esteja em sintonia com seu *eu* íntimo e profundo. Muitas pessoas, ao se olharem no espelho, não se veem na sua plenitude, mas uma caricatura de si mesmas. Outras revelam mais aspectos negativos do que positivos de sua

---

[1] Maria Rita Kehl, "O espelho partido", em *Folha de S.Paulo*, 11-12-2005.

personalidade, enquanto algumas estão inteiramente escondidas por trás da sua imagem pessoal.

É por isso que o rosto é ao mesmo tempo uma identidade e uma máscara. Essa máscara será saudável se funcionar como uma proteção ou escudo. Não se escancarando ao mundo, a pessoa se defende da vulnerabilidade. Mas esconder a essência do seu ser pode provocar sérias crises de identidade.

O profissional de beleza precisa ter consciência da importância da imagem pessoal e de como ela afeta o senso de identidade das pessoas. Uma adequação nessa imagem, a partir dos recursos do visagismo, pode fazer com que o indivíduo finalmente se reconheça no espelho. Quando isso ocorre, os benefícios se estenderão a todas as áreas de sua vida. Por outro lado, uma alteração feita sem consciência e conhecimento, mesmo trazendo resultados estéticos positivos, pode fazer com que a pessoa não se reconheça mais. Como diz o antropólogo francês David Le Breton, autor de *Des visages*, "Toda alteração no rosto marca a personalidade do indivíduo em sua forma mais profunda".[2]

Existe entre os profissionais de beleza uma noção muito forte de que "criar a imagem pessoal é somente uma questão estética". Isso é um paradigma muito forte. E ele é reforçado pela atitude artesanal da maioria dos profissionais da área. Mas, como os gregos perceberam há cerca de 2.500 anos, a beleza e a saúde são interligadas. Dessa maneira, a sociedade grega estruturou-se sobre três pilares: a nobreza, a beleza e a saúde. Os gregos consideravam a nobreza como a incorporação de valores éticos. Tais valores, quando aplicados de acordo com os princípios de harmonia e estética, produzem beleza – nas pessoas, nas artes e na arquitetura. O resultado é saúde para o indivíduo e para a sociedade como um todo. O visagismo mostra que é preciso ampliar o conceito da imagem pessoal para incluir questões psicológicas. Para tanto, o profissional necessita adquirir novos conhecimentos e agir de uma maneira diferente da que está acostumado.

---

[2] David Le Breton, "Transplante de sentido", em *Folha de S.Paulo*, 11-12-2005.

O segundo grande paradigma que o profissional de beleza enfrenta refere-se à palavra desenho. Muitos têm dificuldade em perceber a relevância do desenho para seu trabalho e poucos sabem o que é linguagem visual. Quando se fala em desenho, a maioria das pessoas pensa no ato de desenhar. Mas desenho e desenhar são coisas distintas. A palavra desenho vem de "desígnio", que significa intenção. Portanto, aprender o desenho significa aprender a transformar uma intenção numa imagem. A linguagem visual é o conjunto de símbolos e signos, contidos numa imagem, que expressam sensações, emoções, conceitos e intenções.

O ato de desenhar aplica-se especificamente à construção de uma imagem a partir de grafismos, manchas e cores, além de ser o melhor meio para se conhecer e dominar a linguagem visual (o desenho). É por esse motivo que se recomenda a todas as pessoas que lidam com imagens – sejam elas arquitetos, designers, artistas, artesãos ou profissionais da área da beleza – que pratiquem o desenho de observação. O profissional que sabe desenhar o rosto desenvolve uma percepção mais apurada das proporções, dos formatos e das cores da pele. Além disso, em muitos eventos internacionais, o profissional precisa ilustrar, com desenhos, o que pretende desenvolver na sua apresentação.

A diferença entre criar uma imagem num quadro ou numa pessoa está no suporte e nas técnicas. Os princípios da linguagem visual e do desenho são aplicados da mesma maneira. Podemos dizer que o cabeleireiro esculpe o cabelo com tesouras e pentes e o maquilador pinta o rosto com pincéis e cosméticos. Aliás, os pincéis do maquilador são muito semelhantes aos do aquarelista.

Visagismo: harmonia e estética apresenta o conceito geral de visagismo e enfoca a linguagem visual. Não me aprofundei na psicologia da imagem, exceto nas explicações sobre estrutura e cor. Na questão da análise de uma pessoa, concentrei-me na investigação dos formatos de rosto e feições, das proporções e das cores da pele. Neste *Visagismo integrado: identidade, estilo e beleza*, pretendo enfatizar a análise do temperamento, isto é, aprofundar-me no que a análise física – baseada no conhecimento da linguagem visual – revela do temperamento e do comportamento de uma pessoa.

Apresentarei aqui um método que simplifica a arte de "ler" o rosto. Quando se conhece o significado das linhas, das cores e dos formatos, e se sabe reconhecê-los, é possível discernir o temperamento básico de uma pessoa. Não é preciso memorizar inúmeros detalhes. Essa capacidade é uma ferramenta muito importante no momento da consultoria, porque ajuda o cliente a refletir e chegar à definição do que deseja expressar.

Apesar de a arte de "ler" o rosto ser um importante aspecto do visagismo, seria um erro reduzi-lo a isso. O visagismo, a arte de criar uma imagem personalizada, abrange muitas áreas do conhecimento: estética, artes visuais, geometria, física óptica, matemática, psicologia, antropologia e sociologia. Analisar o cliente é importante, porque o profissional de beleza precisa saber reconhecer com que tipo de pessoa vai trabalhar. Ele precisa também ter consciência de como sua criação, no cabelo ou na maquilagem, afetará o estado psicológico e emocional e o comportamento desse cliente. O foco do visagismo no começo do trabalho é procurar descobrir o que o cliente deseja expressar pela sua imagem e, em seguida, criar uma solução visual adequada, que expresse aquela intenção. Repito, a análise é um meio para ajudar o cliente a definir sua intenção.

A consultoria e a personalidade

No início da consultoria explica-se ao cliente que é necessário saber o que ele deseja expressar pela sua imagem. Essa é a base da criação de um estilo personalizado. A pergunta "O que você deseja expressar pela sua imagem?" confunde, porque a maioria das pessoas nunca pensou na sua imagem dessa maneira. Explicar à pessoa o que seu rosto expressa e revela da sua personalidade a ajuda na reflexão que ela tem de fazer sobre si mesma e na definição de uma intenção para sua imagem. Não se deve confundir o visagismo com a arte de "ler" a personalidade pelos traços do rosto, que é somente um dos passos do processo, cujo objetivo é criar uma imagem pessoal personalizada (ou customizada).

Os sistemas mais antigos de classificação de temperamentos são o chinês, o hindu (aiurvédico) e o grego, de Hipócrates. Os chineses consideram que há cinco tipos de temperamento, chamados de água, terra, fogo, metal e madeira. Hipócrates, médico grego do século IV a.C., considerado o pai da medicina ocidental, usava quatro tipos básicos, que chamou de sanguíneo, colérico, melancólico e fleumático. Os hindus identificam somente três, que chamam de vata, pita e kappa.

A medicina holística, também conhecida como a medicina do ser, era praticada em todas essas culturas da Antiguidade. Os médicos tratavam as pessoas como um todo e viam as doenças como sinais de desequilíbrio e alertas para uma busca de mudanças de hábitos, comportamento ou até de atitudes. Consideravam que os distúrbios físicos tinham origem em distúrbios emocionais, postura cada vez mais aceita entre médicos ocidentais de hoje. A medicina chinesa e a aiurvédica nunca abandonaram essa visão. Nelas, e noutras semelhantes, como a medicina antroposófica e a homeopática, é muito importante identificar a personalidade do paciente. Essa informação será usada não apenas no diagnóstico e no tratamento de doenças, mas também na sua prevenção.

Todos esses sistemas de identificação baseiam-se na análise da constituição física do indivíduo, do formato do rosto, das proporções e formatos das feições e da cor da pele. Médicos chineses ainda analisam o comportamento dos cinco *meridianos*, canais de energia que percorrem o corpo todo, e – assim como médicos aiurvédicos, antroposóficos, homeopáticos e outros – os comportamentos fisiológicos. E todos reconhecem que o temperamento de cada indivíduo é constituído por todos os tipos básicos em diferentes proporções, geralmente com a preponderância de um ou dois tipos. Algumas poucas pessoas mostram características de três tipos, em proporções equilibradas.

As características – puras – de cada categoria serão descritas mais adiante em "Os temperamentos". Lembre-se sempre de que uma pessoa pode ter um traço de um tipo, mas que isso não significa que ela seja preponderantemente desse tipo.

Obviamente não é possível um profissional de beleza fazer uma análise muito profunda dos temperamentos individuais, e isso nem é necessário. Basta a análise física. Com a prática, porém, ele perceberá mais e mais detalhes e aspectos, podendo identificar conflitos de personalidade e indícios de problemas, evidentes quando o comportamento da pessoa não se alinha com suas características físicas. Esses distúrbios podem ocorrer quando a pessoa sofre grande influência familiar ou social. Atualmente os jovens são muito pressionados, por seus próprios grupos, a se enquadrarem num determinado tipo de comportamento: eles devem ser fortes, dominadores, dinâmicos e extrovertidos. A introversão, a disciplina e suavidade não são valorizadas e, consequentemente, estes aspectos são disfarçados ou abafados. Em algumas famílias de tradição autoritária, ao contrário, o comportamento exigido é de submissão, mesmo em pessoas com tendências dominadoras, que podem se tornar falsas submissas.

Há muita semelhança entre os três sistemas de classificação mencionados. Escolhi usar o de Hipócrates por duas razões: primeiro, porque é o mais conhecido no Ocidente, ensinado na maioria dos cursos de psicologia e utilizado na antroposofia e na homeopatia. Segundo, porque as quatro classificações se relacionam estreitamente com os quatro tons de pele, como explicarei adiante. O mais importante, porém, é identificar o tipo de pessoa que o cliente representa, para ajudá-lo a definir o que deseja expressar, e não os nomes ou o sistema utilizados.

Para finalizar esta introdução, é preciso estabelecer o que entendo por "beleza". Considero bela a pessoa que revela suas qualidades interiores com harmonia e dentro dos princípios da estética. Há muitos tipos de beleza, mas todos são manifestações de qualidades nobres e associados à saúde física e mental. Essa definição se aproxima muito do ideal grego antigo e do conceito de arte de James Joyce,[3] como Artur Tacla expõe em suas palestras. Isso é tornar transparente algo que é íntegro, com estética. Isso é Arte.

Devo a Tacla também a lembrança da diferença que James Joyce faz entre *arte pura* e *arte impura,* em *Retrato do artista quando jovem.* A arte pura revela algo verdadeiro, com harmonia e estética. Na arte impura há somente a preocupação com a aparência estética, em ser agradável e em ter qualidade artesanal. Ela se baseia em fórmulas e regras e, por isso, é acadêmica e opaca. Não revela nada.

---

[3] James Joyce, *Retrato do artista quando jovem* (Rio de Janeiro: Nova Fronteira, 1998). Artur Tacla, em suas palestras, lembra o conceito de beleza que Joyce apresenta neste livro: "três coisas são necessárias para a beleza: integridade, harmonia e resplendor". Isso quer dizer que o objeto belo tem de ser completo em si, ter harmonia e irradiar alguma qualidade, ou verdade. É disso que derivei minha definição.

É raro que a arte de se criar uma imagem pessoal seja exercida como uma arte pura. Quando isso acontece, trata-se geralmente de um processo intuitivo, ocasional e fortuito, mesmo entre os maiores profissionais do meio. O visagismo é um conceito baseado na arte pura, que oferece os meios para que se possa criá-la com constância e consciência.

O rosto e a identidade

> Seu rosto, meu companheiro, é um livro onde os homens poderão ler assuntos estranhos.
>
> **William Shakespeare** (*Macbeth*, ato 1, cena 5)

O aspecto mais importante na construção da imagem pessoal é a relação do rosto com o senso que cada pessoa tem da própria identidade. Ao se olhar no espelho, você diz que *se* vê, não que vê *seu rosto*. Seu rosto é você – para você mesmo e para os outros. Reconhecemos as pessoas principalmente pelo rosto. As outras características, como o andar, os gestos ou a fala, são muito menos importantes no reconhecimento de um indivíduo.

Também atribuímos valores ao rosto das pessoas. Se você se lembrar de alguém neste exato momento, surgirá em sua mente uma imagem do rosto dessa pessoa e, talvez, a imagem do seu corpo e de seus gestos. Você também associará sensações a essas imagens – sensações positivas de simpatia, de admiração, de prazer ou de alegria; ou negativas, de antipatia, de rejeição ou de desprezo. As reações serão as mesmas inclusive se você não conhecer pessoalmente esse alguém de que está se lembrando – como, por exemplo, um ator famoso. Ao falar de identidade, estou me referindo ao que o rosto expressa do ser das pessoas, algo muito mais profundo do que o simples reconhecimento físico. Essa questão raramente é discutida na área da beleza. No entanto, é fundamental.

O estilo, o corte, o penteado e a cor do cabelo, as formas dos cachos, a maquilagem, o formato das sobrancelhas e os pelos faciais interagem com o formato do rosto e das feições, com a cor da pele e as proporções, resultando numa imagem que pode ser muito diferente da imagem de "rosto lavado" e com o cabelo puxado para trás. É a imagem final que define a identidade da pessoa.

É muito importante que essa imagem esteja em sintonia com quem a pessoa sinta que é no seu íntimo e que expresse suas qualidades e valores. O equilíbrio entre a imagem do próprio rosto e a imagem interna que a pessoa tem de si mesma é essencial para sua saúde mental, emocional e física, elevando sua autoestima e autoconfiança. A imagem interior não tem contornos muito precisos. Em geral é vaga, mais ligada a sensações fortes e às qualidades que a pessoa crê possuir. Um dos momentos mais belos que um profissional de beleza pode proporcionar para outro ser humano é quando este se olha no espelho e diz: "Esse sou eu!". É o momento mágico do *encontro* da imagem exterior com a imagem interior, quando esta se materializa numa forma precisa.

Nesse momento, a pessoa se sente bela; ela pode chorar, rir, levantar-se e dançar, ou ficar se olhando por vários minutos em silêncio. São raras as pessoas que conseguem criar em si mesmas uma imagem que reflete como se sentem, porque a maioria não tem conhecimento da linguagem visual para criar uma imagem conscientemente ou suficiente inteligência visual para desenvolvê-la de maneira intuitiva. Muitos não sabem como comunicar o que gostariam de expressar, ou nunca refletiram sobre sua identidade e, por isso, não têm uma clara noção dela. Infelizmente a maioria das pessoas nunca experimenta este encontro. É grande a dificuldade para qualquer pessoa definir o que deseja expressar, porque isso pressupõe refletir, ter autoconhecimento e saber o que se quer. Faça um teste: você também não terá facilidade em pensar nesses assuntos.

Note que não estou me referindo à imagem em si, ou seja, a aparência, mas às qualidades que se deseja expressar. Essas qualidades devem ser autênticas e corresponder à personalidade de cada um. Não adianta uma pessoa querer expressar extroversão se for essencialmente introvertida, por exemplo. A imagem será falsa, porque não combinará com seu comportamento, gestos e fala.

Para criar esse momento de encontro que revela o melhor da pessoa, a imagem precisa ser autêntica. Do contrário, será uma máscara e, apesar de esteticamente agradável, criará uma crise de identidade e muitos problemas para a pessoa. Ao se olhar no espelho, mesmo que veja uma imagem bonita, ela não se reconhecerá.

Evidentemente, há ocasiões em que uma pessoa deseja brincar com sua imagem, criar uma espécie de personagem temporário. Por exemplo para uma festa ou simplesmente para experimentar algo novo. No entanto, é importante que ela esteja consciente dos poderosos efeitos que a imagem tem sobre o seu estado emocional e psicológico, influenciando seu comportamento.

A identidade começa a ser definida por volta dos dois anos de idade, quando a criança começa a perceber que é separada de tudo que está à sua volta e que tem um corpo que é só seu, um nome, um sexo e um rosto que reconhece no espelho. Também começa a identificar os outros e os objetos ao seu redor. Nessa fase a criança quer saber o nome de tudo.

Mas não é a criança que cria sua própria imagem. Embora o rosto seja seu, quem cuida da sua aparência é sua mãe ou alguém muito próximo. Certamente há poucos pais que têm noção das consequências disso, boas ou ruins, para um filho. As escolhas serão feitas de acordo com as vontades da mãe, de seu senso estético e de suas preferências, não as do filho. Muitas mães criam nos filhos imagens que são um reflexo de si mesmas. Assim a mãe poderá projetar tanto seus medos e limitações quanto suas qualidades na imagem do filho, sem levar em conta que a criança é um indivíduo, com suas próprias características. Mesmo a expressão de uma qualidade, quando não corresponde à personalidade do outro, pode ser prejudicial. Por exemplo, uma mulher extrovertida e alegre tenderá a criar uma imagem semelhante no filho, mesmo que ele seja introvertido, fazendo com que a criança se sinta constrangida. Por outro lado, uma mulher submissa e medrosa poderá projetar essas fraquezas numa criança que não tem esse perfil.

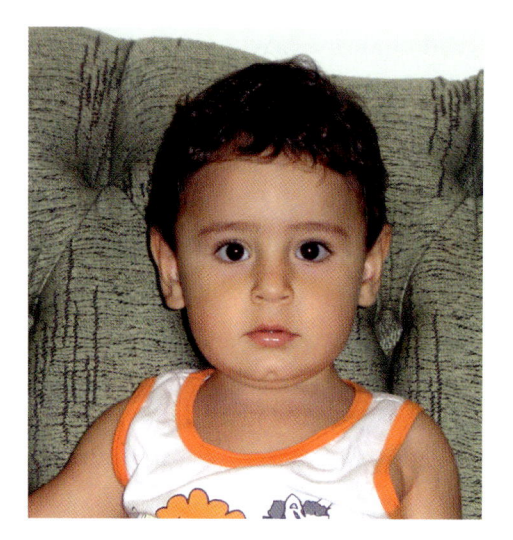

FIGURA 1A
Rodrigo Soares Ferreira (2005).

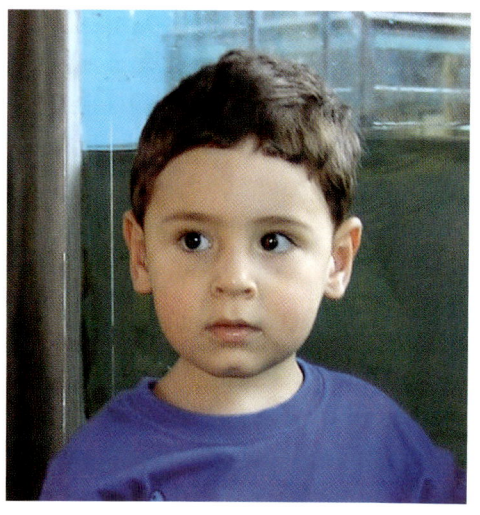

FIGURA 1B
Rodrigo Soares Ferreira (junho 2006).

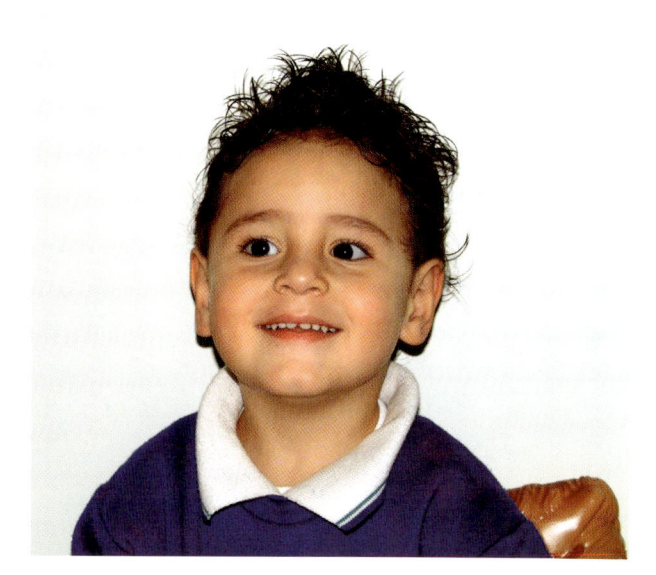

FIGURA 1C
Rodrigo Soares Ferreira (agosto 2006).

Veja como a mudança do cabelo de Rodrigo nas fotografias alterou sua expressão. Até parecem três meninos diferentes. Pergunta-se, então, qual imagem corresponde à sua verdadeira personalidade e qual beneficia e contribui para o desenvolvimento saudável e equilibrado da criança. Não existe uma resposta única, porque cada caso é único. Para responder, é preciso saber analisar a imagem, a criança – sua personalidade e seus traços físicos – e conhecer suas necessidades e preferências, sabendo usar a linguagem visual e as técnicas para transformar uma intenção numa imagem adequada. É este o trabalho do visagista.

Nesse caso específico, vemos claramente que a criação da imagem não é somente uma questão de estética. Todas as três soluções deixaram a criança "bonita", mas de maneiras diferentes. A mãe, que é visagista, queria criar uma imagem que conservasse a personalidade forte do seu filho, mas que o deixasse menos intenso e dominador. A intenção não era controlá-lo, mas desenvolver os aspectos positivos deste tipo de temperamento, que são, entre outros, a liderança, a coragem, a determinação e a emotividade. Também queria minimizar os aspectos negativos – a agressividade, a intensidade, a arrogância e a impaciência – e desenvolver outros traços menos marcantes, mas não menos significativos.

A primeira fotografia mostra Rodrigo com 2 anos. A segunda registra sua primeira mudança. A mãe acreditou que as linhas curvas e a regularidade do penteado iriam acalmá-lo. Ela se surpreendeu com a mudança imediata e abrupta de comportamento do filho. Rodrigo realmente se acalmou e ficou mais obediente, mas também demasiadamente sistemático e sem coragem de experimentar. As brincadeiras tinham de ser sempre do mesmo jeito e seguiam uma fórmula. Desse modo, sua criatividade infantil seria inibida. A partir dessa constatação, a mãe empreendeu nova mudança de imagem.

Mais uma vez o comportamento da criança mudou imediatamente. Rodrigo se tornou brincalhão, curioso, menos intenso e voltou a ser extrovertido e arrojado. A imagem lhe fez muito bem, mas a mãe observou que ele se incomoda um pouco com o aspecto desorganizado do cabelo, e procura "arrumá-lo". Quando isso acontece, ela não interfere. E também não impõe uma imagem que ele rejeite.

Muitas mães estão deixando que seus filhos criem suas próprias imagens. Isso pode ser perigoso porque a criança é facilmente influenciada pela mídia e ainda não tem uma identidade bem definida. Além disso, como não conhece o funcionamento da imagem e como ela a afeta (veja em "O efeito emocional da imagem"), evidente que não tem capacidade de refletir sobre o que precisa. Uma criança hiperativa, por exemplo, tende a escolher soluções que acentuam sua hiperatividade, como cores fortes e contrastantes e estruturas irregulares, com linhas inclinadas. Crianças quietas e introspectivas naturalmente procuram soluções visuais que refletem essas características e as reforçam, o que pode ser benéfico, desenvolvendo suas tendências artísticas ou intelectuais, ou trazer à tona os aspectos negativos desses atributos, como isolamento, timidez e ansiedade.

Na adolescência a pessoa assume definitivamente a construção da sua própria imagem. O problema é que ela continua sem conhecimento da linguagem visual e muitas vezes não tem bom senso estético. Mesmo o adolescente com conhecimento de linguagem visual e/ou boa intuição precisa de muita autoconfiança para assumir uma imagem individualizada, não uniformizada e fora de padrões preestabelecidos. A influência e a pressão do seu meio e da mídia são muito fortes e, como consequência, ele acaba assumindo a imagem da moda, ou aquela que seu grupo lhe impõe. Isso não é de todo negativo, porque o ajuda a se sentir parte de um grupo, com o qual se identifica.

Negativo é ser obrigado a assumir uma imagem imposta por alguma instância superior: os pais, a escola ou a sociedade em geral. Isso inibe o jovem de buscar uma identidade própria e independente, porque o força à submissão aos valores vigentes convencionais e também prejudica o desenvolvimento da sua criatividade.

Felizmente o adolescente de hoje tem muito mais liberdade de escolha do que no passado, por exemplo na década de 1960, quando eu vivi essa fase. Naquela época, era obrigatório conformar-se com a imagem imposta pela escola e que correspondia a um modelo de bom comportamento, de acordo com as normas de uma sociedade conservadora.

Veja na fotografia a minha imagem aos 14 anos. Eu estudava numa tradicional escola inglesa, em regime de internato, onde um uniforme e um boné

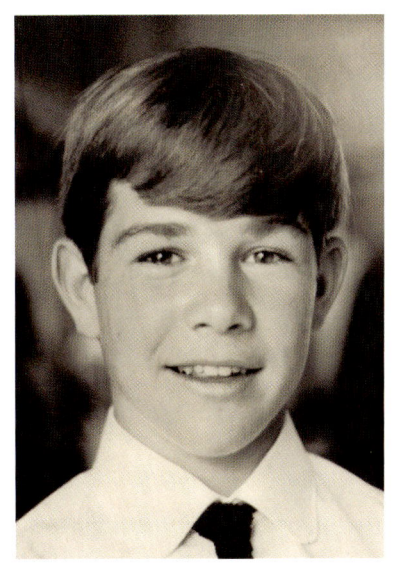

FIGURA 2
Philip Hallawell aos 14 anos (1965).

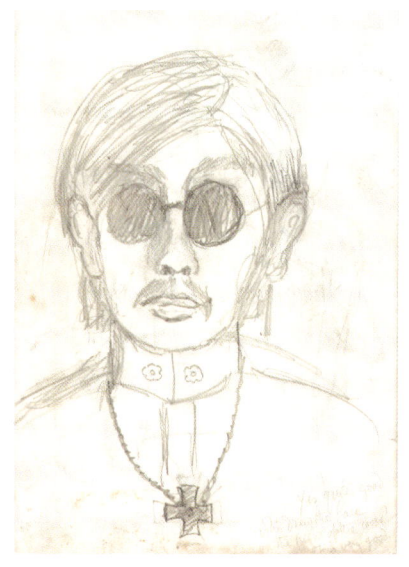

FIGURA 3
Autorretrato idealizado (1965); 35 x 25 cm, lápis sobre papel.

identificavam os alunos. Só meus amigos mais íntimos conheciam meu primeiro nome. Os outros me chamavam pelo sobrenome. O sistema procurava desenvolver pessoas que se adaptariam e que seriam submissas às normas e valores da sociedade, estabelecidos pela elite inglesa; em consequência, reprimia a expressão individual.

Corria o ano de 1965 e grandes mudanças no mundo estavam em processo, particularmente na Inglaterra. Foi uma década de muita contestação, expressa na música, nas roupas, no cabelo e no comportamento. Foi também a década dos primeiros grupos de *rock*, como os Beatles, os Rolling Stones, The Who e Pink Floyd, da minissaia, criada por Mary Quant, dos cabelos compridos para os homens e curtos para as mulheres, dos *hippies*, dos protestos contra a guerra, do amor livre, da quebra de tabus sexuais, do início de uma consciência ecológica e das lutas pelos direitos das minorias e das mulheres. Eu me identificava com esse tipo de pensamento, afinal estava começando a desenvolver minha criatividade e já desenhava. No autorretrato da página anterior, desenhado no mesmo ano, registrei como me via.

Alguns anos mais tarde, quando ingressei na faculdade, pude criar uma imagem pessoal semelhante e obtive o equilíbrio entre como me sentia e como me via.

Infelizmente, a maioria das pessoas chega à idade adulta com uma imagem que não reflete como se sente. Apesar da maior liberdade na escolha da imagem, a mídia impõe uma moda massificada e padrões estéticos. A individualização continua rara. Em vez de assumir a identidade de uma sociedade como um todo, como acontecia no passado até cerca de 1960, quando todos se vestiam e se penteavam de maneira igual, de acordo com a moda vigente, hoje as pessoas vestem o uniforme de uma "tribo", especialmente no quesito cabelos.

Customização e padronização

A busca pela valorização do indivíduo na sociedade ganha cada vez mais força, mas há tendências que se contrapõem a esse movimento. Estamos num mundo cada vez mais globalizado, dominado pela produção em massa de produtos, infinita oferta de serviços e homogeneização cultural. A televisão, as outras mídias e a publicidade tradicionais veiculam mensagens que vendem padrões e impõem modelos a serem seguidos. A educação e os produtos e serviços são uniformizados e as pessoas são aglomeradas e classificadas em categorias, ameaçadas com a perda de sua individualidade e identidade. A televisão, a internet, o telefone celular e outras novas tecnologias de comunicação e interação virtuais se confundem com a realidade, dificultando a percepção e o desenvolvimento de relacionamentos.

Por outro lado, essas mesmas tecnologias dão ao consumidor acesso a mais informação, maior conectividade e maior escolha. Geram, também, grandes mudanças na publicidade, na televisão, na mídia impressa, na fabricação de produtos, no comércio, na oferta de serviços e entretenimento e na educação. Há vários exemplos de empresas que souberam utilizar essas tecnologias para se tornarem líderes nos segmentos em que atuam: Dell computadores, Apple (iPod, iTunes etc.), Pixar, Google, Yahoo!, TiVo são os mais famosos. Essa tendência se chama "customização": oferecer produtos e serviços individualizados, talhados às necessidades de cada indivíduo. Na área de beleza, visagismo é justamente isso.

Ao mesmo tempo, estamos numa era de grandes mudanças no mundo empresarial. No livro *O choque do futuro*,[4] Alvin Toffler discursa sobre esse fenômeno. Apesar de escrito na década de 1970, continua muito atual e relevante, porque fala de uma tendência que se fortaleceu nas últimas décadas. Ele mostra que, em todas as áreas, a crescente velocidade com que novas tecnologias são introduzidas transforma todos os ramos de negócios cada vez mais rapidamente. Produtos e serviços se tornam obsoletos com espantosa rapidez e tudo parece cada vez mais transitório e fugaz, obrigando as corporações a serem ágeis e criativas para permanecerem competitivas.

Essa imprevisibilidade força as empresas a utilizarem estratégias e modelos de negócios que duram, no máximo, cinco anos. Isso significa que elas precisam se reinventar em períodos cada vez mais curtos, o que exige muita criatividade dos funcionários. Se há quarenta anos o funcionário ideal era alguém que obedecia ordens, agia dentro dos padrões estabelecidos pela empresa, era pontual e conservador, hoje esse mesmo funcionário seria considerado medíocre. Nos anos 1970 existia o "operário-padrão". Quem aposta neste modelo de funcionário hoje está destinado a desaparecer.

O mundo atual, segundo Toffler, exige que as pessoas abracem o novo constantemente e que sejam estimuladas a buscar inovações, mas a maioria delas não foi preparada ou educada para isso. As principais empresas contemporâneas valorizam e estimulam a criatividade, porque sabem que essa é a chave para o sucesso dos seus empreendimentos. Dessa maneira, cada vez mais buscam funcionários que exibem personalidade e individualidade, qualidades inerentes às pessoas criativas.

---

[4] Alvin Toffler, *O choque do futuro* (Rio de Janeiro: Artenova, 1973).

Não é de estranhar que, com o temor crescente de ser engolido pela massificação e se tornar descartável, aliado à pressão pela criatividade no trabalho, as pessoas procurem estabelecer sua individualidade e rechaçar a padronização. Infelizmente, a maioria não sabe como agir, porque não foi devidamente preparada. As pessoas procuram se diferenciar com tatuagens personalizadas e no modo de se vestir, mas ignoram que é o rosto e o cabelo que estabelecem o estilo. Por isso, continuam uniformizadas.

Apesar de as duas grandes tendências sociais da atualidade, de acordo com diversas agências de pesquisas, serem a despadronização e a customização, ainda estamos num mundo dominado pela massificação, porque a maioria das empresas não descobriu como customizar seus produtos e serviços. Fabricantes não dispõem de tecnologias que permitem produzir seus artigos individualmente e empresas prestadoras de serviços não conseguem fugir da categorização de seus clientes, porque não desenvolveram meios de comunicação individualizados. A customização é tão atraente porque, como dizem Pine e Gilmore em *Markets of One* (Mercados de um), "customizar um bem automaticamente o transforma num serviço e customizar um serviço automaticamente o transforma numa experiência – um evento memorável que envolve o consumidor num modo inerentemente pessoal".[5]

Na área da beleza, a customização praticamente não existe, a não ser no visagismo e na consultoria de imagem. Na área de moda, porém, algumas empresas estão introduzindo tecnologias que permitem a produção individualizada de seus produtos. Um exemplo é a Digitoe,[6] que faz sapatos usando tecnologia digital, customizados ao formato exato dos pés dos seus clientes. Land's End, Levi's Jeans e Nike I. D. são outros exemplos da utilização do conceito de customização, embora enfrentem dificuldades porque tentam unificar a customização à produção e ao marketing em massa.

---

[5] "Customizing a good automatically turns it into a service, and customizing a service automatically turns it into an experience – a memorable event that engages a customer in an inherently personal way." Cf. B. Joseph Pine & James H. Gilmore (orgs.), *Markets of One* (Cambridge: Harvard Business School Press, 2000).

[6] Para mais informações, ver http://www.digitoe.com.

Paradoxalmente, essas duas tendências – a produção em massa e a individualização – nasceram juntas, durante a Revolução Industrial, deflagrada pelo aperfeiçoamento da máquina a vapor, por James Watt, em 1765, na Inglaterra. A produção em massa tornou-se possível com a invenção de tecnologias e máquinas que permitiram a fabricação mecânica em vez de manual, desde o final do século XVIII, na Europa. Seu início deu-se na indústria têxtil, na Inglaterra, espalhando-se rapidamente para toda Europa e Estados Unidos e, mais tarde, para o mundo todo. Isso gerou uma grande demanda por trabalhadores em fábricas, localizadas em cidades. O êxodo de milhares de trabalhadores rurais para esses centros urbanos resultou na criação da classe operária.

Antes da Revolução Industrial, as sociedades na Europa estavam emergindo de um sistema feudal, com a implantação de sistemas democráticos, mas continuavam dominadas por uma pequena elite, formada, basicamente, pela nobreza. Ainda faziam parte da era agrícola, iniciada 3.000 anos antes. Esse cenário mudou com o vigoroso crescimento da nova classe média, formada por mercadores, comerciantes e industrialistas, que dispunham de dinheiro para ter acesso à educação, ao entretenimento e ao estilo. Essa classe se juntou à elite anterior. A burguesia passou a ter influência em todas as áreas da sociedade, incluindo-se aí as artes, a arquitetura, o design e a moda.

Portanto, as sociedades agrícolas, que eram compostas por duas classes sociais, os nobres e os agricultores, ao se transformarem em sociedades industriais, passaram a ser constituídas por quatro classes: a nobre, a burguesa (depois, média), a operária e a rural.

Houve também significativas mudanças no senso de estilo das pessoas. Todo estilo identifica uma pessoa de alguma maneira – como sendo parte de um país, de um grupo, de uma classe, ou como indivíduo. Nas sociedades agrícolas era importante que cada tribo ou país criasse uma identidade própria, que o distinguisse dos outros e que expressasse seus valores, crenças e princípios. Daí é que se formaram estilos nacionais. Podemos diferenciar suíços, holandeses, escoceses, poloneses e noruegueses, entre outros povos, pelas vestimentas que usam em festividades nacionais. Também podemos identificar o exército de um país pelo uniforme. Mas isso não permite que se identifique o indivíduo, porque o estilo é padronizado e uniformizado. No entanto, certas características das vestimentas podem ter variações para indicar diversidade no grupo. Por exemplo, os escoceses são identificados pelo *kilt*, uma espécie de saia, mas suas cores e seu padrão enxadrezado, chamado de *tartan*, associam cada um a determinado clã. O estilo da roupa também pode identificar a função, ou profissão, de uma pessoa. Mas também não a diferencia de outras de mesmo grupo. Ainda hoje, por exemplo, a batina identifica o padre, e o jaleco branco o profissional de saúde.

Em todas as culturas sempre foi importante destacar as pessoas que detinham poder – reis, chefes, comandantes e líderes religiosos. Geralmente o estilo seguia o do país ou da tribo, mas era mais vistoso e opulento. No entanto, na Europa a classe nobre criou um estilo próprio, que identificava seus membros independentemente do país a que pertencessem, pois expressava os valores e os princípios da nobreza: refinamento, cultura, honra e magnanimidade. A riqueza dos tecidos, a confecção dos modelos e a elaboração dos penteados indicavam que a pessoa tinha dinheiro, cultura e tempo. Esse estilo permitia individualização, uma vez que a pessoa podia expressar seu senso artístico e personalidade, pois, embora seguisse um padrão, os artigos eram confeccionados individualmente.

A partir do século XIX, uma nova classe surgiu, detentora também de dinheiro, tempo e educação, e queria dividir o poder com os nobres. Seus membros julgavam merecer os mesmos direitos e privilégios atribuídos à nobreza e, por isso, assumiram o estilo adotado por ela. Essa classe copiou o estilo dos nobres, tentando assemelhar-se a eles, na busca de uma ascensão social. Mas não criou um estilo que a diferenciava da elite nobre. Ganhou poder porque enriqueceu financeiramente, e esse poder não veio acompanhado de cultura. O problema é que valores, princípios e estilo não se compram. Para ter estilo é preciso ter conteúdo, algo que a maioria dos burgueses não compreendia. Confundiam beleza e estilo com opulência e luxo. Estes, sim, o dinheiro compra, e é possível adquirir, mas não proporcionam estilo.

Por isso, a nobreza desdenhava a burguesia e os termos *snob*[7] e "novo-rico" ganharam uma conotação negativa. Tanto é que hoje esnobar significa desdenhar.

---

[7] Abreviação de *sine nobilite* (*s. nob*), que significa "sem nobreza", em latim.

Aos poucos o poder foi mudando de mãos e houve o gradual desaparecimento da classe nobre. Com isso, o estilo foi perdendo seu refinamento e senso artístico e tendo menos espaço para a personalização. Não estou dizendo que é preciso ser um nobre para ter cultura. Aliás, a nobreza é hoje pouco influente. Mas cultura não se compra, tampouco estilo. Se antigamente era preciso ter cultura para ter estilo, hoje é preciso ter atitude, valores próprios e saber expressar qualidades. Infelizmente, a maioria das pessoas não sabe disso e continua confundindo luxo com estilo. Tanto é que a indústria de luxo está em franca expansão. Possuir um artigo exclusivo não tem nenhuma relação com a criação de um estilo. A exclusividade está no preço alto que se cobra pelos artigos e produtos. Com exceção da alta costura, todos os artigos são fabricados em série. É o poder do ter e não o do ser, uma mera prova de poder econômico. E nem sempre isso! No filme *Por volta da meia-noite*,[8] o personagem principal, um músico de *jazz* americano, diz ao jovem francês, aspirante a músico: "Você não pode sair por aí buscando um estilo, como se crescesse numa árvore. O estilo está em você. É dentro de você, no seu interior, que tem de procurar".

A classe média surgiu ao longo da era industrial, durante o século XIX. Essa classe é constituída por todos os comerciantes, comerciários, profissionais liberais e provedores de serviços que se originaram durante essa época. Cresceu rapidamente e os homens, na Europa e nos Estados Unidos, eram então identificados pelo chapéu de coco ou de feltro e o terno escuro que usavam. O burguês, que já se assemelhava ao nobre, se diferenciava dessa classe usando cartola, fraque e bengala, todos símbolos de poder. As mulheres, no entanto, seguiam o estilo dos burgueses, mas sem a mesma opulência.

A classe operária, que surgiu na era industrial, também enfrentou mudanças radicais. Teve acesso à informação e ao contato com pessoas de diversas comunidades, mas também foi vítima de um processo brutal de despersonificação, por causa do regime árduo de longas horas de trabalho repetitivo. A maioria dos operários perdeu contato com suas origens, suas tradições, suas culturas e com o estilo que os caracterizava. Por isso é difícil identificar de onde são os

---

[8] *Por volta da meia-noite* (*Round Midnight*), 1986. Dir.: Bertrand Tavernier. Com Dexter Gordon e François Cluzet.

operários retratados em fotografia; vestem o mesmo tipo de roupas, sem estilo e sem personalização, e todos usam o mesmo corte de cabelo.

Por outro lado, esses operários aos poucos tiveram acesso à educação e, com isso, foram se conscientizando dos seus direitos como seres humanos. As organizações sindicais conquistaram condições e horários mais dignos de trabalho e salários melhores. A própria sofisticação dos meios de produção passou a exigir um trabalhador mais especializado e qualificado, e a produção em massa gerou uma oferta de produtos superior à que a classe média podia absorver. Era preciso incluir o operário na sociedade de consumo, dando a ele educação e afluência. A distância entre a classe média e a operária começou a ser reduzida.

Com o passar dos anos, a classe média foi crescendo e a industrialização também se desenvolveu, com a introdução da eletricidade, da mecanização da agricultura e do telefone. O transporte mais acessível, eficiente e generalizado – automóvel, ônibus, trem, avião e navio – deu mobilidade às pessoas e intensificou o êxodo do campo às cidades, iniciado com a demanda de operários para as novas indústrias. A televisão criou a comunicação e a propaganda em massa. O disco fonográfico, a fotografia e o cinema criaram o entretenimento em massa.

Tudo isso deu início a uma nova era – a pós-industrial, também chamada de era da informação. O marco inicial dessa fase é o primeiro voo a jato transcontinental, realizado em 1952. Esse processo também deu início à globalização, ou seja, a uma economia não limitada por fronteiras nacionais e que coloca todos os países numa interdependência. Com a internet e o telefone celular, temos agora a conectividade em massa, a intensificação da globalização e a democratização da informação e do conhecimento.

A Revolução Industrial só atingiu o Brasil por volta de 1930 e, agora, estamos em plena era da informação. Houve muito pouco tempo para absorver tantas mudanças, por isso ainda se encontram segmentos da nossa sociedade vivendo na era agrícola e outros na era industrial, enquanto os centros urbanos mais desenvolvidos se equiparam aos da Europa, Estados Unidos e Japão.

As grandes mudanças estruturais ocorridas nas sociedades, geradas pela Revolução Industrial, resultaram em massificação em todos os seus estratos, mas, paradoxalmente, também garantiram o sufrágio universal, a educação para todos, a defesa de direitos humanos e a valorização do indivíduo. A era da informação dá poder ao indivíduo, exige maior flexibilidade, e o desenvolvimento da criatividade pessoal enfraquece a padronização. Isso se reflete em pesquisas que apontam a personalização e a despadronização como as maiores tendências atuais.

Peter Drucker, consultor de empresas, disse que o que define o século XX não são as tecnologias revolucionárias, mas que, de repente, milhões de pessoas ao redor do mundo ganharam o direito (e a obrigação) de fazer escolhas, e não estão preparadas para isso. E as empresas estão igualmente despreparadas para oferecer tais escolhas. Uma visita a um *shopping center* comprova sua tese. Em geral, os produtos que se encontram nas lojas não se diferenciam muito, especialmente aqueles voltados para os homens – o que os condena a se vestir num estilo uniformizado. Essas escolhas abrangem todas as áreas da vida das pessoas: trabalho, família, educação, saúde, lazer e moda.

Outro fator a ser levado em consideração é o nível de exigência a que são submetidos os empregados nas empresas modernas. Nos anos 1970 – há somente trinta anos – a Rede Globo de Televisão patrocinava a eleição do "operário-padrão", que representava o ideal do operário naquela época. Esse trabalhador seguia fielmente um padrão de excelência preestabelecido. Empresas altamente eficientes, econômicas e produtivas destacavam-se no mercado. Seus funcionários seguiam à risca um plano preestabelecido. Uma empresa que desenvolvia uma tecnologia nova ganhava uma vantagem considerável e, geralmente, conseguia manter essa posição por muitos anos. O mercado mudava mais lentamente e as informações não circulavam tão abertamente.

Hoje esse operário é obsoleto, medíocre até, porque são os sistemas computadorizados e automatizados que criam eficiência, economia e produtividade. A informação dissemina-se velozmente e está disponível para todos. O mercado muda rapidamente e os produtos não têm longa vida; serão substituídos por algo novo e melhor em pouco tempo. Nem os modelos de negócio conseguem sobreviver por muito mais do que cinco anos. Isso significa que as empresas têm de se reinventar a cada quatro ou cinco anos.

Um bom exemplo dessa mudança se encontra no próprio meio da beleza. Há quarenta anos, o profissional que tinha condições de viajar frequentemente à Europa ganhava muito destaque porque tinha acesso às últimas tendências de moda e às técnicas mais recentes. Ele estava sempre à frente dos seus colegas, porque as novidades demoravam a ser assimiladas. Durante muitos anos somente uma elite de cabeleireiros conhecia a técnica do *brushing* e tinha acesso às escovas utilizadas nesse processo, porque era preciso viajar a Londres, fazer um curso com Vidal Sassoon e comprar as escovas por lá. O mesmo aconteceu quando a técnica do desfiado foi criada nessa cidade. Hoje, todos os profissionais, no mundo todo, têm acesso às últimas tendências, técnicas e produtos inovadores quase ao mesmo tempo, por meio da internet, feiras internacionais e cursos globalizados. Manter-se informado tornou-se obrigatório para garantir o poder de competição dos profissionais; quem não estiver constantemente atualizado está destinado a desaparecer. A criatividade, porém, é que destaca o excelente profissional.

Por isso, atualmente as empresas valorizam o trabalhador criativo, que sabe onde obter informação e conhecimento e usá-los criativamente. Muitas empresas estão mudando de uma maneira radical, eliminando cargos e qualificações. Sua estrutura, antes vertical, com uma hierarquia bem definida, tende a ficar mais horizontal – a cooperação e o trabalho em equipe são valorizados, com menos níveis de chefia. Algumas empresas, como a Google, tiram proveito de uma estrutura mais flexível, porque acreditam que estruturas fixas brecam a agilidade necessária para se criar ou reconhecer e aproveitar oportunidades, e passam a gerenciar seus negócios segundo um sistema que a revista *Fortune* apelidou de "caos criativo". O objetivo é obter o equilíbrio dinâmico em vez do estático.

Essas mudanças no ambiente de trabalho valorizam o indivíduo criativo, que, por definição, não pensa de maneira padronizada. Ele precisa dominar habilidades e conhecimentos múltiplos, que abrangem diversas áreas, e saber fazer conexões entre elas. Para exercer sua criatividade, também precisa ter elevada autoconfiança e autoestima e uma noção bem definida de sua identidade, suas qualidades e limitações. O visagismo expressa esse RG interior na sua imagem.

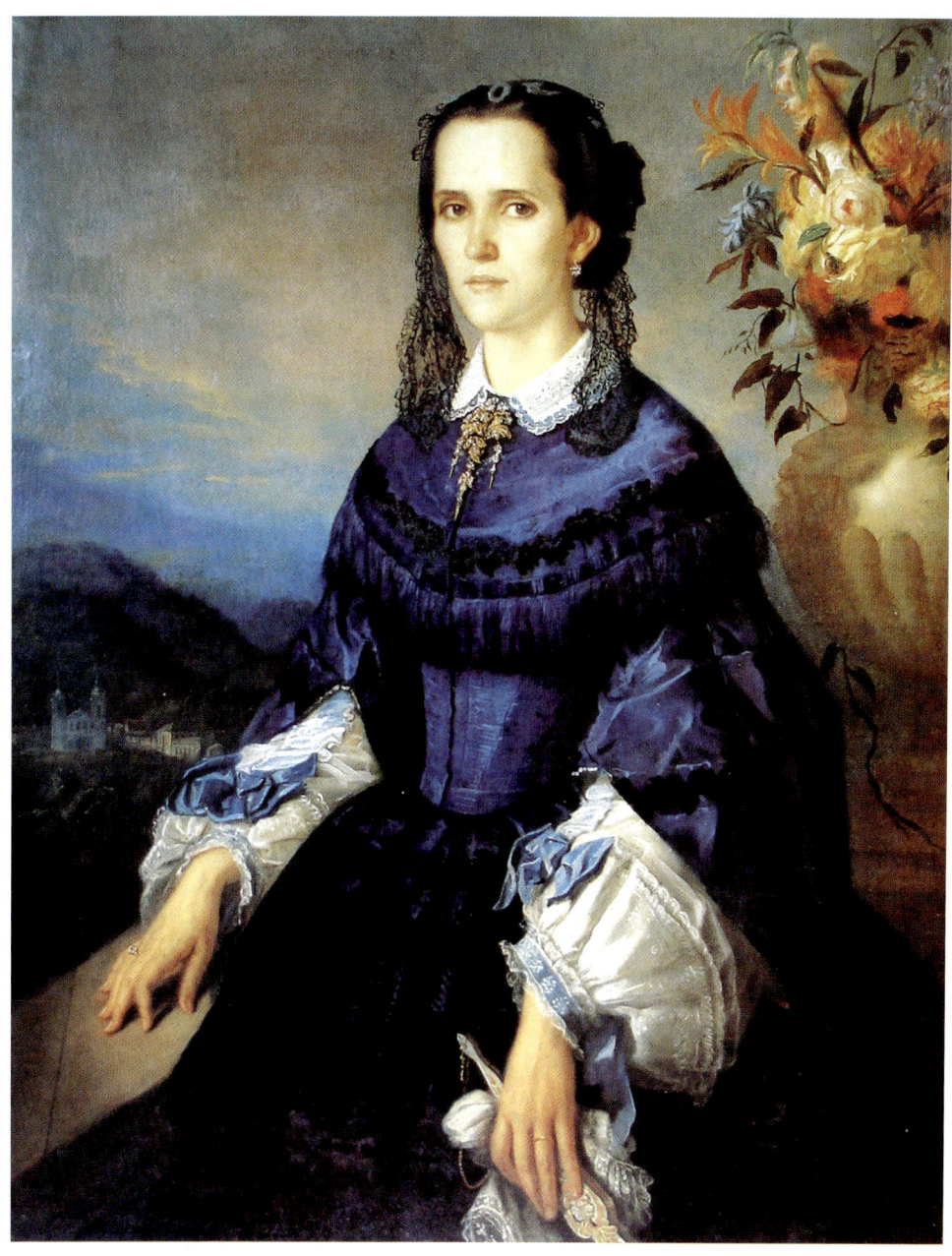

FIGURA 4
Augusto Müller (1815 - c. 1883): *Retrato da Baronesa de Vassouras*, óleo sobre tela.

O objetivo da utilização de uniformes em exércitos, escolas e instituições é impor uma identidade única a todos e padronizar o comportamento e modos de pensar. Logo, o indivíduo criativo deve personalizar sua imagem e este é um dos pontos mais importantes do conceito de visagismo.

A expressão da individualidade nunca foi valorizada na história da humanidade, particularmente nas culturas chinesa e japonesa. O surgimento de um indivíduo criativo sempre foi uma exceção. Quando há uma classe dominante, como acontece nos sistemas feudais, nas ditaduras e nas monarquias, a maioria da população é obrigada a se submeter a regras de comportamento e até de pensamento. Quem não se conforma é marginalizado ou, pior, perseguido. A criatividade, quando se manifesta, ocorre dentro de parâmetros limitados. Os valores dessa classe dominante são expressos nas artes, na arquitetura, no design e na aparência pessoal dessa elite, com todos se vestindo e se penteando da mesma maneira. Desde o fim da Renascença, as monarquias europeias instituíram academias de letras, música, arte e teatro, para implementar regras de "expressão" para escritores, músicos, artistas e atores. A arte dessas culturas era medida pela excelência técnica e não pela originalidade do trabalho. As pessoas procuravam se destacar utilizando materiais finos, caros e de alta qualidade, e se valiam de artesãos – costureiro, cabeleireiro, maquilador – de muita sensibilidade e habilidade para criar suas imagens.

Não se pensava em expressar características de personalidade por meio da imagem pessoal. Os objetos pessoais e de decoração e a arquitetura dessas épocas também refletem essa postura autocrática da sociedade e, ao mesmo tempo, os valores da sua nobreza.

Apesar disso, sempre surgiam grandes escritores, artistas e compositores em meio a essas academias. São suas as obras que valorizamos hoje, não somente por causa da sua qualidade técnica. Nelas podemos notar a evolução do pensamento humano em busca de uma liberdade de expressão, a manifestação das ideias e dos valores do pensamento democrático e livre. Mas muitos desses artistas, músicos e escritores foram marginalizados ou perseguidos, assim como os grandes homens criativos de outras áreas. O filme *Feira das vaidades*,[9] ba-

---

[9] *Feira das vaidades* (*Vanity Fair*), 2004. Dir.: Mira Nair. Com Reese Witherspoon e Gabriel Byrne.

seado no livro de William Thackeray, mostra o poder da aristocracia no século XVIII e como era penosa a trajetória de uma pessoa que buscava um caminho individual e diferente do padrão.

Os sistemas educacionais foram criados para formar pessoas dentro desses padrões, que pensassem (e agissem) de acordo com as normas prescritas. O pensamento criativo era permitido somente quando não ameaçava a ordem vigente ou quando adicionava algum valor àquilo que já estava estabelecido. A educação atual, na maioria das escolas públicas ocidentais e orientais, continua muito parecida com a de duzentos anos atrás.

Nas culturas indígenas e em muitas das africanas, o sistema é cooperativo. Embora haja hierarquias dentro dessas sociedades, o indivíduo é valorizado. O poder é geralmente dividido entre os chefes das tribos. Os xamãs têm poder por causa da sua sabedoria, capacidade de liderança e poder de motivação, mas decisões são tomadas em conjunto. Cada membro da tribo tem sua função e é considerado importante para a comunidade. Espiritualmente, há grandes diferenças também em relação às culturas europeias e orientais. Em vez de crerem num único Deus abstrato, perante o qual todos são iguais, acreditam que são guiados individualmente por espíritos que se manifestam na natureza: nos animais, nas aves, na flora, na água, no fogo, no ar ou na terra. Tudo isso se reflete na aparência pessoal dos indivíduos. Percebe-se que todos procuram expressar sua individualidade e estabelecer uma identidade por meio de sua imagem.

O mesmo pode ser observado no filme *O novo mundo*.[10] As entrevistas explicam como foi feita a pesquisa para caracterizar os índios. Cada guerreiro tem uma imagem individualizada, criada de acordo com o animal que é seu guia espiritual.

Nos Estados Unidos, desde o início da colonização até meados do século XIX, a expressão individual era a norma. Por volta de 1800, cada senador americano se vestia de uma maneira muito particular. Havia uma variedade de estilos. Isso se devia ao espírito pioneiro e ao pensamento livre e individual dos colonizadores, que, em certos aspectos, persistem na cultura americana contemporânea.

---

[10] *O novo mundo* (*The New World*), 2005. Dir.: Terrence Malick. Com Colin Farrell e Q'orianka Kilcher.

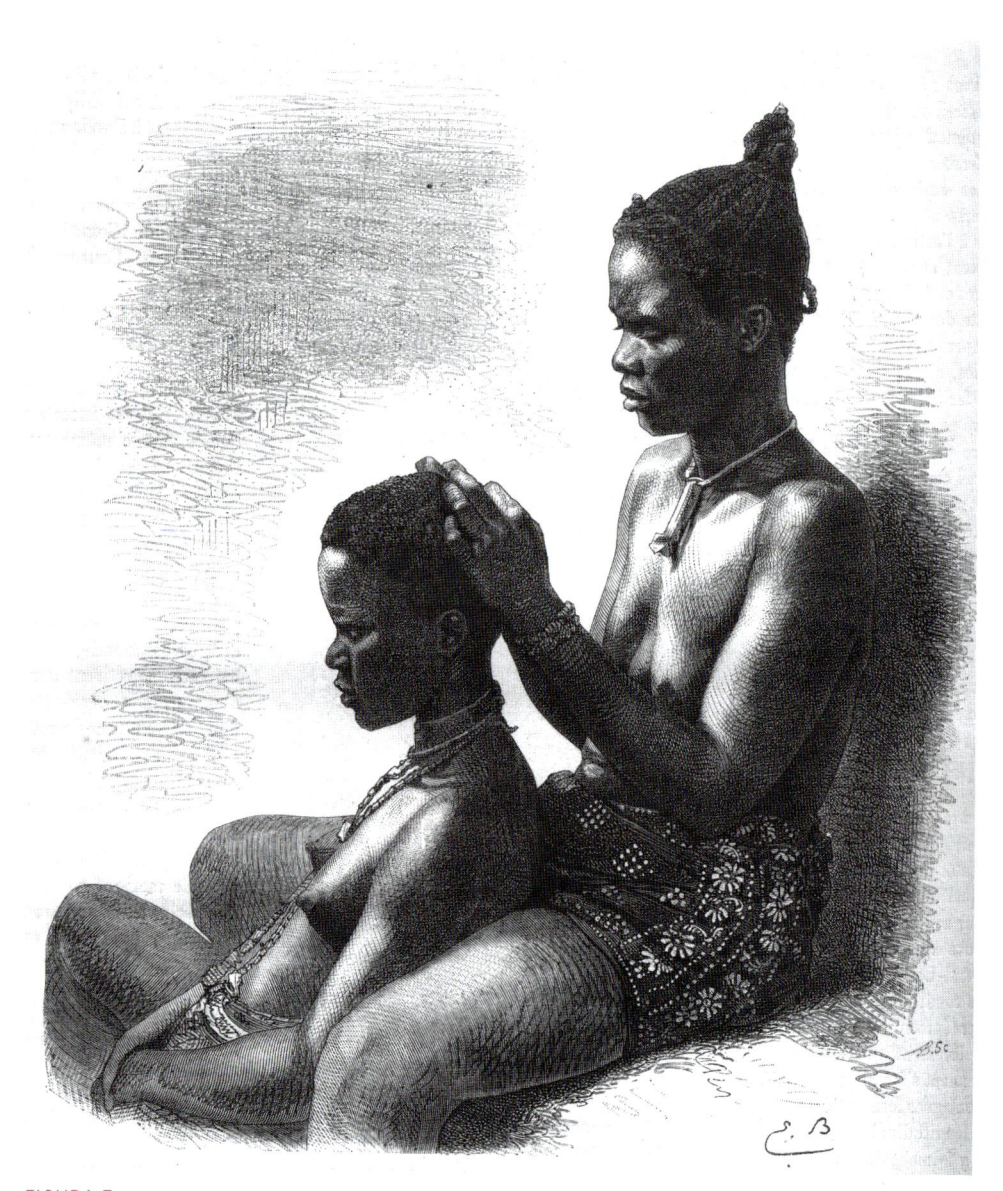

FIGURA 5
Emile Bayard (1869): *Moças de Grand-Bassan*, bico de pena a partir de uma fotografia.
Na África, a cabeça de uma pessoa é considerada sagrada, local onde seu orixá se instala. Por isso, somente uma pessoa muito próxima, geralmente a mãe, pode tocar a cabeça e fazer o trançado.

É uma cultura com grande capacidade empreendedora, uma das razões que hoje fazem dos Estados Unidos a maior potência mundial.

Em termos de imagem pessoal, porém, a emergente classe média americana dominante do século XIX seguiu os mesmos rumos da classe média europeia, que buscou se afirmar copiando os estilos da elite. As mulheres americanas da alta sociedade compravam seus vestidos em Paris, dos mesmos costureiros que vestiam as nobres europeias; os homens usavam ternos feitos com os melhores tecidos ingleses. Procuravam mobiliar suas casas com objetos dos melhores artesãos da Europa. Eram submissos aos caprichos da moda europeia e, dessa forma, achavam que faziam parte da mesma classe e que demonstravam seu poder. O mesmo fenômeno ocorria no Brasil e no restante da América Latina – e persiste ainda hoje.

Na Europa, as raras pessoas que ousavam criar uma imagem pessoal personalizada e diferente, até meados do século XX, eram consideradas excêntricas. Geralmente eram poetas ou artistas. Podemos citar, como exemplos, lorde Byron, Francisco Goya, Oscar Wilde, Gertrude Stein e Salvador Dalí. No Oriente isso não era admissível.

Até os anos 1960, as imagens pessoais de todos na Europa e nas Américas eram ditadas por uma moda, que mudava de tempos em tempos, estabelecida, principalmente, em Paris. Em Londres, por volta de 1965, a moda começou a tomar novos rumos, valorizando a expressão individual e refletindo atitudes e pensamentos que vinham ganhando força há cem anos. É essa a maior tendência da atualidade, a necessidade do indivíduo de estabelecer a sua identidade, que o destaca como um ser único, mas que é também um dos maiores desafios enfrentados pelo homem contemporâneo.

O efeito emocional da imagem

> Toda alteração no rosto marca a personalidade do indivíduo em sua forma mais profunda.
>
> David Le Breton

Em 1972, quando estava desenvolvendo meu trabalho como artista em Londres, ganhei de um amigo o livro *O homem e seus símbolos*[11] do psicanalista Carl G. Jung. Depois de três anos de intenso estudo, eu já havia encontrado meu estilo, minha temática e dominava bem o desenho e algumas técnicas. Faltava aprimorar a linguagem do meu trabalho. Usava muitos símbolos gráficos, como símbolos astrológicos, junto a uma simbologia inspirada parcialmente na obra de William Blake.[12] Mas o aspecto literário dos símbolos gráficos não me contentava.

O livro de Jung me ajudou a compreender por que usava determinados símbolos e, portanto, a trabalhá-los de modo mais consciente do que intuitivo. Mas o que me marcou mais profundamente foram suas explicações a respeito de símbolos arquetípicos. Na ampla pesquisa que fez de culturas de diversas

---

[11] Carl G. Jung, *O homem e seus símbolos* (Rio de Janeiro: Nova Fronteira, 1996). Este foi o último livro de Jung, publicado pela primeira vez em 1964.
[12] William Blake (1757-1827), poeta e artista visionário inglês. Para mais informações, ver http://www.tate.org.uk/britain/exhibitions/blake.htm.

épocas, Jung descobriu que certos símbolos mantinham seu significado em todas as culturas, em todos os tempos. A estes, ele deu o nome de *símbolos arquetípicos*. O psicanalista suíço explicou que os símbolos arquetípicos agem subliminarmente no inconsciente das pessoas, provocando sensações e reações emocionais, mas não racionais, e também fazem parte da linguagem dos sonhos.

Comecei a aproveitar experimentalmente alguns desses símbolos no meu trabalho, quando percebi que poderia usar os formatos geométricos – que são os símbolos arquetípicos mais simples e universais – na própria estrutura da composição do quadro. Dessa forma, imaginei que o símbolo arquetípico embutido na composição passaria a ideia básica da obra ao inconsciente do espectador, sem que fosse preciso raciocinar acerca do significado do quadro. Descobri mais tarde que algumas pesquisas, especialmente as de Joseph Le Doux, chegam à mesma conclusão.

Veja, na Figura 6, o primeiro quadro em que apliquei esse pressuposto. A figura principal, representando a Mãe Terra, forma uma figura em oito (ou lemniscata), um símbolo arquetípico que significa o infinito, enquanto as três figuras à direita, representando os elementos água, ar e fogo, formam um triângulo, equilibrado numa ponta, significando a instabilidade. A ideia do quadro é que os três elementos agem sobre a Terra em oposição, mas com equilíbrio tênue, e assim a Terra é fértil infinitamente: um contínuo renascer, um processo criativo que se renova sem fim. A fertilidade/criatividade é representada pelo ovo. Também é traçada uma analogia entre esse processo e o processo criativo do ser humano.

Desde então, sempre fico atento ao símbolo arquetípico geométrico no qual a composição do quadro está baseada e percebi que esse formato determina como o olho do espectador percorre a imagem, definindo o ritmo (ou música) da imagem. O olho do espectador é conduzido pelas linhas e sequências de cores, luzes e objetos que determinam a estrutura da obra, numa velocidade específica. Assim como podemos traduzir o ritmo de uma música em linhas, cores e sequências, também podemos sentir o ritmo musical de uma imagem, como na Figura 7. Além disso, entendemos o que esses ritmos significam por-

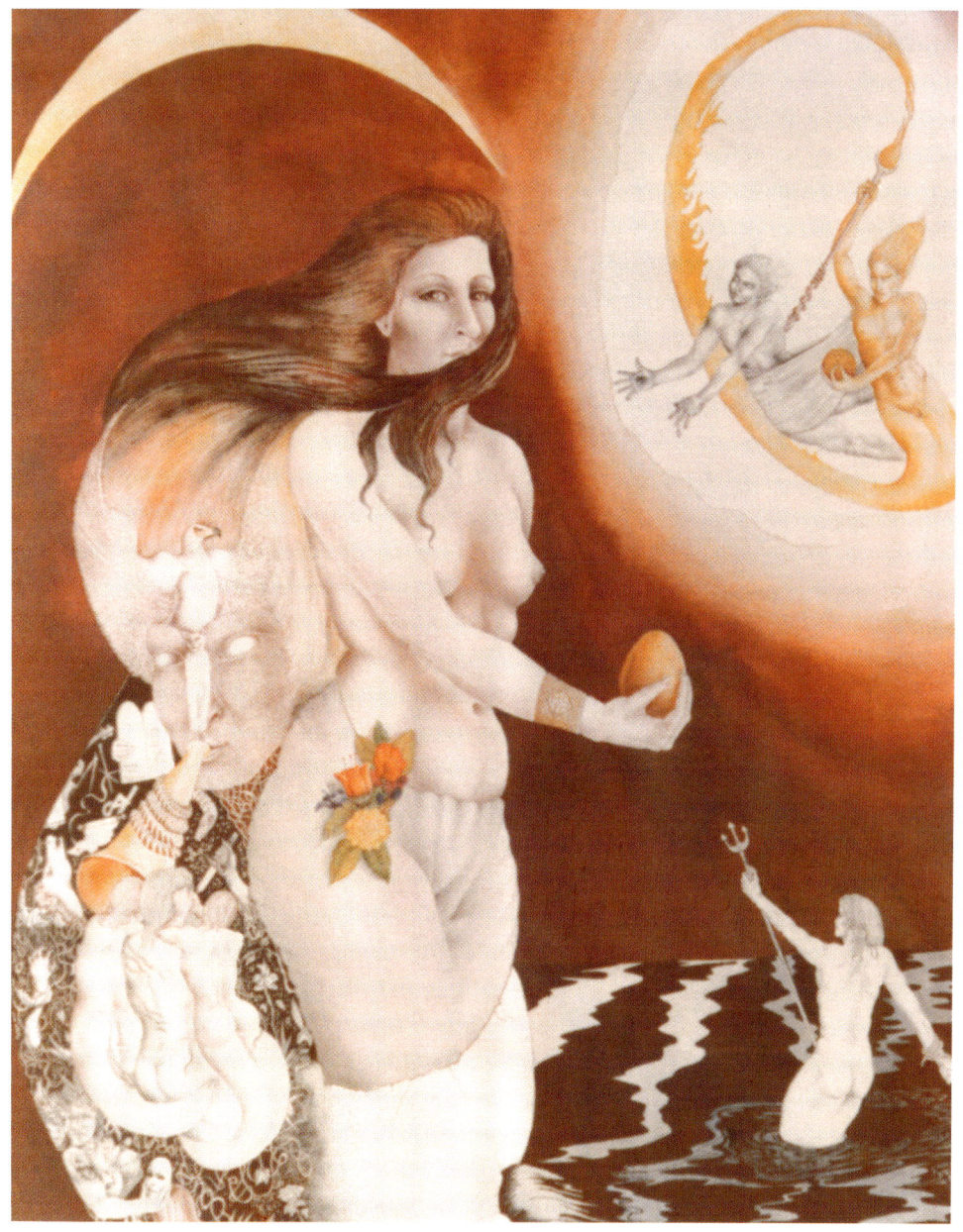

FIGURA 6
Nascimento e renascimento (1973); 76 x 56 cm, nanquim e bico de pena.

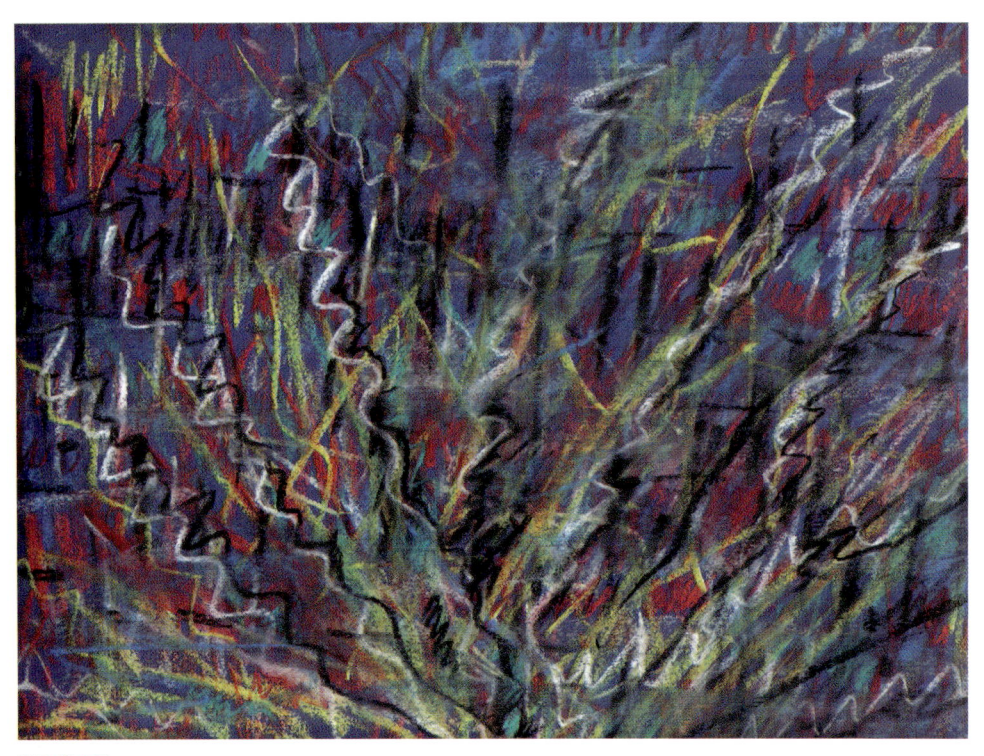

FIGURA 7
One of these days (Pink Floyd);
35 x 25 cm, pastel seco.

que formam símbolos arquetípicos. Aliás, considero que as próprias linhas têm um significado arquetípico, como explicarei mais adiante.

Um excelente exercício para compreender a ligação do ritmo da linha com o da música é interpretar diversos ritmos musicais por meio de desenhos que contenham somente linhas, manchas e cores. Para realizá-lo, use lápis de cor, pastel seco ou lápis pastel. Ao som de músicas bem diversas, como samba, *rock*, *jazz* e sinfonias clássicas, siga os ritmos com o movimento da mão e diversifique os tipos de traços, colocando mais ou menos pressão nos grafismos e segurando os materiais de várias maneiras, ora usando mais a ponta do lápis, ora utilizando sua lateral. Pense que está dançando com a mão ao som da música, mas não desenhe nada figurativo, por exemplo uma paisagem ou um rosto. O desenho deve ser abstrato.

Em 1983, quando comecei a lecionar, percebi que todos quadros contêm símbolos arquetípicos na estrutura da sua composição, intencionalmente ou não. Porém, poucos artistas estruturam suas composições de maneira consciente. A estrutura de quadros bem compostos sempre condiz com seu sentido, mas esse acerto é geralmente alcançado por intuição. Mas podemos detectar em muitos estudos preparatórios dos grandes mestres, especialmente os da Renascença, que a escolha da estrutura era deliberada e consciente. Há exemplos de construções muito complexas e minuciosamente elaboradas, nas quais diversas formas geométricas são sobrepostas uma à outra. Rafael Sanzio (1483-1520) foi um dos mestres de composição. A estrutura principal no quadro *Triunfo de Galatéa* é circular, mas as figuras interagem umas com as outras por meio de movimentos labirínticos. Também podemos identificar um X, formado pelas flechas, as rédeas e o olhar de Galatéa, e uma cruz, formada pela linha do horizonte e a figura central. Nos murais chamados *Stanzi*, no Vaticano, ele usou diversas formas geométricas sobrepostas e, pela primeira vez na arte, em planos sucessivos. Nos estudos preparatórios que Michelangelo Buonarotti (1475-1564) fez para *O Juízo Final*, na Capela Sistina do Vaticano, fica evidente que a escolha da composição circular, associada a movimentos labirínticos, foi proposital. No topo do círculo, que une o Céu e o Inferno, o Cristo domina, julgando quem ascende e quem descende pelo círculo, mas ambos num processo tortuoso e conturbado.

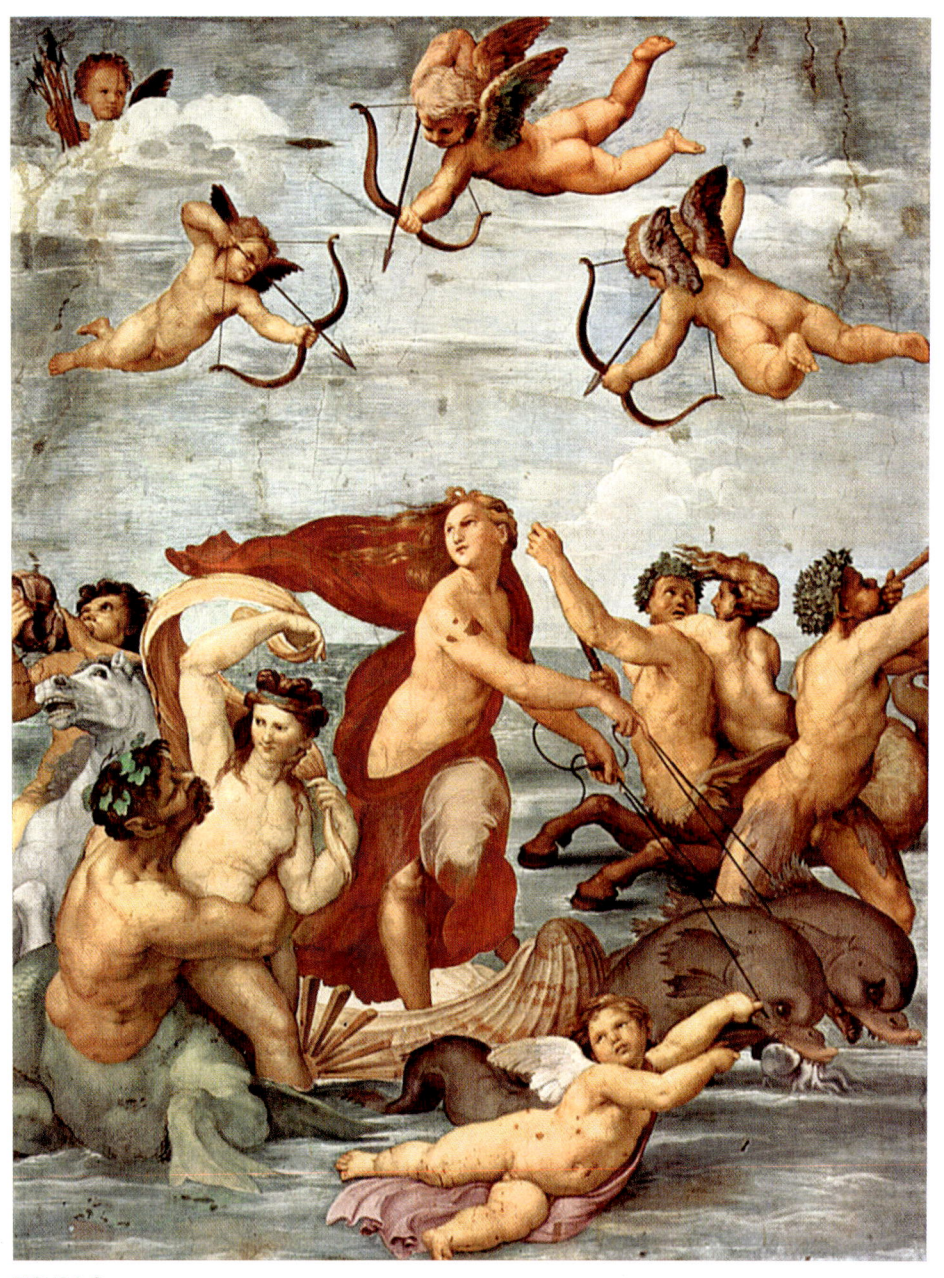

FIGURA 8
Rafael Sanzio: *Triunfo de Galatéa* (1513-1514);
295 x 225 cm, afresco.

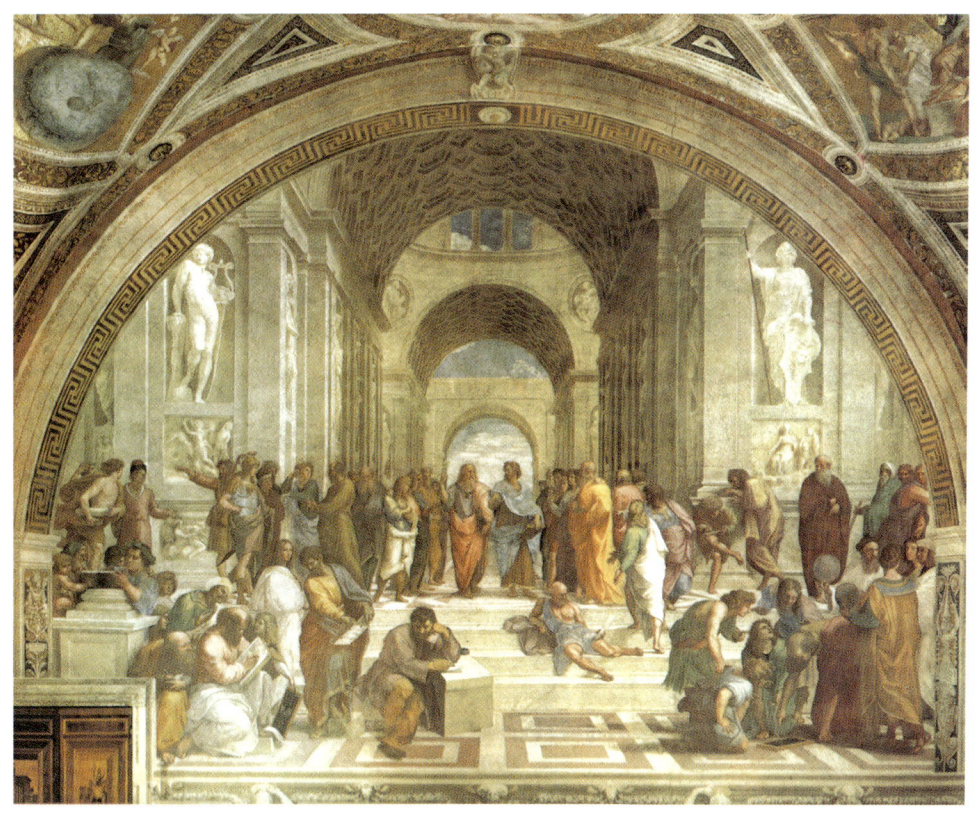

FIGURA 9
Rafael Sanzio: *Escola de Atenas* (1511-1513); 770 cm na base, afresco.

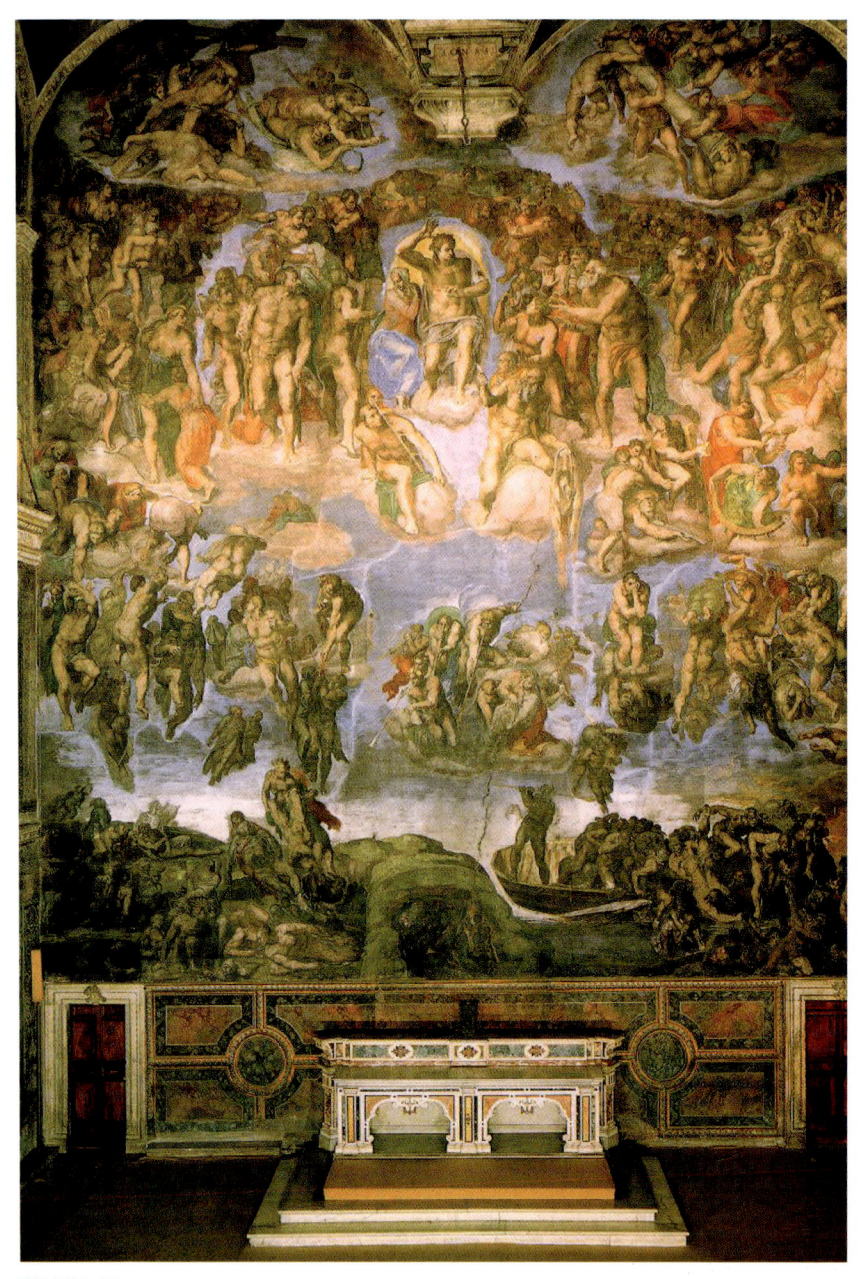

FIGURA 10
Michelangelo Buonarotti: *O Juízo Final* (1509-1512);
1370 x 1200 cm, afresco.

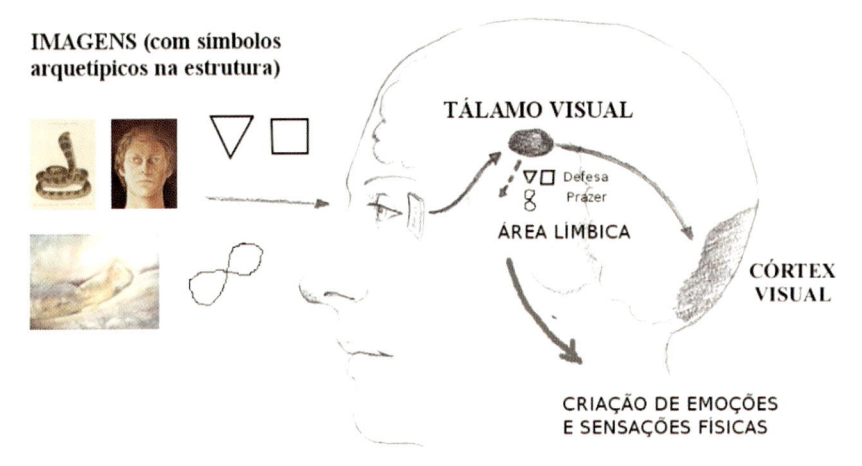

IMAGENS (com símbolos arquetípicos na estrutura)

TÁLAMO VISUAL

Defesa
Prazer

ÁREA LÍMBICA

CÓRTEX VISUAL

CRIAÇÃO DE EMOÇÕES E SENSAÇÕES FÍSICAS

O tálamo reconhece símbolos arquetípicos, que disparam os diversos sistemas que produzem emoções, antes que o córtex possa processar a imagem racionalmente.

FIGURA 11
O processo mental.

Isso significa que todo quadro é estruturado sobre um símbolo que será absorvido pelo espectador de maneira inconsciente e subliminar, o que explica por que as artes visuais têm um impacto emocional tão forte. Depois, pensei, se essa afirmação vale para os quadros, deve valer para qualquer tipo de imagem: fotografias, objetos, espaços e a imagem pessoal. Portanto, qualquer tipo de imagem deve provocar uma resposta emocional, antes que seja interpretada.

Pesquisas indicam que a ativação de reações que geram emoções é de responsabilidade de diversos sistemas, em diferentes áreas do sistema límbico do cérebro. Não há um consenso entre cientistas sobre quais são as emoções básicas, mas, provavelmente, incluiriam surpresa, felicidade, raiva, medo, desgosto e tristeza. A essas são acrescentadas outras, mais complexas e sofisticadas, como ansiedade e confiança.

Estudos recentes apontam que quando estamos envolvidos em situações que exigem reações imediatas, como situações de perigo, os sistemas cerebrais automáticos, que não envolvem o neocórtex (a parte pensante do cérebro), são ativados por "gatilhos naturais". Joseph Le Doux,[13] da Universidade de Nova York, investigou extensivamente como o cérebro processa o medo. Descobriu que, na realidade, o medo é uma consequência do envolvimento em situações de perigo e que a programação básica do cérebro é se defender e garantir a sobrevivência da pessoa, e não criar a emoção do medo. O ser humano, assim como outros animais, reconhece instintivamente certas situações de perigo, que provocam reações instintivas e involuntárias que seguem um padrão. Por exemplo, um rato, quando encontra um gato pela primeira vez, exibe todos os sinais característicos de um estado de medo: fica paralisado, os pelos se eriçam e a pressão arterial sobe. A imagem do gato, para o rato, é um "gatilho natural", que ativa um sistema dentro do cérebro, associado ao medo. Existem "gatilhos aprendidos", que também ativam o sistema defensivo. Por exemplo, se alguém for atacado numa rua deserta à noite, sentirá medo quando novamente estiver na mesma rua ou, talvez, em qualquer rua deserta à noite.

Diante do perigo, o ser humano também reage como o rato. Primeiro, para o que estiver fazendo, fica imobilizado. Depois, procura fugir ou, se não for possível, se prepara para atacar. Eventualmente pode procurar "negociar" a situação, por exemplo, submetendo-se ao domínio de outra pessoa.

Le Doux mostrou que o tálamo visual tem a função de avaliar os estímulos que o cérebro recebe e distinguir imagens, sons e outros sinais indicativos de situações de perigo (os gatilhos naturais ou aprendidos) e, quando identificados, ativar imediatamente um sistema que não envolve o neocórtex. As amígdalas cerebrais são estimuladas e vão gerar as reações defensivas (paralisia, fuga, ataque, submissão), os efeitos físicos (pelos eriçados, batimentos acelerados do coração, tensão muscular, suor e insensibilidade à dor) e a emoção do medo. O neocórtex somente é envolvido no processo depois da reação inicial, porque demora mais tempo para processar as informações, mas tem a capacidade de avaliar a situação mais precisamente.

---

[13] Joseph Le Doux, *O cérebro emocional* (Rio de Janeiro: Objetiva, 1998). Joseph Le Doux dirige o Le Doux Labs na Universidade de Colúmbia, em Nova York, Estados Unidos. Suas pesquisas investigam como o cérebro processa emoções.

Tudo indica que outros sistemas, que geram reações e emoções diferentes, são ativados de maneira semelhante, com o tálamo exercendo o papel de apreciador dos estímulos, especialmente quando emoções básicas e sistemas, essenciais à sobrevivência e às funções básicas, estão envolvidos. Podemos chamar os "gatilhos naturais" de arquétipos, porque são inerentes a cada espécie. Os sistemas devem ser iguais nos animais e no ser humano, mas os gatilhos (ou arquétipos) evidentemente serão diferentes. Um ser humano e um rato não vão sentir a mesma coisa diante de um gato, mas há indícios de que temos um medo instintivo de certos animais que, no passado, eram nossos predadores ou nos ameaçavam. Nisso se incluem os felinos, os cachorros (lobos), qualquer animal de dentes ou garras grandes, serpentes e insetos.

Pelo que tenho observado nos trabalhos de visagismo e no uso de imagens, os símbolos arquetípicos funcionam como "gatilhos naturais". O triângulo invertido, símbolo do perigo e da insegurança, gera uma reação involuntária e irracional, parecida com aquela experimentada diante do perigo: atenção e desconfiança (paralisia), repulsão ou rejeição (fuga) e agressão (ataque). Isso sugere que ele ativa o mesmo sistema defensivo. Pela lógica, outros símbolos arquetípicos devem ativar os outros sistemas automaticamente, sem o envolvimento do córtex e do raciocínio lógico. Talvez símbolos de força e poder ativem o mesmo sistema do medo, porque essas emoções são o oposto do medo, mas também estão envolvidas nos sistemas de defesa e de ataque. Uma imagem de poder, composta por linhas retas verticais ou horizontais, ou por quadrados e retângulos, pode gerar uma reação de defesa se percebida como uma ameaça. Muitas pessoas que têm rostos com o formato retangular observam que são alvos de agressões verbais gratuitas, inclusive por pessoas desconhecidas e antes mesmo de falarem qualquer coisa. Outras, com as mesmas características físicas, relatam que sentem fortes barreiras nos seus relacionamentos e que as pessoas não se aproximam delas com facilidade.

Pesquisas relacionam os arquétipos aos gatilhos, mas tais gatilhos não se restringem a símbolos visuais. Podem ser sons, odores, lugares ou situações. Pouco se sabe sobre como o cérebro processa outras emoções, como a felicidade e o prazer.

O bem-estar gerado pelo prazer e a felicidade, a confiança e o senso de poder e outras emoções são relacionados com atividades tão importantes para nossa sobrevivência quanto a capacidade de se defender. A felicidade facilita a convivência em sociedade. Um indivíduo rejeitado pela sociedade é marginalizado e tem grandes problemas de sobrevivência, tanto em sociedades primitivas quanto modernas. A confiança e o poder são importantes para conquistas, tanto profissionais quanto amorosas. O instinto de reprodução é comum a todos os animais. Nossas emoções têm um papel fundamental nessas atividades e, ao contrário, o intelecto racional é pouco influente; consequentemente, o neocórtex deve estar pouco envolvido nos processos mentais.

Os símbolos arquetípicos *geométricos* são os mais simples e, provavelmente, os mais potentes também. Tente se imaginar, por exemplo, dormindo num quarto triangular. É provável que sentirá um grande mal-estar, porque o triângulo é um símbolo de perigo. Você dificilmente encontrará um quarto desses, mas mesmo quartos com ângulos fechados provocam uma sensação de insegurança, independentemente do conforto da cama ou qualquer outro elemento presente, positivo ou negativo.

O símbolo arquetípico, embutido na estrutura da imagem, será reconhecido pela amígdala, que provocará uma reação emocional, antes que a imagem possa ser interpretada.

Isso é muito significativo. Em relação à imagem pessoal, explica por que uma mudança de imagem afeta a pessoa no nível emocional e psicológico e pode provocar alterações no seu comportamento. Ao se olhar no espelho, a pessoa é afetada emocionalmente pelas estruturas geométricas. Todo profissional de beleza sabe que a imagem pessoal tem um forte efeito emocional sobre a pessoa. Ele sabe que se criar uma imagem certa pode elevar a autoestima do cliente ou ajudar a lidar com uma decepção amorosa, mas também sabe que, se errar, pode provocar uma crise de choro. Uma imagem inadequada pode inclusive resultar em depressão.

Ao estudar essa questão mais detalhadamente, percebi que esses símbolos geométricos são formados por quatro tipos de linhas: verticais, horizontais, inclinadas e curvas. Assim como as formas geométricas, elas têm significados universais. Formam a linguagem mais simples, primitiva e universal do ser humano: a linguagem dos gestos, que todos entendem instintivamente da mesma forma. Não devemos confundir isso com certos sinais, formados por gestos, que ganharam uma conotação específica em algumas culturas. As linhas, as formas e as cores são a base da linguagem visual, usada para construir toda e qualquer imagem que transmite um conceito.

Essas linhas e os formatos geométricos que constroem são percebidos imediatamente, e antes que possamos pensar sobre a imagem, objeto, local ou pessoa, reagimos emocionalmente ao seu significado arquetípico.

Podemos verificar isso em várias situações. Um palestrante consegue maior empatia com seu público quando as pessoas estão sentadas em semicírculo ao seu redor do que quando estão sentadas em fileiras, porque linhas horizontais são percebidas como barreiras, enquanto a linha curva é envolvente. Similarmente, o professor será sempre visto como uma figura de autoridade numa sala de aula onde ele se posiciona à frente dos alunos dispostos em fileiras. É por isso que presidentes e sacerdotes sempre se posicionam atrás de um púlpito, uma barreira que intimida o questionamento, cria distância, senso de autoridade e de proteção.

Observe as imagens das propagandas de diferentes tipos de carro, e preste atenção na estrutura do anúncio e no design do carro. Se é esportivo, é preciso criar a percepção de algo excitante, rápido e não convencional. Isso requer linhas inclinadas no design do carro e dos seus detalhes e também no anúncio publicitário. No entanto, se for destinado às trilhas, precisa invocar uma sensação de robustez (linhas retas) e aventura (linhas inclinadas ou irregulares). Haverá uma mistura de formatos retangulares e triangulares. Nesse caso, o design do carro é geralmente retangular, mas o anúncio terá uma estrutura triangular. Carros de executivos precisam expressar poder e segurança e, por isso, geralmente são compostos de linhas retas. Linhas curvas são associadas com produtos femininos e com grande envolvimento emocional.

O uso de linhas curvilíneas em frascos de perfumes femininos e de linhas retas em frascos de colônias masculinas é bem conhecido e objeto de muitos estudos acadêmicos. Em muitos designs as curvas remetem ao corpo feminino, ao formato do coração ou a flores e evocam sexo, paixão, ou amor. A utilização de linhas inclinadas é mais rara, encontrada somente quando é desejável associar a fragrância com um senso de aventura. Poder, luxo e elegância são associados às linhas retas, consideradas "clássicas" e geralmente utilizadas no design de frascos de colônias masculinas, mas há exeções, como o frasco do perfume Chanel Nº 5.

Tudo isso se aplica igualmente ao ser humano. Reagimos emocionalmente às linhas e aos formatos geométricos que percebemos no rosto, nas feições, no corte do cabelo, nas sobrancelhas, na barba, costeleta ou bigode, nos acessórios, nos gestos, no porte e nas vestimentas. Essa primeira impressão é tão forte que é praticamente impossível apagá-la com palavras ou atitudes. São os elementos mais importantes na definição da identidade de uma pessoa para os outros e para si, quando ela se olha no espelho.

Os símbolos arquetípicos da imagem de uma pessoa afetam a maneira como os outros reagem a essa imagem.

Pessoas com rostos retangulares, símbolo de segurança, inspiram mais facilmente confiança nos outros, mas também podem ser vistas como autoritárias, intimidadoras e agressivas. Observe que a maioria dos líderes políticos e de grandes empresas tem o rosto retangular, assim como os tiranos: Hitler, Mussolini, Stalin, entre outros. Veja como uma pequena mudança ondular na franja suaviza o rosto retangular.

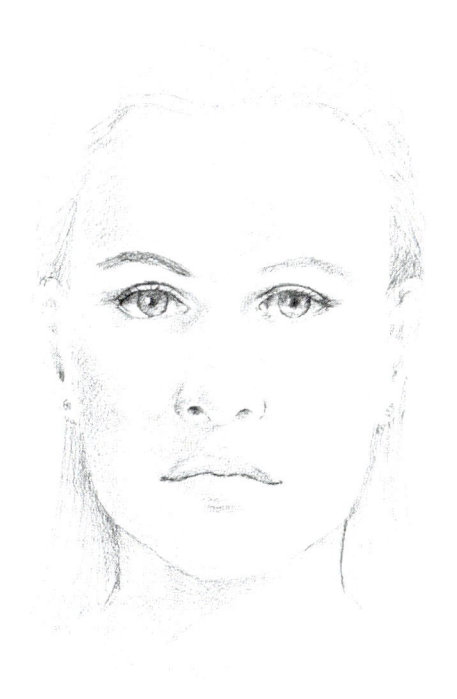

FIGURA 12A
Pessoa com rosto retangular, com cabelo puxado para trás.

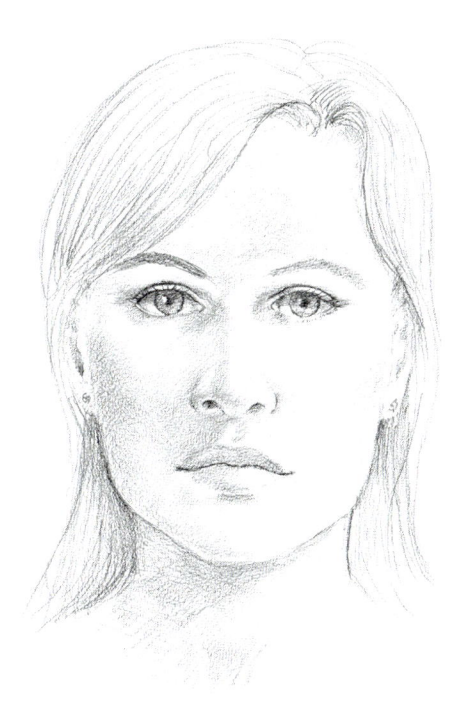

FIGURA 12B
Pessoa com rosto retangular, com franja ondulada.

Por outro lado, pessoas com rostos de formato triangular invertido, símbolo do perigo, têm dificuldade de inspirar confiança, e suas qualidades inerentes – como inteligência, habilidades atléticas e artísticas e meiguice –, embora não sejam percebidas, podem ser reforçadas por mudanças no penteado.

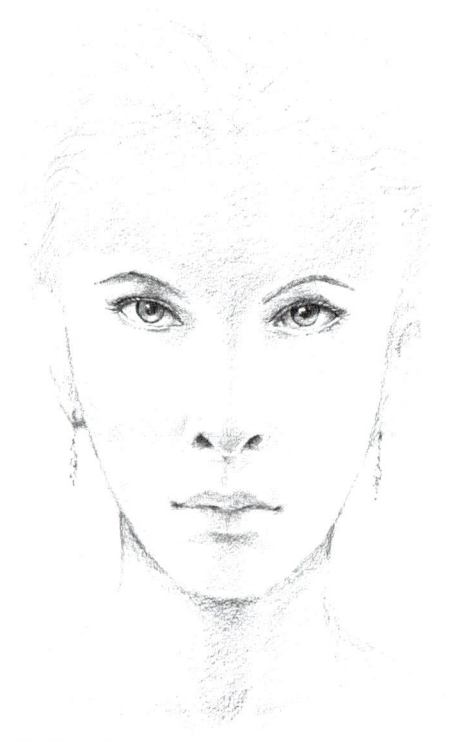

FIGURA 13A
Pessoa com rosto triangular invertido, com cabelo amarrado.

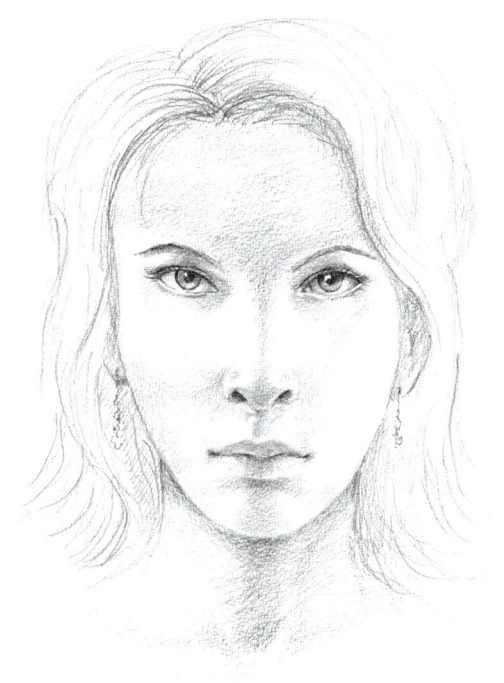

FIGURA 13B
Pessoa com rosto triangular invertido, com franja modificando o formato para oval.

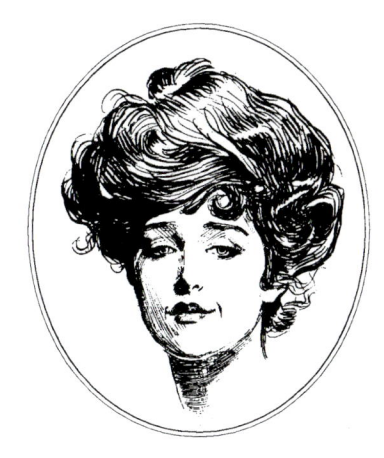

FIGURA 14
Charles Dana Gibson (1867-1944): *Gibson girl*; bico de pena.

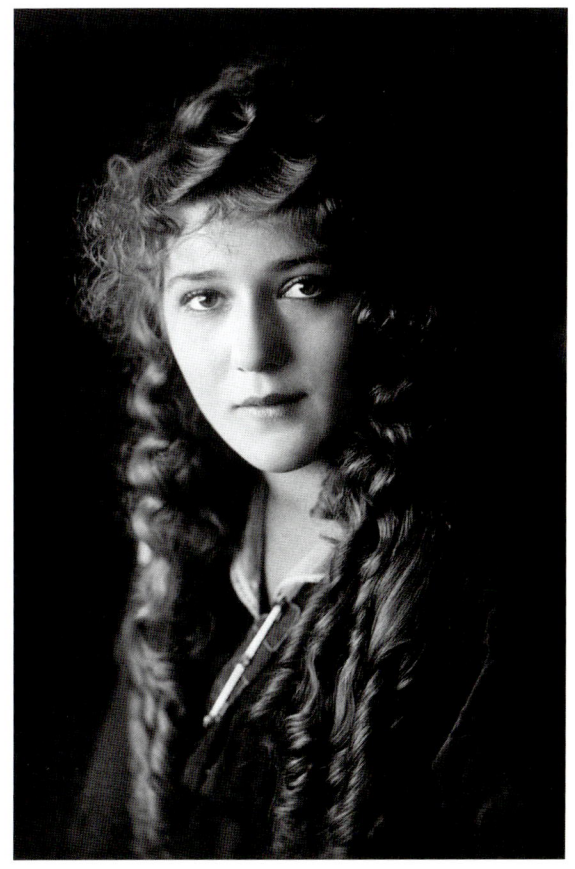

FIGURA 15
Mary Pickford entre 1910 e 1920.

No século XIX, o rosto em forma de coração, uma variação do triângulo invertido que expressa delicadeza e meiguice, era considerado o ideal para a mulher. No início do século XX, o rosto oval, com os olhos curvados levemente para baixo, queixo pequeno e delicado e a boca em forma de cupido, tinha se transformado no padrão de beleza. A mulher ainda era delicada, mas com mais energia e independência, conhecida como a *Gibson girl*, nos Estados Unidos e na Europa,

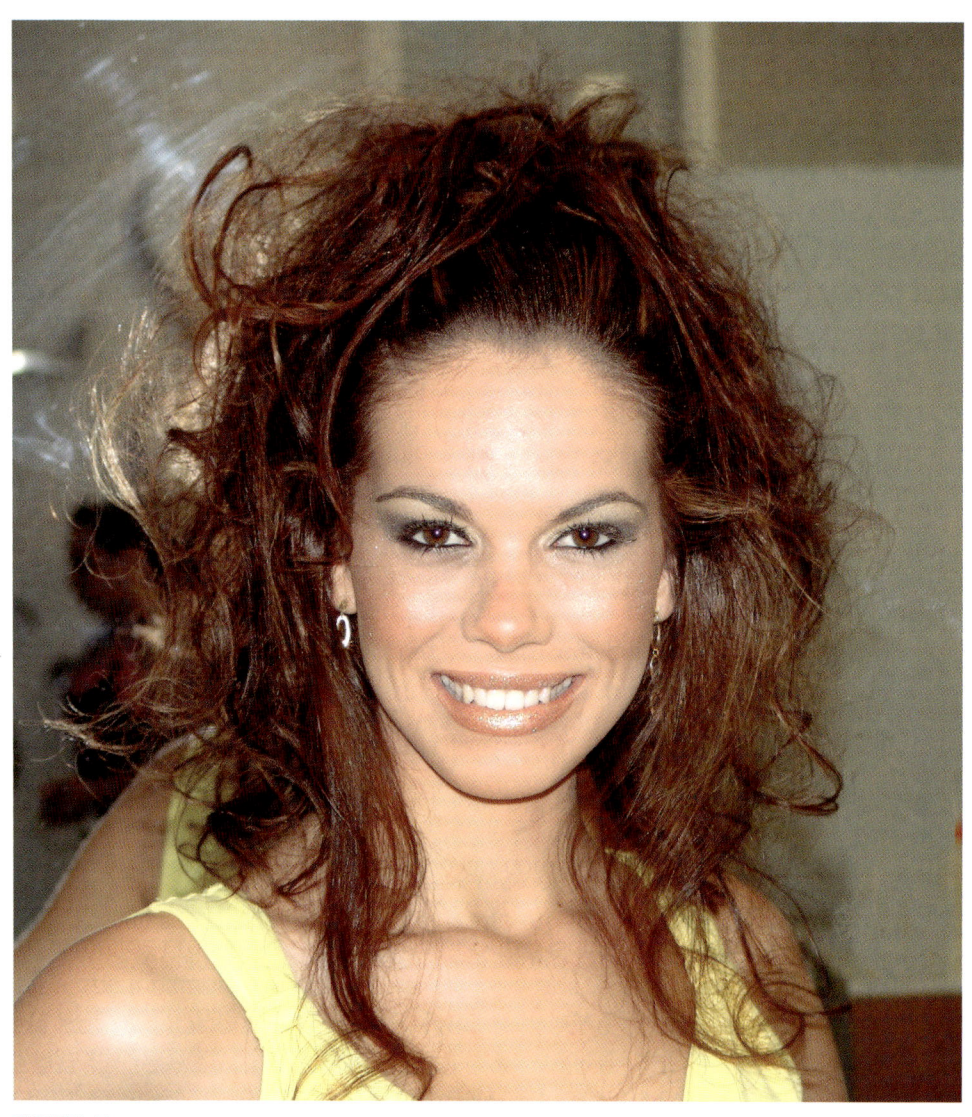

FIGURA 16
Samanta Pereira, modelo com rosto hexagonal.
(Cabelo e maquilagem: Will Rufino; Gê Beleza, Indaiatuba, SP).

por causa das ilustrações de mulheres criadas por Charles Dana Gibson.[14] A atriz Mary Pickford, a namoradinha da América, representava esse tipo.

Nos dias de hoje, a maioria das mulheres trabalha e muitas têm formação universitária. A mulher moderna deseja ser independente, dinâmica e forte, características tradicionalmente masculinas. Dessa maneira, a imagem ideal feminina também mudou para refletir essas novas atitudes. A maioria das modelos e atrizes atuais tem rostos hexagonais, feições com muitas angulações e o queixo forte.

A imagem pessoal segue as mesmas regras das outras imagens. Quando olhamos para uma pessoa, antes de vê-la como uma pessoa específica – que tem nome, profissão e uma história –, estamos reagindo emocionalmente às linhas, aos formatos, às luzes e às cores que a compõem. Pessoas com alta inteligência visual e sensibilidade farão uma leitura mais apurada do que outras, mas essa primeira impressão determina genericamente a identidade da pessoa, como e quem ela é. Somos capazes de opinar sobre as pessoas sem sequer trocar uma palavra com elas, ou só olhando para uma fotografia.

Qualquer mudança na imagem de uma pessoa vai alterar seu senso de identidade e a maneira como os outros a veem. Isso é claramente perceptível quando a mudança é radical, como numa transformação. Por isso é preciso ter muito cuidado e responsabilidade quando as mudanças são permanentes ou não poderão ser reversíveis a curto prazo – uma cirurgia plástica, uma bioplastia, uma micropigmentação definitiva ou o corte de cabelo muito curto, por exemplo.

A transformação deve promover o encontro entre a imagem interior e a imagem exterior, que resulta na pessoa exclamando "Isso sou eu!" ao se ver no espelho. Mudanças que trazem aparentes melhorias estéticas não são uma garantia de elevação da autoestima. Em alguns casos, a pessoa perde a noção de quem é, iniciando uma crise de identidade. Uma pessoa introvertida que, de repente, ganha uma aparência extrovertida, pode se sentir desprotegida e vulnerável. Construir uma imagem de força em alguém que não é forte pode tornar a pessoa agressiva. Diminuir o nariz proeminente de uma pessoa destemida e

---

[14] Charles Dana Gibson (1867-1944), ilustrador norte-americano.

extrovertida pode fazer com que não se reconheça mais. As linhas e os formatos na imagem pessoal afetam a maneira como a própria pessoa se comporta. Se o conjunto estiver em harmonia com a imagem interior que a pessoa tem de si e expressar suas qualidades e atributos positivos, proporcionará autoconfiança, equilíbrio e boa autoestima e provocará reações positivas nos outros, de acordo com as qualidades expressas: confiança, respeito, entusiasmo, calma, entre outras. Inversamente, uma imagem inadequada trará consequências negativas. Prejudica as relações interpessoais, diminui a autoestima, cria instabilidade emocional e pode inclusive provocar doenças.

É importante lembrar que a imagem deve ser autêntica e revelar as verdadeiras qualidades da pessoa. O ideal da mulher moderna, forte, dinâmica e extrovertida, desvalorizando outras qualidades, como a disciplina, a capacidade de reflexão e a gentileza (ou qualquer outro aspecto introvertido ou delicado), pode criar muitos problemas para quem nele não se enquadra, especialmente se a pessoa for jovem ou não estiver bem-resolvida. Nesses casos, ela se sente inferiorizada e depreciada, e sua autoestima será afetada. O problema é exacerbado pela grande quantidade de imagens publicitárias, muitas das quais usam modelos sensuais com esse perfil e imagens retocadas para eliminar imperfeições, como manchas de pele, rugas e sinais de celulite. Uma recente pesquisa, feita a pedido do fabricante dos produtos Dove com mais de 3 mil mulheres em dez países, revelou, entre outros resultados, que somente 2% delas se consideram bonitas e que 68% acham que a mídia explora um tipo de beleza irreal e inatingível. Outras pesquisas indicam que muitas mulheres sentem-se deprimidas quando leem revistas femininas com páginas recheadas de fotografias de mulheres "irreais".

Outro problema é que muitas das qualidades antigamente valorizadas, especialmente as essencialmente "femininas" – como a suavidade, a meiguice e a gentileza –, são associadas à inferioridade e submissão da mulher, condição essa combatida desde as *sufragettes* até as militantes do movimento feminista.[15] Essas qualidades também são percebidas como sinais de fraqueza em mui-

---

[15] Em 1903, na Inglaterra, a Women's Social and Political Union (Sindicato Social e Político de Mulheres) foi criado para lutar pelo sufrágio feminino, ou seja, o direito de voto das mulheres. Seus membros foram apelidados de *sufragettes*. Uma

tos ambientes de trabalho, que espelham um mundo altamente competitivo e agressivo. Felizmente, há sinais de que isso tende a mudar.

Também é importante lembrar que todo ganho envolve um preço. Um novo aspecto aparentemente positivo sempre exige aprender a lidar com essa característica. Por exemplo, é preciso aprender a controlar a força adquirida, que sempre vem acompanhada de agressividade e que pode estimular os outros a assumirem atitudes de confronto. A extroversão deixa a pessoa exposta e de certa forma vulnerável. Pessoas extrovertidas são sempre alvo de brincadeiras; se não souberem administrar bem essa qualidade, podem se tornar inconvenientes. Pessoas independentes não podem se dar ao luxo de se apoiarem em desculpas ou muletas emocionais. Isso significa que a pessoa precisa estar consciente e preparada emocionalmente para as exigências que a mudança exigirá dela – o preço que terá de pagar.

Infelizmente essas questões raramente são abordadas, e muitas pessoas querem expressar algo que não corresponde à sua personalidade, sem saber das consequências envolvidas. Ademais, não adianta uma pessoa essencialmente quieta e reflexiva querer parecer festiva, dinâmica e extrovertida, ou alguém que seja delicado e meigo querer expressar força. Isso é criar uma máscara que, por não ser convincente e não revelar a verdade, não é atraente.

Máscaras

Toda imagem pessoal é, de certa forma, uma máscara. A palavra maquilagem é derivada da palavra *masque*, máscara, em francês. Ao mesmo tempo que estabelece uma identidade, revelando atributos positivos, esconde parte da pessoa. Essa máscara pode ser positiva ou negativa.

---

vez conquistado o voto, a luta se transformou na obtenção de direitos iguais aos dos homens em todos os setores. Esse movimento ganhou força nos anos 1960 e foi chamado de *Women's Lib*, abreviação de *Women's Liberation Movement* (Movimento pela Liberação da Mulher).

É positiva quando serve como escudo ou proteção para a pessoa. Uma imagem que revela excessivamente a pessoa faz com que ela se sinta vulnerável. Todos têm forças e fraquezas e tentam realçar suas qualidades e minimizar suas limitações. Idealmente, tentam transformar as fraquezas em forças. Em inúmeras situações, tanto profissionais quanto pessoais, não é vantajoso demonstrar tudo o que se pensa ou se sente. Pior ainda é revelar fraquezas.

Expliquei no livro *Visagismo: harmonia e estética* como descobrir qual é o olho dominante, o olho com o qual uma pessoa focaliza sua visão. Em média, sete em cada dez pessoas têm o olho direito dominante. São o que chamo de destros de olho. Quando se olha uma outra pessoa de frente, nos olhos, a tendência natural é olhar diretamente para frente, sem cruzar o olhar. Portanto, pessoas que têm o olho esquerdo dominante, os canhotos de olho,[16] quando olham para alguém de frente, geralmente estão olhando diretamente no olho dominante do outro, olho no olho. Para a maioria, ou quando a outra pessoa também tem o olho esquerdo dominante, isso não acontece. Olham para o olho que não focaliza. Por isso, os canhotos de olho sentem-se mais vulneráveis do que a maioria. Sentem que estão sendo constantemente invadidos pelos outros, o que pode ser causa de timidez. Por outro lado, a outra pessoa também sente um olhar muito mais intenso e penetrante e, na realidade, também está se revelando.

Para sentir o que estou descrevendo, faça um pequeno teste. Descubra qual olho é seu olho dominante e qual é o de um colega. Depois, coloquem-se próximos, frente a frente, e olhem-se nos olhos, sem cruzar os olhos. Se ambos são destros, devem estar olhando para o olho esquerdo um do outro. Se ambos são canhotos, estarão olhando para o olho direito um do outro. Nesses casos, conte até três e imediatamente cruzem os olhares. Repentinamente, ambos estarão olhando para o olho dominante do outro e sentirão que o olhar é muito mais intenso e vivo. Sentirão que estarão olhando verdadeiramente um para o outro,

---

[16] Não há relação entre o olho dominante e a dominância do corpo. Uma pessoa pode ser canhota de olho e destra de mão ou pé, ou vice-versa. Diz-se que essas pessoas têm "comandos cruzados". Essa característica também indica a tendência da pessoa a ser ambidestra, desenvolvendo a habilidade de usar qualquer dos lados. O mais usual é a dominância se manifestar apenas de um lado.

olho no olho. No entanto, se um é destro e outro canhoto, ao se cruzar o olhar há uma sensação de que se perdeu o olhar do outro.

O lado do rosto do olho dominante revela com mais precisão as emoções da pessoa. O outro lado é uma "máscara". O que a pessoa expressa nela nem sempre representa o que sente verdadeiramente. É onde a pessoa representa, tentando agradar e administrar a rejeição. Observe que é o lado que mais se mexe, e que é mais expressivo justamente por isso. Todas as expressões de emoções aparecem primeiro no lado máscara, principalmente quando não são verdadeiras, como podemos observar na figura 17. Na psicologia se dá o nome de *anima* ao lado máscara, e de *animus* ao lado verdadeiro.

Portanto, o lado do olho dominante – o *animus* – tem menos marcas de expressão. Essa característica fica cada vez mais evidente com o avanço da idade. O olho é mais alto e um pouco mais aberto. É com ele que se ajusta a mira, por exemplo, no tiro ao alvo ou numa tacada de sinuca. Observe atentamente seu parceiro do exercício acima e confirme isso.

A máscara positiva é uma proteção. Não é falsa; somente minimiza fraquezas e revela pontos positivos e qualidades. Ajuda a pessoa a não se sentir vulnerável. A máscara negativa passa uma imagem falsa na sua totalidade. Esconde a personalidade e todos os aspectos, positivos e negativos, do indivíduo. Essa identidade falsa cria muitos problemas emocionais. A pessoa nunca se encontra no espelho, pois sua imagem é superficial, sem conteúdo; pode ser bonita e esteticamente agradável, mas nunca será bela. Para ser bela, é preciso que expresse algo que seja verdadeiro.

Em *Retrato do artista quando jovem*,[17] James Joyce discute a questão da beleza. Ele diz que "três coisas são necessárias para a beleza: integridade, harmonia e resplendor", e que a beleza surge quando algo verdadeiro, íntegro, é revelado com harmonia, dentro dos princípios da estética.

---

[17] "Three things are needed for beauty: wholeness, harmony and radiance." Cf. James Joyce, *Retrato do artista quando jovem*, cit.

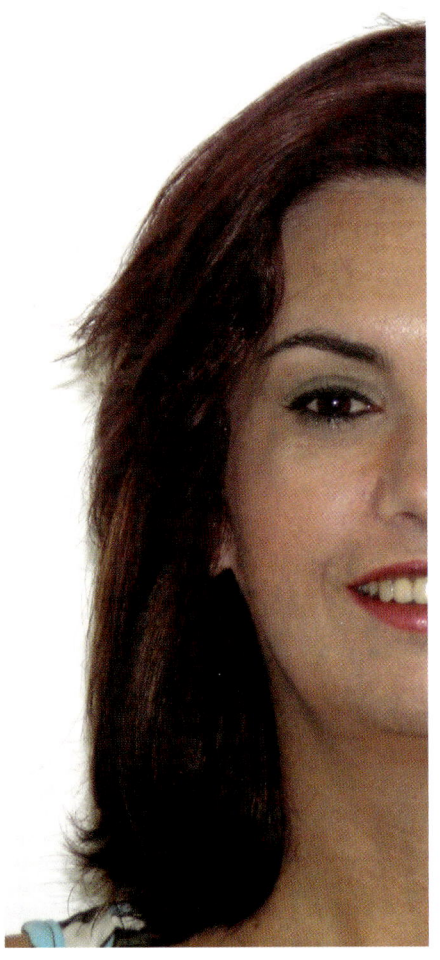

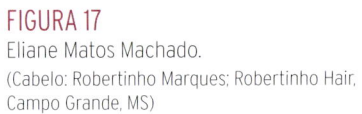

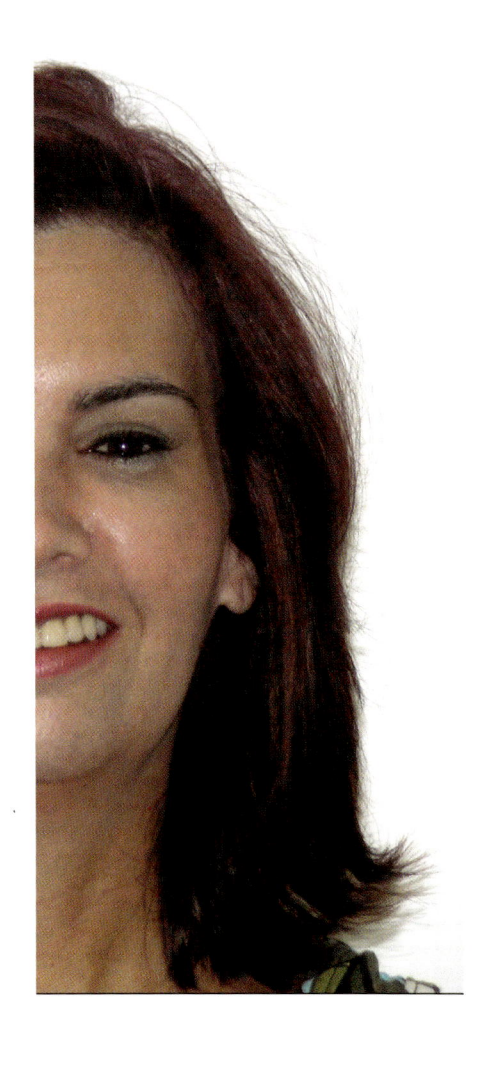

FIGURA 17
Eliane Matos Machado.
(Cabelo: Robertinho Marques; Robertinho Hair,
Campo Grande, MS)

FIGURA 18
Para descobrir seu olho dominante, segure as mãos entrelaçadas estendidas em frente aos olhos, mantendo uma pequena abertura entre os dedos. Olhe para um objeto, através da abertura, com os dois olhos abertos. Feche alternadamente um olho, depois outro. O objeto desaparecerá quando fechar o olho que normalmente usaria para mirar, e será visível somente com o olho dominante aberto.

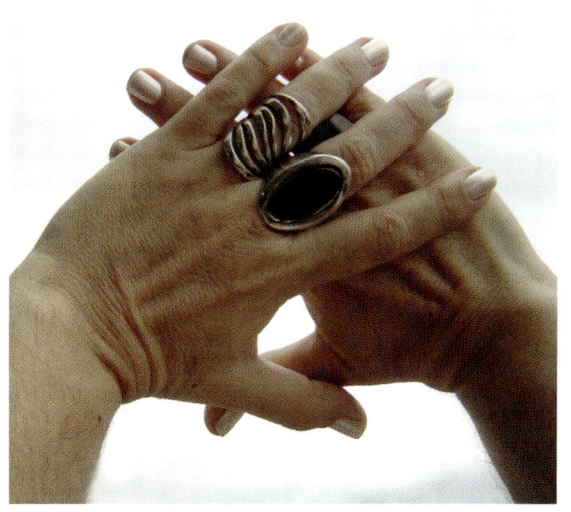

Mesmo que a imagem criada não corresponda ao ideal da mulher moderna, será apreciada se expressar qualidades autênticas, com harmonia e estética, porque estas representam valores perenes.

O significado das linhas e dos formatos

Há quatro tipos básicos de linhas, que estruturam os quatro formatos geométricos básicos.

Linhas verticais

As linhas verticais são linhas de força, controle e estrutura. São as linhas "masculinas", associadas à retidão, à liderança, à autoconfiança e àquilo que é claro, não ambíguo. Relacionam-se ainda com a intelectualidade e com o que é conservador. São linhas "frias", que não expressam emoções.

Linhas horizontais

As linhas horizontais são linhas imóveis, que expressam poder e segurança. São barreiras, que intimidam e negam. Também são linhas "frias" e "masculinas". Remetem à linha do horizonte e àquilo que é perene, imutável e estabelecido. Proporcionam uma sensação de conforto e segurança.

O quadrado

O retângulo e o quadrado são formados por linhas verticais e horizontais. Por isso, qualquer imagem, espaço ou objeto – inclusive os rostos, os cortes de cabelo e as vestimentas – com esse formato expressam força, poder, segurança, frieza e intelectualidade. Chamamos as pessoas conservadoras de "quadradas" porque o quadrado é um formato que cria a sensação de resistência a mudanças.

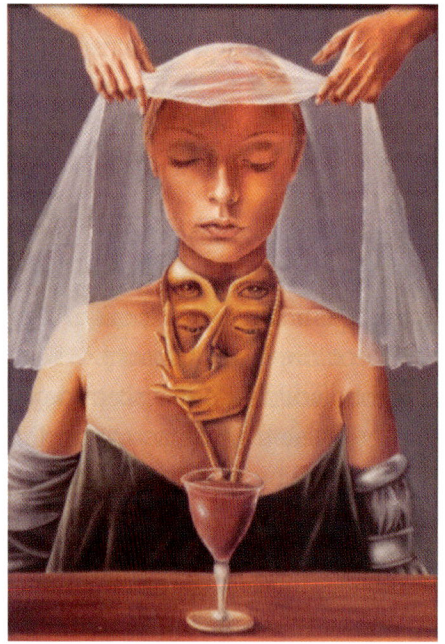

FIGURA 19
A estrutura deste quadro é um quadrado formado pelas linhas do véu e da mesa, o que cria uma sensação de imobilidade e quietude.
Disciplina (1975); 50 x 40 cm, óleo sobre tela.

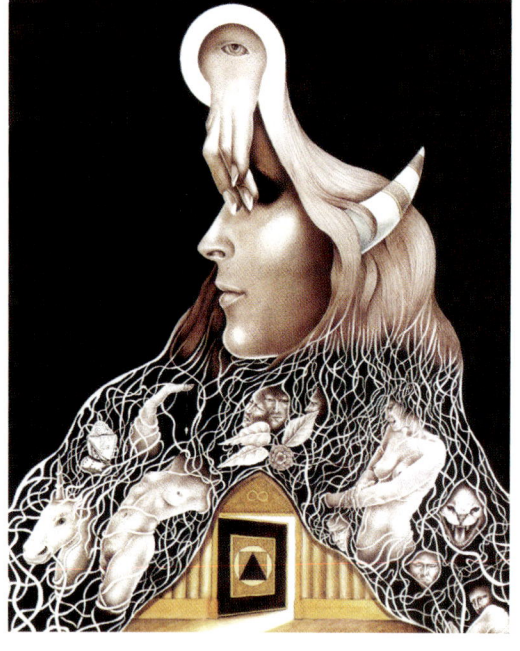

FIGURA 20
Este quadro tem uma estrutura triangular, que faz a imagem ter um impacto dinâmico.
Subconsciente 1 (1976); 70 x 50 cm, nanquim e bico de pena.

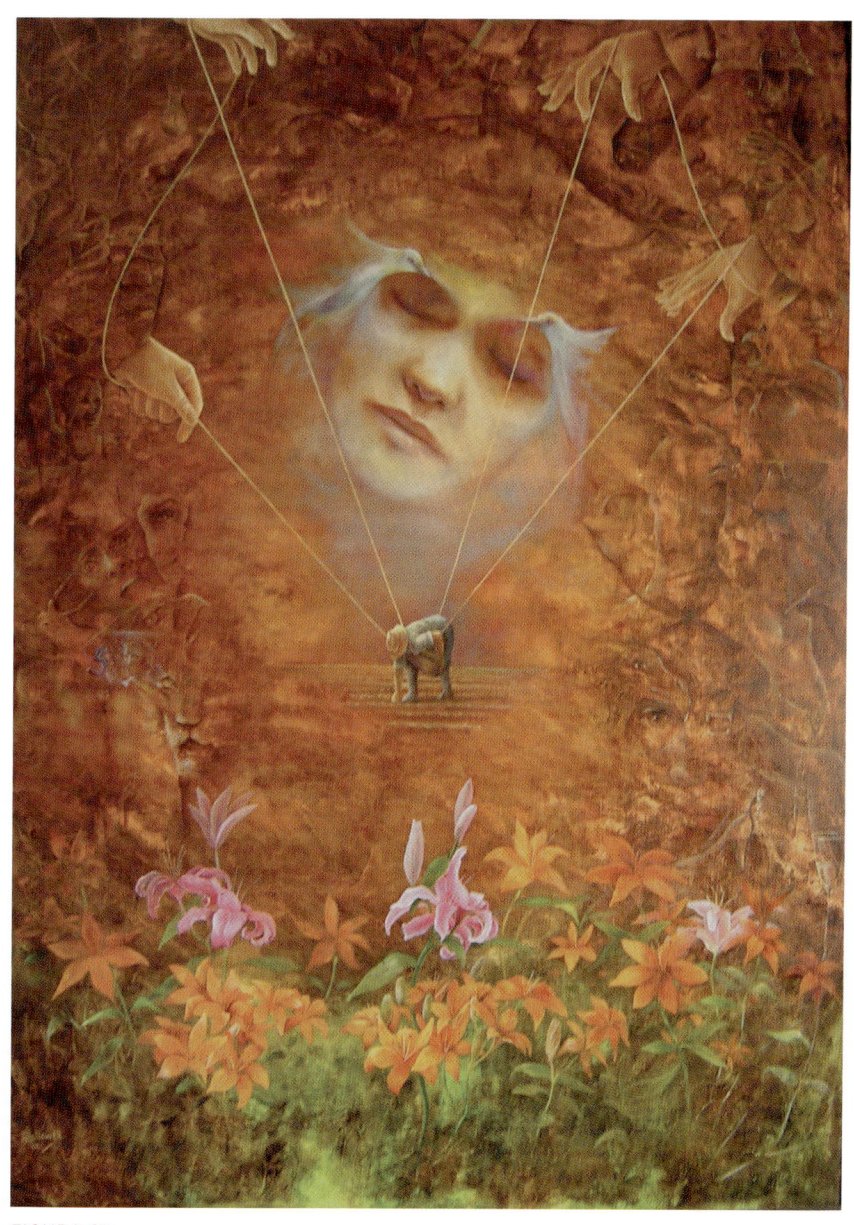

FIGURA 21
A estrutura principal deste quadro é circular, que faz o olhar do espectador girar constantemente, mas há estruturas secundárias. As linhas que seguram a figura do semeador criam um triângulo invertido instável e as figuras do fundo estão estruturadas sobre um labirinto conturbado e a linha horizontal central estabiliza.
Olhai os lírios do campo 1 (2001); 150 x 120 cm, óleo sobre tela e madeira.

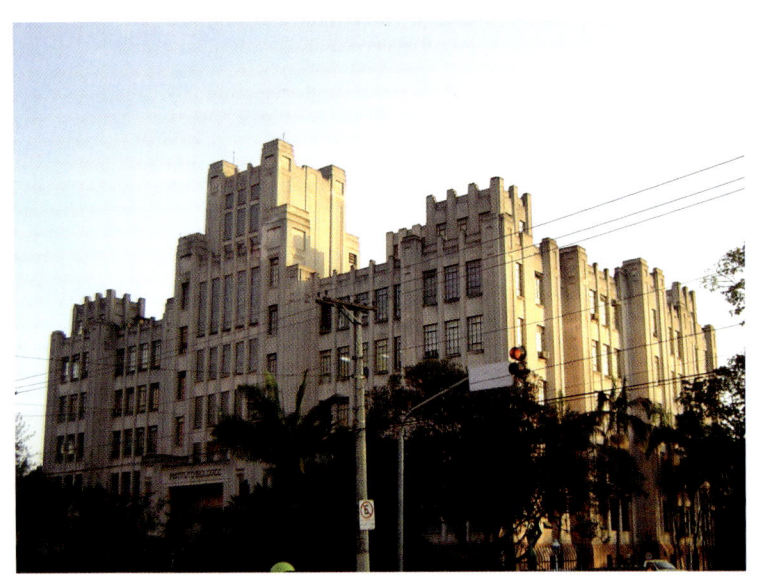

FIGURA 22
As linhas verticais e horizontais do prédio criam uma estrutura retangular, clássica, estável e fria. Instituto Biológico, São Paulo (2008).

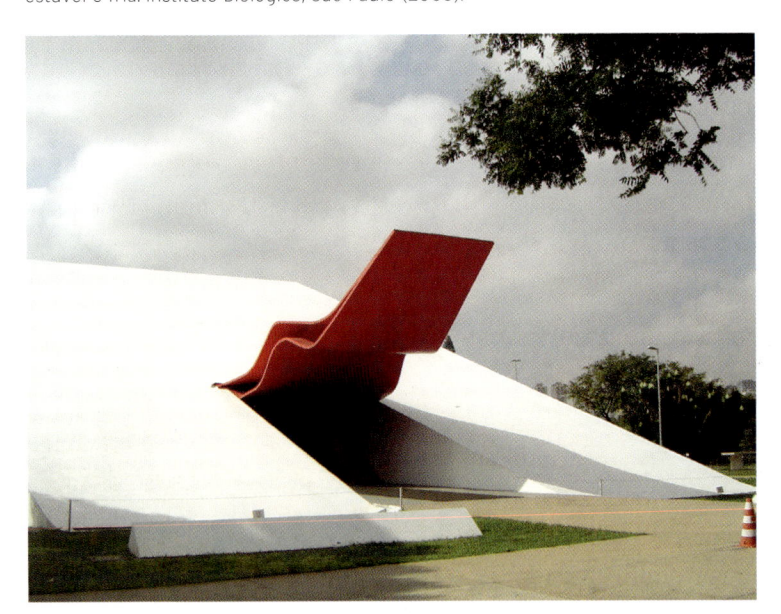

FIGURA 23
Um raro exemplo de um prédio estruturado sobre linhas inclinadas, que proporcionam dinamismo e arrojo. Auditório do Ibirapuera (1954), Oscar Niemeyer. Parque do Ibirapuera, São Paulo.

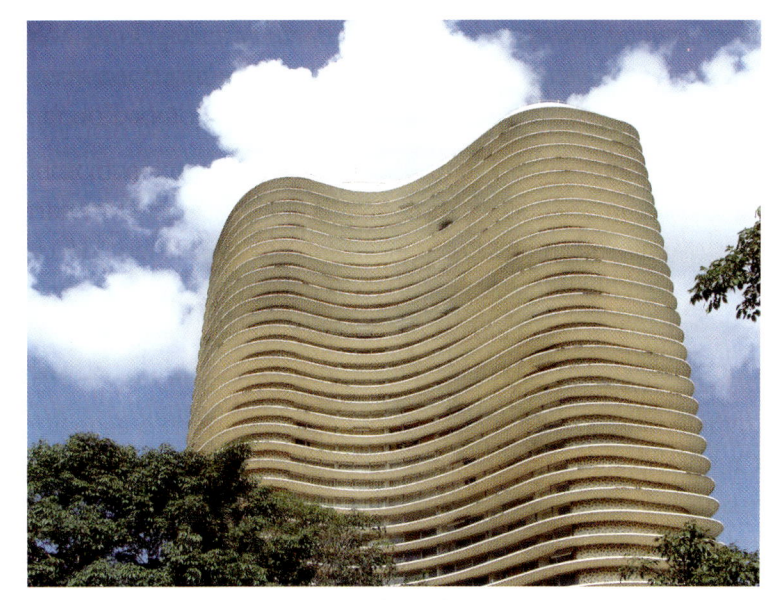

FIGURA 24
As linhas curvas deste edifício criam uma sensação de suavidade.
Edifício Niemeyer, Belo Horizonte.

O formato quadrado também é associado ao masculino. Proporciona confiança e sentido de liderança, autoridade, controle e organização, mas pode intimidar e provocar reações de adversidade. É o símbolo da Terra; o tabuleiro de xadrez, composto de 64 quadrados, simboliza o intelecto e o pensamento lógico e racional.

Linhas inclinadas

As linhas inclinadas são dinâmicas, dramáticas, criam movimento em uma única direção e são instáveis. Proporcionam uma sensação de insegurança e, quando em oposição, criam tensão, resistência e conflito. São linhas de impulsão, ligadas à sexualidade masculina e à agressão, especialmente quando dirigidas para a frente, que é a posição de ataque. Linhas inclinadas, direcionadas em várias direções, criam uma imagem explosiva ou agitada. Elas são usadas para direcionar o olhar do espectador. Quando direcionadas para cima, criam uma sensação de leveza. Se, ao contrário, forem direcionadas para baixo, criam peso visual. Direcionadas para fora, a impressão é de extroversão; para dentro, de introversão. Para a frente, expressam agressão; para trás, medo e insegurança. Essas linhas formam os símbolos do ar e do fogo.

O triângulo

Todo triângulo contém ângulos formados por linhas inclinadas. A base horizontal proporciona estabilidade, enquanto os outros lados proporcionam dinamismo. Essa característica cria um impacto imediato na tela, e o resultado é dramático. As linhas inclinadas dirigem o olhar para cima, em direção ao ápice. O triângulo é um símbolo de Deus. Mas quando o cabelo tem esse formato, as linhas laterais se direcionam para baixo, criando um imagem pesada e imóvel,

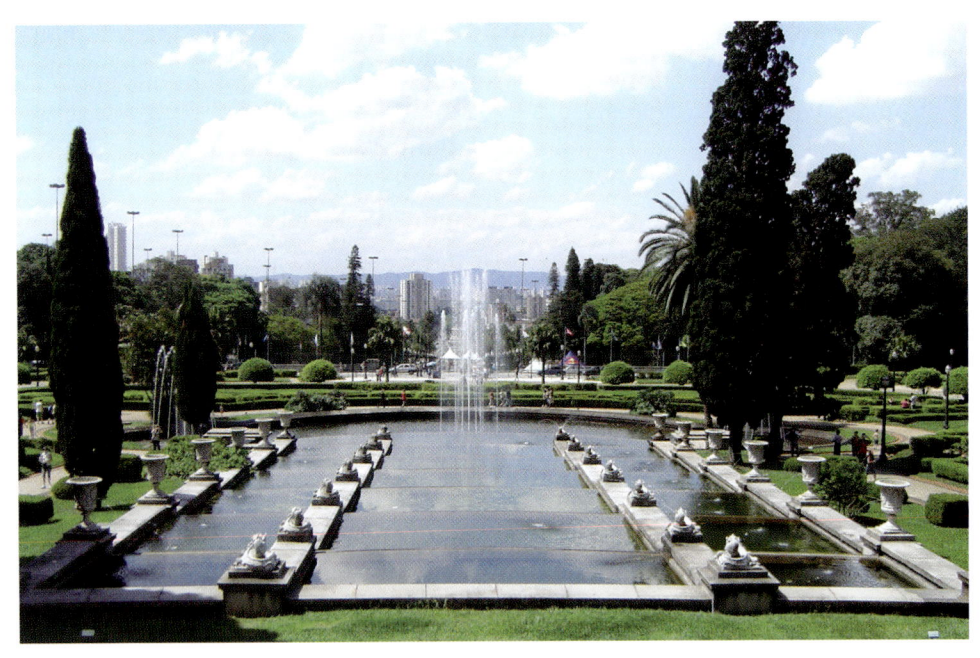

FIGURA 25
As linhas retas deste jardim criam uma estrutura clássica, sóbria e elegante.
Jardins do Museu do Ipiranga, São Paulo.

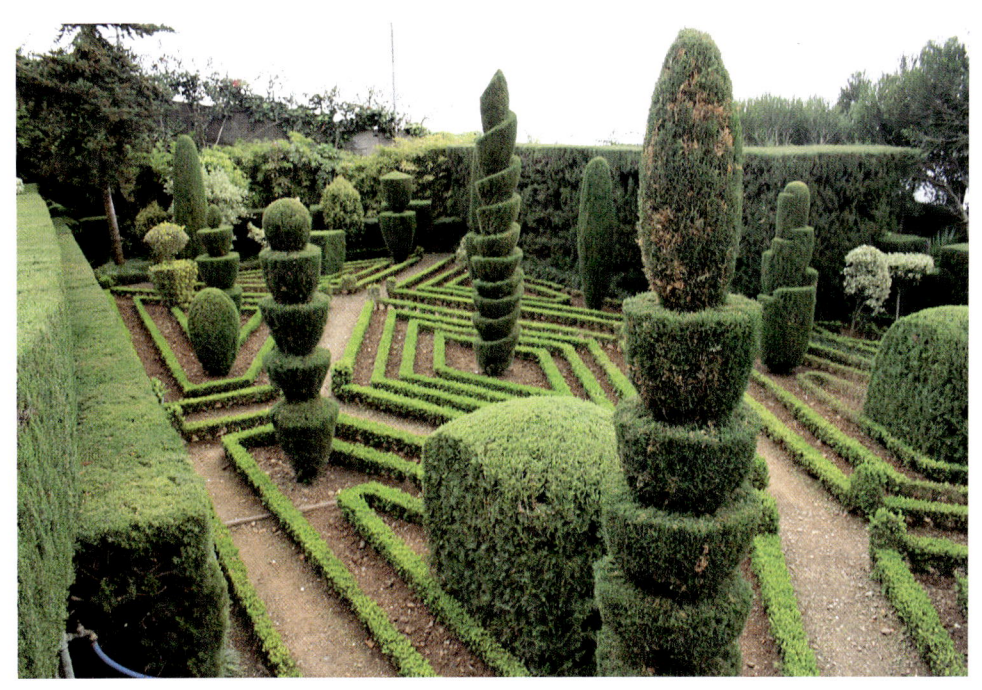

FIGURA 26
A estrutura triangular deste jardim cria uma sensação de dinamismo. Jardim Botânico de Funchal, Ilha da Madeira (2008).

associada à submissão e à aceitação passiva, o que pode provocar um estado depressivo.[18]

O triângulo invertido é o símbolo do perigo. É uma imagem extremamente instável e dá uma sensação de insegurança e de falta de confiança, especialmente na imagem pessoal. No entanto, a linha inclinada da nuca para cima expressa energia e leveza.

---

[18] Todo elemento localizado no terço inferior da face, ou abaixo do lóbulo da orelha, tem uma ação visual para baixo e cria uma sensação de peso. A maior parte do cabelo com esse formato se encontra entre a orelha e os ombros.

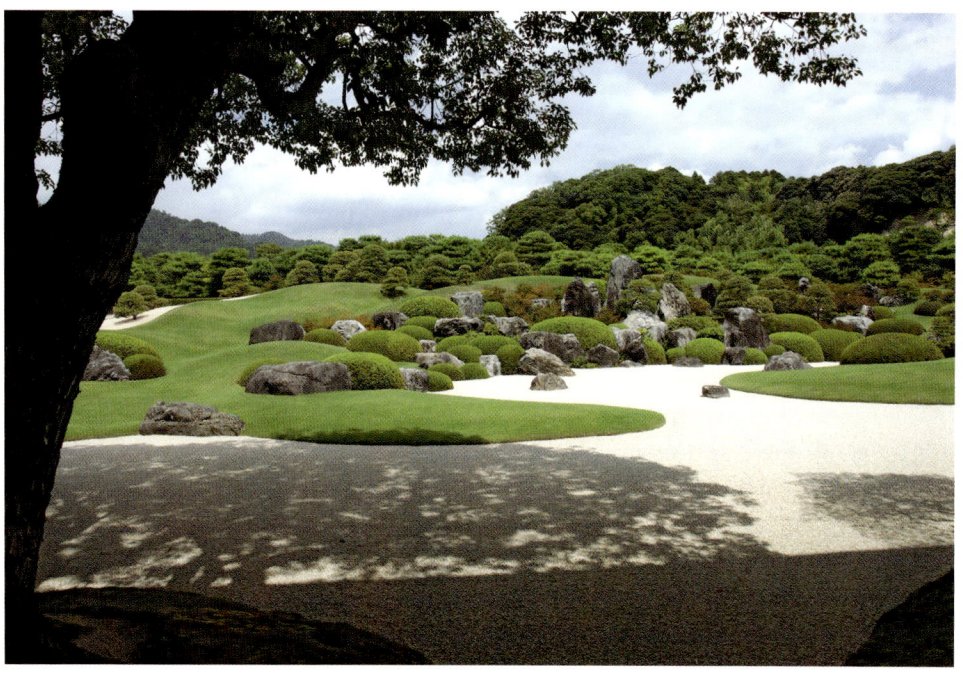

FIGURA 27
Este jardim expressa suavidade e bem-estar por causa das linhas curvas suaves e envolventes da sua estrutura. Jardim do Museu de Arte de Adachi, Shimane, Japão (2006).

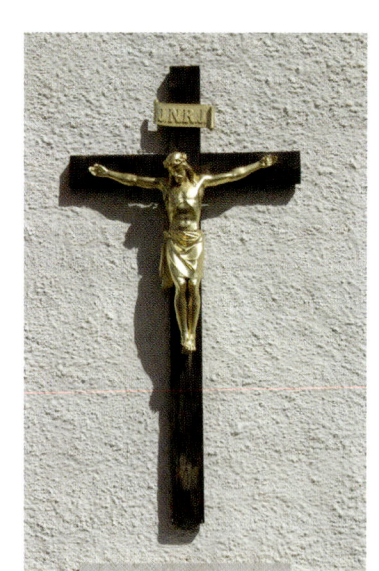

FIGURA 28
A estrutura do crucifixo é formada por uma linha vertical em equilíbrio com outra horizontal, o equilíbrio entre duas linhas antagônicas de força e poder.
Nino Barbieri: *Crucifixo dourado* (2006).

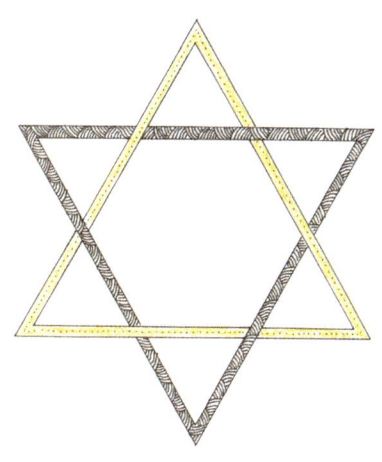

FIGURA 29
Na estrela de Davi há o equilíbrio entre duas formas dinâmicas antagônicas, o triângulo invertido, apontando para baixo, sobreposto ao triângulo, apontando para cima.
Estrela de davi (2009).

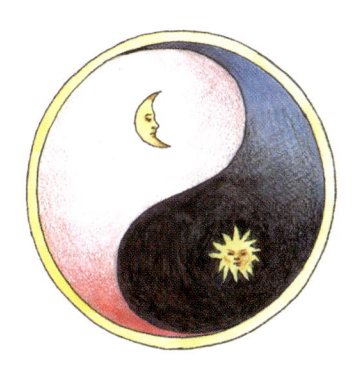

FIGURA 30
Na estrutura do Taijitu, o equilíbrio é entre linhas curvas suaves, que se movimentam em direções opostas, mas que se harmonizam.
Taijitu (2009).

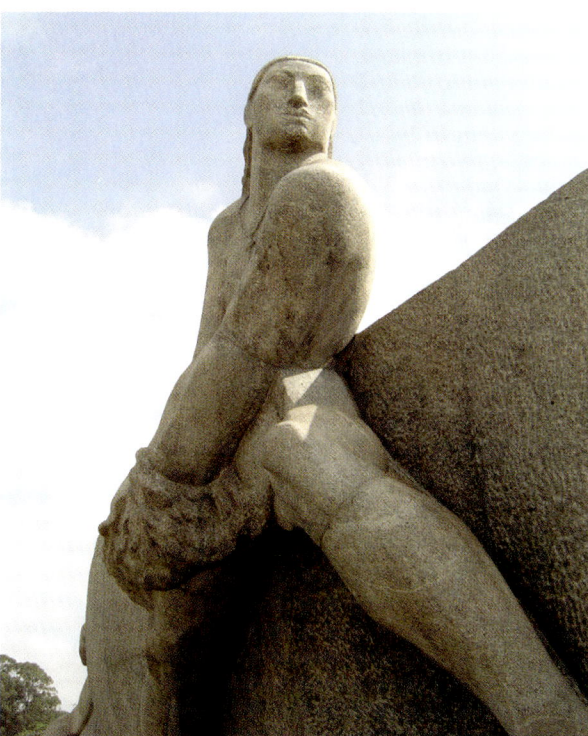

FIGURA 31
O rosto retangular do bandeirante expressa força e determinação, mas sua postura, triangular, expressa ação e dinamismo.
Victor Brecheret (1894-1955), *Monumento às Bandeiras* (1953), detalhe de bandeirante.
Parque do Ibirapuera, São Paulo.

Linhas curvas

As linhas curvas são de vários tipos, mas todas são "quentes", ou seja, emotivas. Há as curvas onduladas, os arcos, as curvas fechadas, as entranhadas e as curvas interrompidas. Quando longas e onduladas, proporcionam paz, calma, sensualidade, romantismo e lirismo. São linhas que envolvem e abraçam, essencialmente "femininas". Os arcos criam uma sensação de elegância. As curvas fechadas são ligadas às emoções conturbadas, especialmente quando entranhadas, mas se estiverem entrelaçadas são lúdicas e infantis. As interrompidas também são lúdicas, e tendem ao festivo.

O círculo

Os formatos geométricos criados pelas linhas curvas são o círculo e a lemniscata, que tem o labirinto como variação. O círculo é estável, mas em constante movimento. É o símbolo do Sol. Gira em volta de um ponto fixo e proporciona a sensação de moto-contínuo, o movimento eterno que se autoalimenta. A cobra que engole seu próprio rabo, formando um círculo, é o símbolo da eternidade.

A lemniscata

A lemniscata, símbolo do infinito, é instável, lírica, sensual e romântica. O símbolo do ying-yang, que significa harmonia, é formado por metade de uma lemniscata, contida num círculo. O labirinto, no entanto, expressa maior conturbação e é usado para simbolizar os processos mentais, o pensamento, além da agonia e do sofrimento.

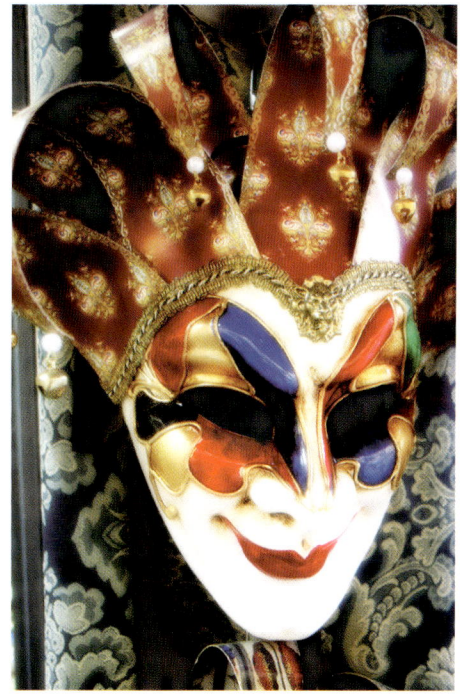

FIGURA 32
Essa máscara tem uma estrutura triangular invertida, que expressa instabilidade e perigo. *Máscara de carnaval em Veneza.*

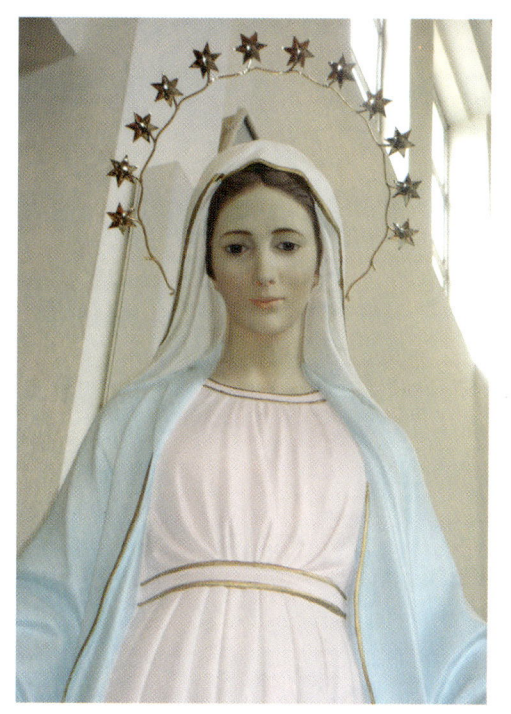

FIGURA 33
O rosto oval da Madonna expressa suavidade e ternura. *Virgem Maria "Gospa",* Tihajlin, Melugorje, Bósnia-Herzegovina.

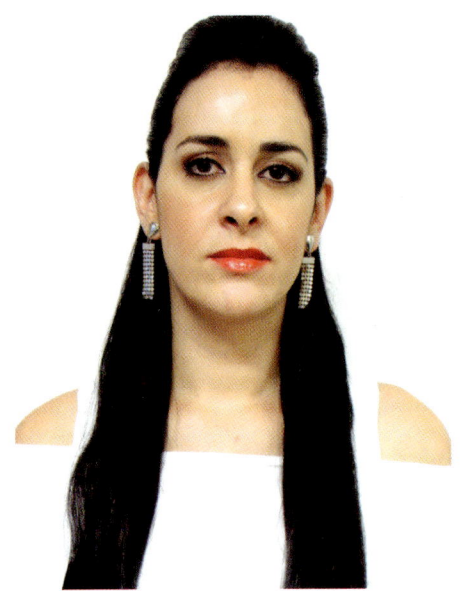

FIGURA 34
Cabelo com penteado formado por linhas retas expressa controle e frieza.
Ana Elisa de Lima e Souza (cabelo: Ligia Lima; maquilagem: Heloisa Lima, Studio Liz, Barbacena, MG).

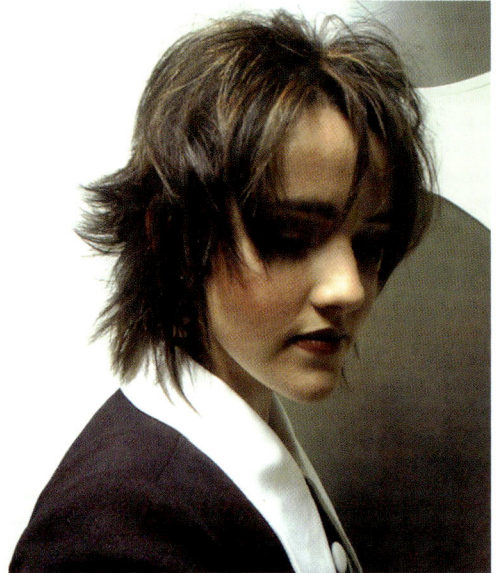

FIGURA 35
Cabelo com penteado formado por linhas inclinadas expressa dinamismo, alegria e leveza.
Aline de Oliveira Gonçalves Dutra (cabelo: Ligia Lima; maquilagem: Heloisa Lima, Studio Liz, Barbacena, MG).

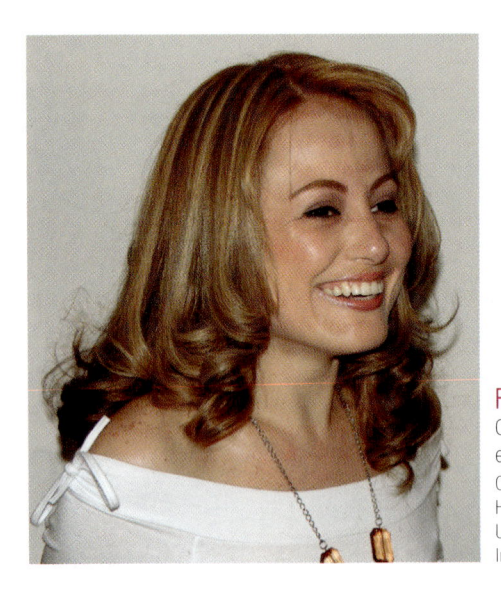

FIGURA 36
Cabelo com penteado formado por linhas curvas expressa sensualidade.
Cíntia Pezzuol (cabelo: André Orbolatto, Mazé Studio Hair, Presidente Prudente, SP; Hélia Lúcia Borges, Centro Universitário do Triângulo (Unitri), Uberlândia, MG; maquilagem: Inez Machado Dias, Inez Cabeleireira, Iturama, MG).

Todos reagimos às linhas e aos formatos de uma imagem de maneira parecida. Compreendemos emocionalmente o significado daquilo que vemos, porque é algo inerente a todos. É uma linguagem visual básica e comum a todos, que não precisa ser ensinada. Permite transmitir uma mensagem numa propaganda, expressar um conceito num quadro ou criar sensações determinadas num ambiente. Mas são poucas as pessoas que estudaram formalmente linguagem visual e que, consequentemente, sabem fazer uma leitura racional de uma imagem, explicando o que está sendo expresso e por quê. É preciso conhecer o significado das linhas e dos formatos geométricos tanto para poder analisar uma imagem quanto para transmitir corretamente uma intenção. A relação de luz e sombra e o uso da cor são dois dos principais elementos usados, em harmonia com as linhas e formatos, para a criação de um conceito visual. A maioria dos criadores visuais – artistas, arquitetos, designers, modistas, maquiladores e cabeleireiros – depende, unicamente, da sua intuição e da sua inteligência visual, arriscando e limitando sua criatividade. Por isso mesmo, muitos acabam repetindo fórmulas, para não correr o risco de errar.

Sabendo do grande poder da imagem sobre o estado emocional e psíquico da pessoa, e o modo como ela afeta seu comportamento e seus relacionamentos, o profissional de beleza percebe que seu trabalho é de grande responsabilidade. Quando falo de profissional de beleza, incluo, além de cabeleireiros e maquiladores, esteticistas, dentistas, cirurgiões plásticos e médicos esteticistas. Cortar o cabelo, maquilar ou realizar uma bioplastia não é somente uma simples questão de dominar as técnicas de seu ofício e ter sensibilidade estética. Quando se pensa somente na estética, trabalha-se com a arte impura, opaca, que nada revela e que não tem conteúdo. Um dos maiores desafios, quando se começa a trabalhar com o conceito de visagismo, é não olhar os aspectos estéticos em primeiro lugar, mas sim a pessoa por trás do rosto. O que pode ser esteticamente agradável talvez não faça bem a ela. Lembre-se sempre disso. Concentre-se em descobrir o que cada pessoa deseja expressar de si mesma, por meio de sua imagem, e, depois, pense em como criar uma imagem bonita. Este é o caminho para estilizar verdadeiramente a imagem de uma pessoa. Você estará criando a arte pura, a beleza.

Esse conhecimento também muda a concepção que uma pessoa tem da própria imagem. Ela percebe que cuidar de sua imagem é de grande importância e significa mais do que vaidade. Quando ela começa a pensar sobre a relação da sua imagem com seu senso de identidade, seu bem-estar, sua autoestima, seus relacionamentos e sua saúde, conscientiza-se da necessidade de investir nela e da importância da assessoria de um profissional capacitado e consciencioso. Na realidade, tal consciência só acontece depois que ela passa por um processo de visagismo bem-sucedido e percebe que o visagista é muito mais do que um simples prestador de serviços – é cúmplice na tarefa contínua de construir sua identidade.

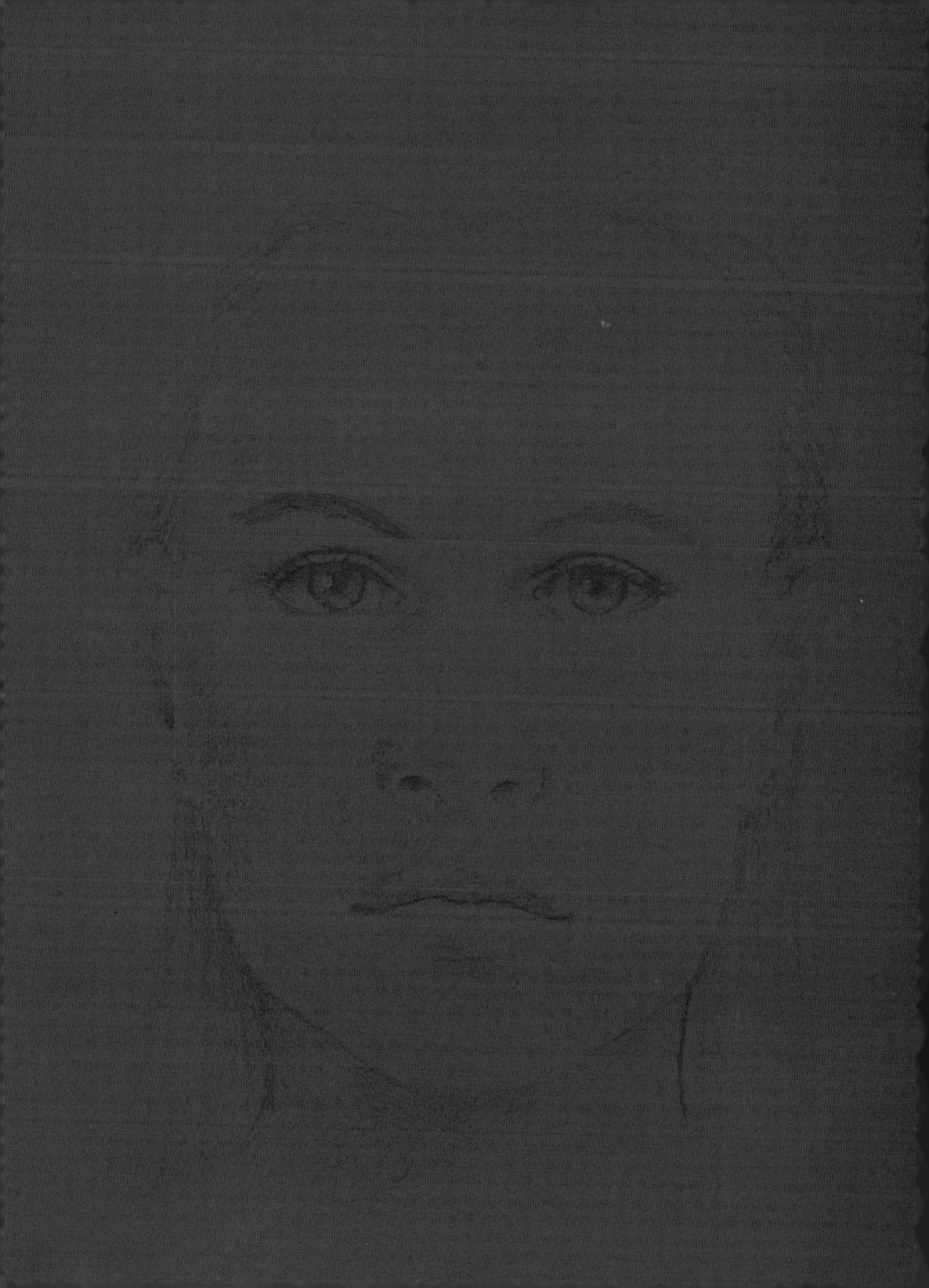

A consultoria

> O corte de cabelos significa estilo, e essa sensibilidade pelo estilo deve vir de dentro.
>
> Vidal Sassoon

O trabalho do visagismo se inicia com a consultoria prestada ao cliente. Isso envolve, em primeiro lugar, a análise das características físicas da pessoa e do seu comportamento, seguida da análise da sua personalidade. A consultoria ainda inclui conhecer seu estilo de vida, suas exigências profissionais, suas necessidades particulares, seus desejos e preferências. O objetivo é conhecer o cliente e descobrir o que deseja expressar, para poder criar um estilo que reflita sua realidade interior.

Observa-se, inicialmente, a constituição física do cliente, seu porte, seu andar, seus gestos, o modo de se sentar, falar, o formato de seu rosto, feições e proporções faciais, a lateralidade do rosto e a cor da pele. Com a prática, grande parte dessa análise é feita em poucos minutos. A pessoa nem precisa saber que está sendo analisada; na maioria dos casos, é preferível que não saiba, para que esteja à vontade e se comporte naturalmente.

Portanto, observe a pessoa e converse. Explique que deseja criar uma imagem personalizada e, então, pergunte: "O que você deseja expressar por meio de sua imagem?". Não diga que vai fazer um trabalho de visagismo, pois se ela não souber do que se trata poderá ficar com medo – medo de uma nova técnica que usa químicas, medo de um procedimento esotérico ou de algo ligado a uma religião ou filosofia contrária à sua, entre outros motivos – e desistir das mudanças. Agindo assim, você também evitará a necessidade de explicar rapidamente o conceito de visagismo, tarefa nada fácil!

Para analisar o formato de rosto e as feições, é melhor puxar o cabelo para trás. Isso também lhe proporcionará um contato físico com a pessoa e permitirá sentir a textura do seu cabelo, e a sua condição. Faça com que a pessoa fale bastante, para poder ouvi-la e observar que lado do rosto é mais expressivo.

A análise da cor da pele geralmente requer o uso do teste, mesmo quando se tem muita prática (veja em "A análise da cor da pele"). Piso ou paredes coloridos refletirão as cores, alterando a percepção real do tom da pele; por isso, é preferível trabalhar num ambiente basicamente branco. Também é preciso que a iluminação seja neutra. O ambiente deve ser iluminado por luz natural ou iluminação artificial com bom índice de reprodução de cores (IRC) e temperatura neutra. Para uma explicação mais completa sobre luz, veja a página 188.

O segundo passo é analisar a personalidade básica (ou temperamento) da pessoa e como ela se comporta. Veremos nos próximos capítulos como o conhecimento da linguagem visual e a observação das características físicas nos permitem chegar a conclusões nesse quesito. Essa análise ajuda a pessoa a pensar sobre si mesma e a refletir sobre o que deseja expressar, mas não deve ser utilizada para avaliações psicológicas, exceto por profissionais credenciados em psicologia. É somente uma ferramenta que ajuda a conscientizar as pessoas sobre o que seu rosto e sua imagem como um todo expressam. Com um pouco de prática, essa rotina pode ser aplicada muito rapidamente.

O terceiro passo é conhecer a pessoa: seu estilo de vida, sua profissão, suas necessidades e vontades, preferências, desejos e seu momento. É preciso também saber se ela está se preparando para alguma ocasião especial. Isso demanda ouvir a pessoa. Tente não pensar em nenhuma solução visual para seu cliente antes de saber do que ele precisa.

Esse ponto requer sensibilidade de sua parte, para saber o limite do seu trabalho. Muitas pessoas não aceitarão uma análise e consultoria muito profundas, pois o processo revela seu interior a si mesmas e ao visagista, em quem precisam ter confiança. Além disso, há clientes que simplesmente estão buscando um momento de relaxamento e só querem que alguém lave seus cabelos ou os penteie.

Desmond Morris, no seu livro *O macaco nu*,[19] nota que o ser humano perdeu, quase por completo, um costume que todos os outros primatas conservam: o de cuidar e limpar os pelos uns dos outros. Nenhum homem pode tocar nos cabelos de uma mulher sem que haja nesse gesto uma conotação sexual, exceto o cabeleireiro. O cabeleireiro assumiu essa função e preenche, assim, uma necessidade primordial. Isso também explica por que nos sentimos tão bem quando tratam nosso cabelo, e por que sentimos prazer em passar a mão no pelo de um cachorro ou de algum outro animal.

Nesses casos de preponderante necessidade de relaxamento, a consultoria é desaconselhável, porque revela o cliente por detrás da máscara que ele usa para se esconder, para dissimular ou para impressionar. Apesar disso, nunca encontrei ninguém que não se interessasse em conhecer seu formato de rosto, tom de pele e olho dominante, e que tipos de cortes e quais cores combinam com essas características.

A maioria dos clientes também se interessa em saber o que seu rosto e sua imagem revelam ou expressam, mas isso pode assustar alguns deles. Perceber que suas máscaras não são tão eficientes pode ser muito chocante e deixá-los muito fragilizados.

Imagine uma pessoa, mulher ou homem, muito vaidosa, que se apoiou na sua imagem física a vida inteira. Ela é fisicamente atraente e está acostumada a ser admirada por isso, mas também é superficial, materialista e sem objetivos claros na vida. Quando a superfície é arranhada, encontra-se um vazio por baixo. Esse tipo de pessoa geralmente é escrava da moda e presa à imagem. Talvez nem consiga perceber que a imagem vai além do "bonito" ou "feio" e que expressa algo. Uma consultoria mais profunda revelará esse vazio interior e poderá desestruturá-la completamente – o que certamente não lhe fará bem.

---

[19] Desmond Morris, *O macaco nu* (15ª ed. Rio de Janeiro: Record, 2004).

Nesse caso, o visagista precisa limitar a consulta aos aspectos estéticos. Se a pessoa é ainda jovem, o profissional poderá mencionar o que as soluções sugeridas expressam e talvez, ao longo do tempo, o cliente comece a pensar nessas questões naturalmente, e por si só.

Quando uma pessoa desse tipo tem mais idade, o cuidado precisa ser redobrado. Uma pessoa que supervaloriza sua imagem física inevitavelmente entra em crise de identidade quando começa a envelhecer. Esse processo pode começar bem cedo, por exemplo quando se aproxima dos 30 anos de idade. Ela tende a se agarrar à imagem da juventude, tentando prolongá-la o máximo possível, porque sente que está perdendo o que lhe proporcionava um certo valor. Ela pode entrar em depressão ou enfrentar outros problemas de ordem emocional. Não é da alçada do visagista tentar resolver essas questões.

É importante, também, levar em conta o poder das imagens veiculadas pela mídia. São pouquíssimas as mulheres que veem em si alguma semelhança com os padrões de beleza exibidos nas páginas de revistas, na televisão, no cinema e na propaganda. Mas elas esquecem que esses padrões foram alcançados por meio de imagens altamente produzidas, e que também contêm símbolos arquetípicos agindo subliminarmente.[20]

Veja como isso funciona. Abra uma revista, cujo público leitor é jovem e feminino, e observe uma fotografia que expressa sensualidade. Provavelmente a composição foi construída sobre linhas curvas onduladas e a luz é quente e contém muitas sombras. Isso sugere envolvimento, sensualidade e prazer. Agora, observe a modelo. É quase certo que ela está numa posição retorcida, ondulada; seu cabelo é ondulado e longo, o batom vermelho, acentuando o tamanho dos lábios, e os olhos estão maquilados com muita sombra. Todos os elementos visuais na imagem apelam a alguns dos principais desejos do ser humano: o de relacionamento, de sexo e de amor. Será natural associar tudo isso à modelo e,

---

[20] Uma mensagem subliminar age sem que a pessoa tenha consciência do seu efeito. Todo símbolo arquetípico funciona dessa maneira. Como toda imagem contém símbolos arquetípicos na estrutura da sua composição, podemos dizer que toda imagem contém uma mensagem subliminar, intencional ou não. As mensagens subliminares intencionais, a inserção de algo que é percebido sem ser registrado conscientemente, como a imagem de um produto inserida num *frame* ou fotograma de um filme, foram proibidas. Em cada segundo de um filme, há 32 *frames*.

como consequência, a mulher "comum" achará que precisa ser parecida com ela para ser feliz. Os homens serão induzidos a associar o amor, o relacionamento e o sexo a esse tipo de mulher. O processo é subliminar, imediato; dá-se no instante em que se olha para a imagem, mesmo que se esteja somente folheando a revista. Age sobre a emoção. O raciocínio lógico somente é envolvido posteriormente, quando se analisa a imagem como acabamos de fazer, mas, mesmo assim, a sensação inicial persiste.

O mesmo processo se aplica aos homens. A maioria não consegue se ver nos padrões veiculados nas fotografias de propagandas, em revistas e nas imagens de modelos e atores considerados bonitos. Isso afeta negativamente sua autoestima e, como resultado, eles não valorizam as próprias qualidades. Aliás, às vezes nem reconhecem que têm qualidades.

É natural que tanto mulheres como homens fiquem confusos sobre o que desejam expressar e o que gostariam de aparentar. O primeiro impulso será, geralmente, querer adotar a imagem de alguma personalidade, mas é importante não se influenciar por isso.

A menção a alguém famoso ou uma fotografia como referência é uma ótima oportunidade para perguntar ao cliente o que essas imagens expressam para ele e o que ele admira nessa pessoa. Pode-se, assim, conhecer muito sobre o cliente.

Na realidade, todos nós somos afetados por esse fenômeno, que é extensivo a qualquer qualidade – dinamismo, seriedade, poder, independência, liberdade, ou romantismo – que se deseja expressar por meio de imagens. Isso explica por que as imagens são tão poderosas e usadas há milênios para invocar desde poderes ocultos e mágicos (como se fazia em culturas primitivas), até para passar dogmas religiosos ou influenciar o pensamento e comportamento de sociedades. As imagens, na arte, são usadas sem fins perversos, mas muitas vezes acabam sendo manipuladas para alguém chegar ao poder ou enriquecer.

Quanto mais a pessoa estiver em contato com imagens comerciais, que, obviamente, são criadas para influenciar os hábitos de compra, maior será sua suscetibilidade aos padrões que elas querem promover. Quem assiste muito à televisão – que é o meio que mais contém imagens comerciais, tanto nas propagandas como nos próprios programas –, como a maioria dos adolescentes, será extremamente influenciado. Jerry Mander explicou a transformação da televisão em um instrumento para o consumo e analisou a natureza desse meio no seu livro *Four Arguments for the Elimination of Television* (Quatro argumentos para a eliminação da televisão), infelizmente disponível somente em inglês.[21]

O autor demonstrou que as imagens exibidas na televisão são somente interpretações da realidade, mas que são confundidas com o que é verdadeiramente real. Desse modo, confundem nossa percepção da realidade. Ele explicou como a televisão impõe padrões, levando as pessoas a pensar que tudo – produtos, comportamentos e conceitos – tem de seguir algum modelo, algo que desestimula o pensamento crítico e criativo. E mostrou que a televisão transforma tudo num produto para ser usado e descartado pelo ser humano, sendo ele mesmo um produto. Finalmente, Mander analisou a dinâmica visual das imagens dos comerciais e dos programas de televisão. Mostrou que os comerciais são visualmente muito mais interessantes porque contêm mais estímulos visuais do que os próprios programas. Isso quer dizer que a televisão não existe por causa dos seus programas, mas por causa dos comerciais; que ela não é verdadeiramente um meio de entretenimento, mas o canal de comercialização de produtos, serviços e conceitos.

Sua análise demonstra que a imagem da tela varia, em média, a cada dez segundos, usando-se diversos recursos: a mudança de cena ou, dentro da mesma cena, a troca de câmera, a aproximação ou o afastamento da câmera, o uso do *traveling* (deslocamento da câmera sobre um carrinho, para acompanhar paralelamente o desenrolar de uma cena) e a fusão de imagens, entre outros. Cada mudança cria um estímulo novo no espectador, que o afeta emocionalmente, e cada nova imagem contém uma nova estrutura na composição, um novo símbolo arquetípico e, portanto, uma nova mensagem subliminar. Tudo isso a cada dez segundos! Isso explica por que a capacidade de se concentrar, de pensar criticamente e de refletir esteja diminuindo tão drasticamente.

---

[21] Jerry Mander, *Four Arguments for the Elimination of Television* (Nova York: Harper Perennial, 1978).

As pessoas ficam à mercê da televisão, descrita como o ópio do povo, das suas mensagens publicitárias e das influências subliminares contidas em todas as suas imagens.

Em contrapartida, quando o cliente é uma personalidade pública, os cuidados são outros. Sua imagem pessoal é muitíssimo importante, pois cria a chamada *persona*. A persona é um produto que a personalidade pública oferece e usa para vender outros produtos. É o que lhe dá seu sustento. O público conhece, na realidade, somente a persona, e não a pessoa em si, que pode ser totalmente diferente. Nesses casos, a persona é uma máscara. A pessoa por trás dessa máscara pode sofrer muitos problemas e acabar se confundindo acerca de sua verdadeira identidade.

Além disso, a personalidade pública pode sentir dificuldade em mudar sua imagem gradativamente de acordo com o avanço dos anos, embora a ocorrência desse problema não se restrinja a esse tipo de pessoa. Muitos homens e mulheres agarram-se a uma imagem da juventude, ou mesmo da adolescência, quando esta já não é mais condizente com sua idade, seu trabalho ou seu estado civil. Essa disparidade é agravada quando se trata de uma personalidade pública. Talvez sua persona seja baseada na expressão de juventude, sensualidade e independência, criada quando ela tinha entre 20 e 30 anos e estava solteira, algo muito comum entre atores, modelos e apresentadores de televisão. Será muito difícil manter a mesma expressão depois dos 30 anos. O ideal é que pequenas mudanças, que expressam novas qualidades e uma crescente maturidade, sejam introduzidas aos poucos, ao longo dos anos, na imagem da personalidade pública. Na realidade, ela precisa se conscientizar de que sua persona é um produto, embora sustentado por uma pessoa e um corpo de verdade, e que estes estão em constante transformação. Para manter-se viável como produto, sua persona – essencialmente sua imagem – precisa evoluir em harmonia com sua pessoa.

O visagista pode ser um grande aliado nesse processo e tratar tais situações com sensibilidade e tato. Adequar a imagem de uma personalidade pública repentinamente é difícil, pois isso acaba provocando um rompimento, certamente traumático, com sua persona de muitos anos.

Os adolescentes também sofrem muita influência dos colegas. A imagem criada não pode fazer com que se sintam excluídos do seu grupo. São poucos os que têm personalidade forte e autoestima suficiente para assumir uma imagem que não se enquadra nos padrões dos colegas. Mas há como adaptar os estilos ao perfil de cada pessoa, valorizando suas características físicas e suas qualidades.

Lembre-se de que se sentir parte de um grupo é muito importante, e que a imagem pessoal do indivíduo não pode entrar em conflito com seu grupo. Também não há problema nenhum em utilizar tendências de moda, desde que as tendências sejam adaptadas à pessoa e às suas características. Adotar a imagem de alguma atriz ou ator que está em evidência não contraria os princípios do visagismo. No entanto, é importante mostrar como adaptar o visual ao biótipo e ao temperamento do cliente e explicar como a imagem afetará seu comportamento e seu estado emocional.

A profundidade da consultoria também depende da capacidade intelectual do cliente. É preciso usar uma linguagem que ele entenda e lembrar-se sempre de que alguns conceitos são muito complexos. Na minha opinião, porém, não se deve subestimar as pessoas.

Procure saber o que o trabalho do cliente demanda, em termos de atitudes e de comportamento, e se ele deseja uma imagem que privilegie sua vida profissional ou particular. Ele precisa agir com espontaneidade e extroversão ou ao contrário, com discrição e introversão? Precisa ser criativo, curioso e impetuoso ou calmo, sistemático e organizado? Cada tipo de trabalho e cargo tem uma exigência específica, e a imagem pessoal deve refletir isso. Há, também, códigos de comportamento determinados pelas empresas e pelo grupo ao qual a pessoa pertence. O sucesso profissional depende, em grande parte, da capacidade de adaptar os gostos pessoais a essas exigências. Muitas vezes é necessário operar uma mudança de imagem quando se consegue uma promoção ou quando há uma troca de emprego ou função. Ainda há pessoas que exercem duas atividades, por exemplo os profissionais que também são professores na sua área. Nesses casos, talvez a pessoa precise de uma imagem que possa ser adaptada a cada atividade.

Procure saber, também, os problemas que a pessoa enfrenta, profissionalmente, por causa de sua personalidade. Essa é uma questão delicada, que exige muito tato. Nunca aponte uma característica como um defeito e lembre-se de que todos têm defeitos e qualidades. Basicamente, vejo que nossos defeitos são o reverso da medalha das nossas qualidades. Por exemplo, pessoas expansivas, alegres e comunicativas, podem também se tornar inconvenientes, invasivas e "espaçosas" demais. Do mesmo modo, a força e a determinação de certos tipos de pessoas podem fazer com que sejam vistas como autoritárias e intimidadoras, ou a capacidade de concentração de pessoas intensas e introvertidas pode ser vista como uma característica antipática e antissocial. Há ainda as simpáticas e conciliadoras, que podem ser consideradas sem iniciativa ou opinião própria.

A imagem pode acentuar certas características, tanto positiva quanto negativamente. Uma mudança gerará alterações de comportamento, mas não na personalidade. Quando o cliente não se dá conta disso – o que é frequente –, é importante conscientizá-lo a respeito. Aliás, como a maioria das pessoas não sabe o que sua imagem está expressando, essa revelação por parte da consultoria é um passo importante.

A prestação da consultoria exige que o profissional seja autêntico. É preciso agir naturalmente, respeitando o cliente. Desenvolva uma abordagem com a qual sinta-se confortável e que seja de acordo com sua personalidade. Não tente mudar seu jeito de ser para se acomodar ao cliente. Os capítulos seguintes mostrarão, porém, que é preciso fazer certas adaptações a cada tipo de personalidade para se abrir espaço à ressonância e à empatia. Não existe um jeito certo ou fórmula de como se relacionar com as pessoas. Use sua inteligência interpessoal, sua sensibilidade e seu conhecimento. Quanto mais cultura e conhecimento de psicologia, mais fácil é o relacionamento.

A consultoria é facilitada quando se sabe alguma coisa do trabalho da pessoa. Por isso, procure descobrir como são diversos tipos de trabalho e seus ambientes. A melhor forma de fazer isso é conversando. Como é trabalhar num banco, numa agência de propaganda ou numa multinacional? O que é exigido de um diretor de empresas, de um gerente ou de um vendedor? Qual a diferença entre a função de um jornalista que fica na redação e a de um repórter de televisão? Observe nos *shoppings* a diferença entre os diversos tipos de lojas; como os vendedores se comportam, se vestem e atendem os clientes. Leia muito, inclusive revistas de diversos tipos, dirigidos a diferentes segmentos de público. Quanto mais informação, mais fácil é seu trabalho de se comunicar com o cliente e de construir um relacionamento.

Você ainda precisa saber algo sobre a vida particular da pessoa – estado civil, se tem filhos e seu estilo de vida. Se a pessoa tem uma vida social intensa e é solteira, sua imagem deve ser adequada a esse estilo de vida, bem diferente daquele, por exemplo, de uma mulher casada, com filhos, cuja prioridade é a família, ou ainda do perfil de uma mulher que, embora casada e com filhos, cultiva outros interesses, além de cuidar da família. Os valores da pessoa e sua atitude perante a vida também devem ser expressos na sua imagem. Por exemplo, ela é conservadora, liberal, contestadora ou anarquista? Quais são seus valores e prioridades? Ela tem tempo para dedicar à sua aparência e é vaidosa? Ou talvez seja vaidosa, mas não tenha tempo? Pode ser que não dê muita importância à aparência ou não tenha tempo para investir em cuidados estéticos. Tudo isso tem de ser levado em conta quando se cria uma imagem pessoal.

Muitas pessoas procuram uma imagem que melhore seu relacionamento com o parceiro. Cada relacionamento exige uma imagem específica. A imagem de sedução da mulher solteira não deve ser a mesma da mulher casada. Se o indivíduo, homem ou mulher, casado ou comprometido, tiver a imagem de disponibilidade de um solteiro, isso pode até torná-lo bonito, mas também pode criar muitos problemas de ciúmes. Por outro lado, a pessoa pode querer expressar a quem namora, ou com quem esteja casada, compromisso e confiabilidade. Há ainda muitas outras situações. Procure saber o que seu cliente deseja e qual é sua situação. Com o conhecimento e domínio da linguagem visual e competência técnica, você saberá construir uma imagem que beneficia o cliente e, ao mesmo tempo, revelar sua beleza.

Conhecer as preferências e os desejos do cliente inclui saber também o que ele *não* aprecia. Isso geralmente se aplica a aspectos visuais, como o comprimento do cabelo, cor e tipo de corte. Mesmo assim, conscientize-o em relação aos efeitos que uma determinada cor ou estilo de corte terá sobre seus relacionamentos, profissionais e pessoais, e sobre seu comportamento.

Sempre comece a consultoria apontando as características positivas da pessoa. De início, prefiro dizer à pessoa o que ela me transmite. Por exemplo, posso dizer que ela me passa a impressão de ser uma pessoa emotiva, ou forte e decidida, ou delicada e meiga. Em geral o cliente me pergunta como cheguei a essa conclusão, e a partir daí aponto suas características físicas positivas.

Desenvolve-se assim o início de um relacionamento, que pode avançar para o conhecimento do estilo de vida do cliente, de suas atividades profissionais e pessoais e, eventualmente, para o terreno das dificuldades e dos problemas que ele enfrenta.

Mas não há uma fórmula que indica como proceder. Não existe um jeito certo ou errado. Cada um deve desenvolver seu próprio estilo, baseado na sua personalidade. Pode ser perigoso tentar imitar uma outra pessoa. O mais importante é ser natural, fiel ao próprio temperamento. Pessoas que são naturalmente comunicativas e extrovertidas sempre terão mais facilidade de comunicação. Há a possibilidade de elas intimidarem alguns clientes, por causa do seu jeito forte e direto de se expressar, mas transmitirão sinceridade, segurança e confiança. Os introvertidos, com receio de invadir a privacidade da outra pessoa, podem sentir mais dificuldade na comunicação e talvez tenham medo de contrariar seus clientes, evitando críticas. Por outro lado, uma vez superada essa barreira, conseguirão estabelecer relacionamentos muito bons com os outros, que se abrirão com facilidade. As pessoas tímidas, mas que são boas ouvintes, transmitem muita calma e paz.

Portanto, cada um deve se conhecer bem. Use suas qualidades e trabalhe suas deficiências, transformando-as em qualidades. É importante, também, estar ciente de como suas características serão vistas pelos outros, de acordo com o temperamento delas.

Nunca julgue seu cliente. O visagista não tem o direito de criticar suas intenções ou interferir nas suas escolhas. Ele deve somente ajudá-lo a refletir sobre sua personalidade, suas necessidades e seus desejos e explicar o efeito de suas escolhas. A responsabilidade das escolhas e da determinação da intenção deve ser exclusiva do cliente.

Usando essas informações, o conhecimento da linguagem visual, a experiência técnica, a sensibilidade e a criatividade, o profissional conseguirá prever uma imagem que será apropriada para o cliente e que também revelará sua beleza.

A consultoria terá alcançado seu objetivo quando o profissional passa a conhecer a *função* da imagem do seu cliente, podendo então trabalhar a sua *forma*, de maneira consciente e dirigida. A partir daí, a responsabilidade do visagista é técnica e artística: criar uma imagem bela e com competência técnica – um estilo personalizado.

Por fim, o visagista também precisa ter um estilo próprio, do contrário, não passará credibilidade. Ou seja, o profissional precisa procurar um colega visagista para criar sua própria imagem antes de trabalhar na imagem dos outros.

Os próximos passos dependerão de seu domínio da linguagem visual, sua sensibilidade, seu conhecimento técnico e, principalmente, de sua criatividade.

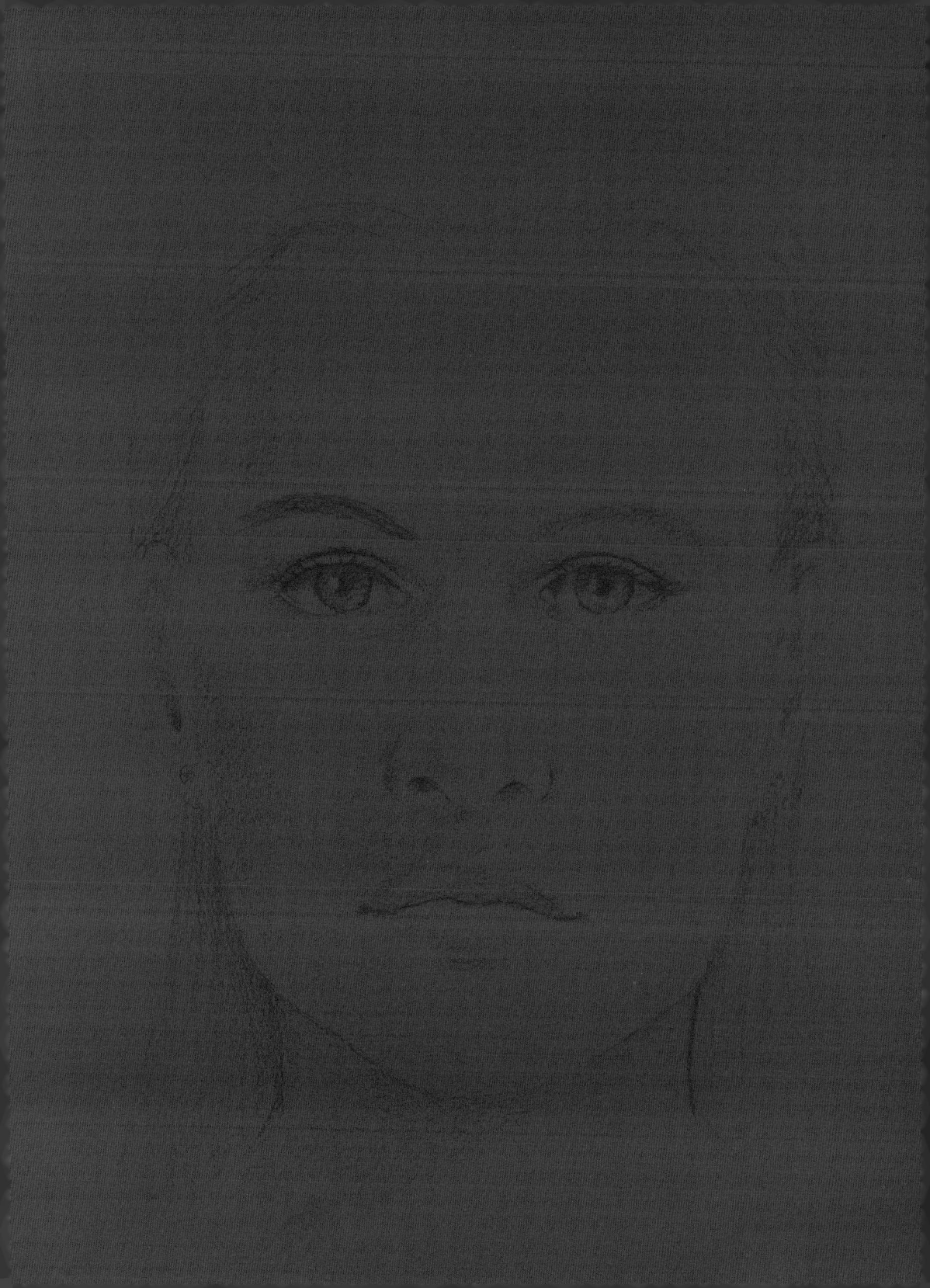

Os temperamentos

> O sentido da vida é absolutamente individual e íntimo.[22]
>
> C. Virgil Gheorghiu

Hoje somos quase 6,5 bilhões de pessoas no mundo. No entanto, cada pessoa é única. Nenhuma pessoa é igual à outra, física ou psicologicamente. Portanto, é preciso ter muita cautela quando se fala em avaliar a personalidade de alguém. Qualquer sistema de avaliação da personalidade é impreciso, por ser uma generalização. Na psicologia moderna muitos profissionais se recusam a usar sistemas. Outros classificam a personalidade em 32 tipos.

O visagista não precisa entrar numa avaliação tão profunda da personalidade do seu cliente. Ele não é psicólogo, mas lida diretamente com a psicologia da imagem. A construção da imagem pessoal afeta a pessoa no nível emocional e no psicológico e pode mudar o seu comportamento. Dizemos que uma imagem é positiva quando realça os aspectos positivos da personalidade, proporcionando bem-estar e elevando a autoestima. Uma imagem negativa tem efeito contrário. Tenho observado, por exemplo, que certos tipos de imagem podem colaborar para que pessoas com tendência à depressão entrem nesse estado, ou se já estão deprimidas não consigam sair dele, mesmo com tratamento ade-

---

[22] C. Virgil Gheorghiu, *A 25ª hora* (São Paulo: Difel, 1968).

quado. Isso ocorre porque, como expliquei anteriormente, toda imagem contém símbolos arquetípicos na sua estrutura, que nos afetam emocionalmente.

O visagismo é baseado no princípio de que beleza existe quando as qualidades interiores da pessoa são reveladas, com harmonia e estética, e de que o feio é a expressão de algo negativo. A beleza de uma pessoa é uma expressão individualizada, que pode se manifestar de inúmeras maneiras. Em uma sala cheia de pessoas, por exemplo, cada uma poderá estar expressando um tipo de beleza diferente. Não se deve pensar em padrões, estilos predeterminados ou no que está na moda. O visagismo é um processo individualizado, que se inicia avaliando quem é o cliente e do que necessita.

O visagista precisa lançar mão de um método que permita avaliar a personalidade do cliente em pouco tempo e que não seja muito complexo, mas suficientemente profundo para que ele possa reconhecer as características básicas da pessoa com quem vai trabalhar. Para que o profissional não rotule as pessoas, é importante que ele tenha sempre em mente que qualquer método generaliza. Não se pode esquecer que o visagismo é um processo individualizado! Não recomendo confiar na intuição ou basear-se unicamente na observação do comportamento do cliente, que pode (ou não) estar em sintonia com sua personalidade. Se o comportamento estiver refletindo um estado de espírito momentâneo, poderá induzir o profissional a uma avaliação totalmente errada!

O método que proponho baseia-se numa das primeiras classificações da personalidade, a de Hipócrates, e na teoria de que a personalidade se manifesta fisicamente. Foram os chineses quem fizeram essa observação, pela primeira vez, há mais de 5 mil anos, e até hoje ela é motivo de pesquisas científicas. A personalidade de uma pessoa se desenvolve ao longo de muitos anos e é determinada por um conjunto de fatores: sua herança genética, a cultura do meio em que vive, sua educação e suas experiências pessoais. O rosto do indivíduo também se desenvolve ao longo de muito tempo, e atinge sua forma definitiva somente aos 23 anos, acompanhando e refletindo a evolução da sua personalidade.

Esse método não é subjetivo e não depende da memorização de centenas de características físicas para ser posto em prática. Podemos ler o rosto de uma pessoa minuciosamente se soubermos o significado das quatro linhas e conseguirmos identificá-las no formato do rosto e nas feições. Trata-se de um método que criei baseado no conhecimento da linguagem visual, que permite ler os símbolos arquetípicos na estrutura do rosto, nas feições e nas cores, interpretá-los e associá-los às características de cada temperamento. Não é crível imaginar que os símbolos presentes e o que expressam não tenham relação com o temperamento. No reino animal dificilmente há incoerência entre o aspecto visual e a expressão, ou função.

Mas antes de conhecer o funcionamento desse método, precisamos conhecer a classificação dos temperamentos.

No sistema de avaliação dos temperamentos de pessoas criado por Hipócrates, há quatro categorias: *sanguíneo, colérico, melancólico* e *fleumático*. Todas as pessoas apresentam características das quatro categorias, mas em graus diferentes. Essas características têm aspectos positivos, chamados de forças, e outros negativos, chamados de fraquezas.

Como exemplo de dois tipos de personalidade, recomendo assistir *O espelho tem duas faces*,[23] um excelente filme sobre um casal de professores universitários – ela sanguínea e ele melancólico –, e como suas características entram em choque, mas também equilibram um ao outro.

Existem muitas pessoas que revelam pertencer essencialmente a uma única categoria, e outras que se mostram uma mistura de dois ou até três tipos. Há, também, aquelas que têm suas forças concentradas em uma categoria e suas fraquezas em outra.

Mais adiante veremos que também é possível perceber *onde* cada característica se manifesta. Por exemplo, uma pessoa pode expressar certos atributos no intelecto, representado pela região da testa, que não aparecem na região dos olhos, relativa à emoção, ou na região da boca e do queixo, relativos à intuição e vontade. Quando conseguimos fazer uma leitura das linhas em cada parte do rosto, sabemos avaliar, com alguma precisão, como o cliente lida com seu

---

[23] *O espelho tem duas faces* (*The Mirror has Two Faces*), 1996. Dir.: Barbra Streisand. Com Barbra Streisand e Jeff Bridges.

raciocínio, sua emoção, sua intuição e sua vontade. Conseguimos identificar as características do temperamento, mas isso não revela como a pessoa está vivenciando esses traços, se de maneira positiva ou negativa.

A cultura de um país tende a um dos tipos, também. Isso se reflete nas tradições, nos costumes, na sua arte, nos seus esportes, no comportamento e tipo físico da maioria de sua população. O Brasil, de população formada por muitos imigrantes, hoje bastante miscigenados, não tem uma cultura uniforme, aplicada ao país todo. A cultura do sul assemelha-se à alemã, a cultura paulista à italiana e a baiana à africana, por exemplo. Essa é uma das razões do seu ecletismo e riqueza.

Vamos começar com uma descrição de cada tipo. Lembre-se de que essas características podem se manifestar na pessoa como um todo ou ficar restritas somente a certas áreas, e que a pessoa pode estar vivendo os seus aspectos positivos, negativos ou ambos. Também pode ter somente alguns aspectos de um tipo.

Tipo sanguíneo

Características positivas

As características positivas do tipo sanguíneo são: extroversão, comunicabilidade, motivação, automotivação, festividade, alegria de viver e energia. É impetuoso, muito curioso e se interessa principalmente por novidades, o que o faz ser criativo e inovador. É espirituoso e rápido. Marca presença e sempre acaba sendo o centro de atenção. Trabalha e interage bem com outras pessoas porque gosta de estar na companhia delas; e facilmente cria empatia. Não gosta de rotina nem de lugares fechados, pois precisa de espaço. Não tem medo de se aventurar em algo novo, é audacioso e tem muita iniciativa. Tem boa intuição e é espontâneo e transparente. Gosta de coisas vistosas, coloridas, luminosas e brilhantes.

Características negativas

As características negativas do tipo sanguíneo são: irregularidade, inconstância, desorganização e falta de estrutura. Pode perder o foco facilmente e ter

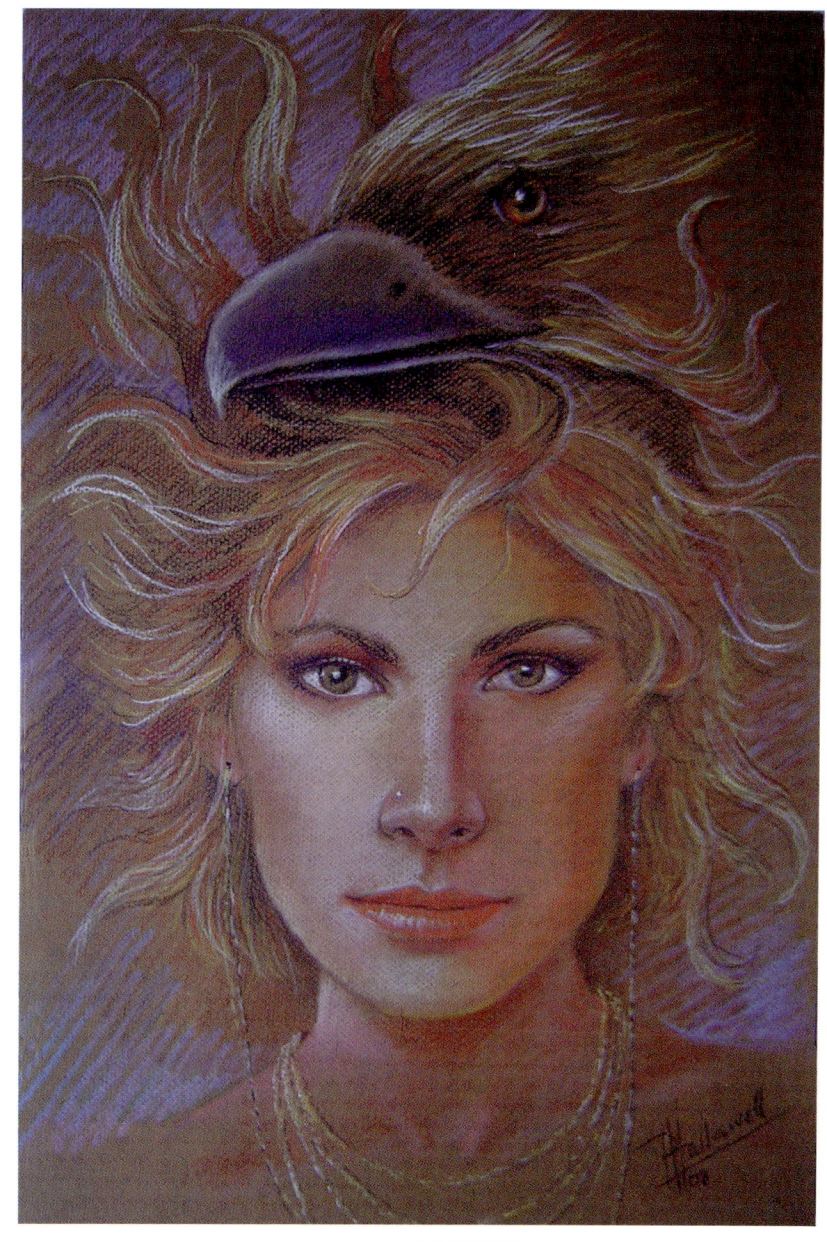

FIGURA 37
A beleza sanguínea (2008); 50 x 35 cm,
pastel seco e lápis pastel em papel mi-teintes.

dificuldade de se concentrar, além de às vezes abandonar tarefas sem completá-las. Pode tornar-se superficial e frívolo. Também é vaidoso, esquecido e genioso, podendo ter acessos de raiva. Pode oscilar entre a euforia e a depressão. Sua extroversão pode torná-lo inconveniente, intrometido e barulhento. Sua visibilidade o faz ser alvo de brincadeiras e piadas, que assimila bem quando não são maldosas. Sua impetuosidade pode colocá-lo em situações difíceis e seu gosto por aventura e riscos o faz imprudente.

Características físicas

O tipo sanguíneo é ágil, atlético e musical, tem muita energia. Ao andar, transfere o peso do corpo para frente, parecendo flutuar. Em pé, mexe-se constantemente; ao sentar, parece sempre pronto para se levantar. Isso faz com que tenha a tendência de ser bom dançarino e bom atleta. Gesticula muito, com movimentos rápidos, expressivos e largos. Precisa de espaço e não gosta de lugares pequenos e fechados, preferindo o ar livre. A fala é clara e articulada. Come rapidamente, com preferência para pratos leves e jantares informais. Gosta de roupas soltas e ornamentos vistosos.

Seu rosto tem formato angular, geralmente hexagonal com lateral reta, ou losangular. O perfil é triangular, com a testa inclinada. O cabelo é castanho, castanho-claro ou loiro dourado, mas não muito claro. Geralmente tem o nariz grande, arrebitado ou proeminente, olhos amendoados ou grandes, boca expressiva e sorriso cativante.

A cor do tipo sanguíneo é o amarelo, portanto do grupo de cores quentes e, mais precisamente, relacionado aos tipos primavera, saara e calipso (veja "A análise da cor da pele"). Note que a palavra calipso se refere a uma música dançante e festiva. Seu elemento é o ar, leve e transparente.

As linhas inclinadas, por expressarem dinamismo, energia e impulsão, quando encontradas nos formatos do rosto, nas feições e nos gestos, são indicadores de características sanguíneas.

Culturas tipicamente sanguíneas são quentes, extrovertidas e alegres, como as do Mediterrâneo – a italiana, por exemplo – e, em muitos aspectos, as dos países árabes. A música sanguínea é leve, movimentada, alegre e dançante, como o pagode, o chorinho, as óperas italianas e as sinfonias de piano de Mozart. As danças sanguíneas são rápidas e movimentadas, executadas sobre a parte da frente do pé, como o samba, o frevo, a lambada, o *rock-n'-roll*, as polcas, as rodas e as valsas.

Tipo colérico

Características positivas

O tipo colérico é determinado, persistente, objetivo e explosivo. É passional, emotivo, dramático e intenso. Gosta de liderar, resolver problemas e tomar a iniciativa. É rápido e busca resultados. É motivado pelo desafio. Também é leal, fiel e generoso, o que o faz abominar a traição. Procura o domínio, mas não precisa ser o centro de atenções. É forte, corajoso e tem grande poder de concentração. Gosta de luxo. Pode ser extrovertido, mas geralmente é reservado. Direto e franco, não gosta de rodeios e insinuações. Apesar de não apreciar ser contrariado, aceita opiniões divergentes, se forem bem fundamentadas e servirem a seus propósitos. Embora seja temperamental, não guarda rancor.

Características negativas

As fraquezas do tipo colérico são a impaciência, a intolerância e o autoritarismo. Ele é competitivo e combatente, podendo ser violento, raivoso e explosivo. Na raiva é imprudente. Não tolera o que entende como fraqueza nos outros, especialmente quando está em busca de algo, o que o faz parecer insensível. Nessas ocasiões, pode até se tornar cruel. Procura sempre dominar, mas não controlar, e isso pode levá-lo a criar atritos e a ser brusco e imperioso. Tem dificuldade de delegar poderes, sendo centralizador. Sua franqueza pode levá-lo a ser indelicado ou rude. Também lhe falta sutileza. Sua postura e expressão frequentemente intimidam os outros. É vaidoso, orgulhoso e dificilmente aceita seus erros publicamente, tendo a tendência de transferir a culpa ou buscar uma desculpa. Sua intensidade faz com que tenha dificuldade de se divertir e relaxar. De todos os tipos, é o que mais facilmente se vicia em trabalho, bebida, drogas, jogos ou afins, porque tem a tendência de ser obsessivo. Também é bagunceiro, mas não desorganizado, e sua pressa e a busca por resultados podem fazer com que seja desatento a detalhes. Não suporta ser pressionado ou controlado.

Características físicas

O tipo colérico pisa forte, com o calcanhar, e geralmente tem o pescoço e ossos fortes. Sua postura é ereta, tendendo a cruzar os braços e as pernas, formando um "4" ao se sentar. Seus gestos são firmes e decididos. A constituição física do colérico é atarracada, com facilidade de engordar na região da barriga, porque gosta de comer, especialmente comidas bem temperadas e doces. Engole tudo rapidamente. Não gosta de roupas apertadas, especialmente na região do pescoço. Sua fala é arrastada e cinestésica, ou forte e rápida.

O rosto do colérico tem formato quadrado, com queixo forte e pronunciado, mas também pode ser um hexágono com a base horizontal ou o triangular. Seu olhar é penetrante e intenso, com os olhos espaçados. As sobrancelhas são grossas e retas. A boca pode ser carnuda e sensual e o nariz, largo. O perfil é reto, com a testa pronunciada e reta. O cabelo é ruivo, castanho-médio ou marrom-avermelhado.

A cor do colérico é o vermelho-alaranjado – também do grupo das cores quentes, com classificação nos tipos outono e *spike*. *Spike*, que em inglês significa "picante", descreve bem o colérico. Seu elemento é o fogo, quente e passional.

As linhas retas, horizontais e verticais, por expressarem força, segurança e poder, quando encontradas nos formatos de rosto, feições e gestos, são indicadores de características coléricas.

Culturas que se caracterizam como coléricas são fortes, "masculinas", intensas e passionais, como a irlandesa, a espanhola, a alemã, a russa, a dos *vikings* e as eslavas do norte da Europa. A música colérica é pesada e forte, caracterizada

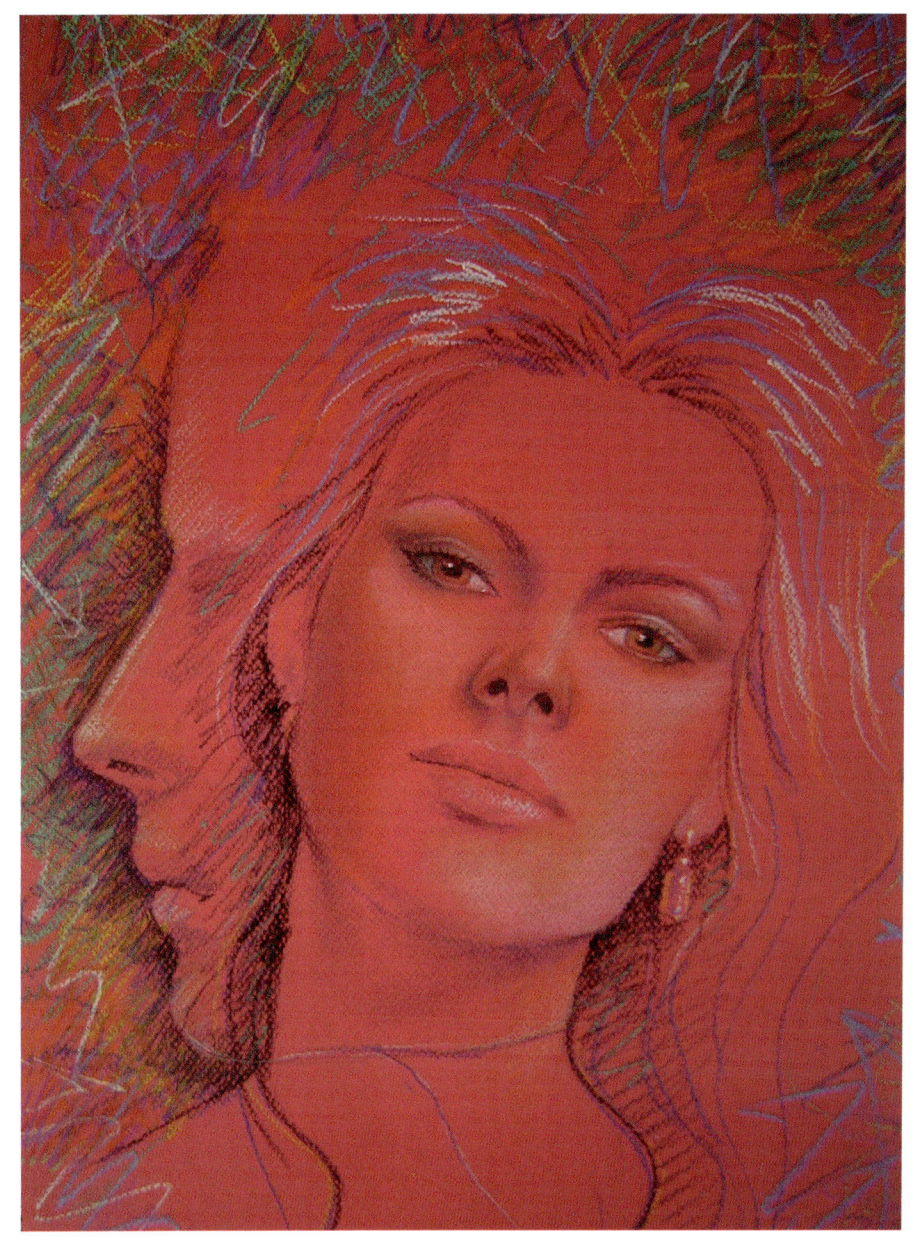

FIGURA 38
A beleza colérica (2008); 50 x 35 cm, pastel seco e lápis pastel em papel mi-teintes.

por marchas. É a música do *rock* pesado, de Beethoven e de Wagner; as danças são do tipo do tango e as marcadas com batidas do pé, como o flamenco.

Tipo melancólico

Características positivas

Há dois tipos de melancólicos: o artístico e o científico. Ambos são organizados, disciplinados, detalhistas, pragmáticos e perfeccionistas. São pacientes, profundos e pensativos. O tipo artístico é sensível, mas não demonstra grande entusiasmo ou emoção, embora seja romântico e delicado. É confiável e muito competente, porque sempre busca a perfeição. O tipo científico é mais frio do que o tipo artístico. É cerebral e lógico, muito organizado, sistemático e detalhista. Ambos os tipos têm grande poder de concentração, disciplina, paciência e persistência, finalizando o que começam. Respeitam os outros, são discretos e procuram nunca ser inconvenientes ou intrometidos.

Características negativas

As fraquezas do tipo melancólico são a ansiedade, a indecisão e o perfeccionismo excessivo. Ele é introvertido, tímido, quieto e retirado. Não gosta de ser o centro das atenções. Tem dificuldade de se impor e de confrontar situações ou pessoas. Pode ser rancoroso e vingativo. Sua falta de emoção pode constranger os outros e fazê-lo parecer antipático. Precisa se sentir no controle, o que pode torná-lo um controlador de fato. Não sabe lidar bem com o inesperado e o novo e tem medo do desconhecido ou do que não conhece bem. Por isso, segue regras e é conservador, o que prejudica sua criatividade. Pode, também, se tornar rígido, excessivamente exigente e inflexível, porque quer sempre perfeição e tudo sob controle. Dessa maneira, não é espirituoso. Pode ser arrogante, especialmente acerca de questões intelectuais. Também pode exigir demais de si próprio, desenvolvendo sentimentos de incapacidade e problemas de autoestima.

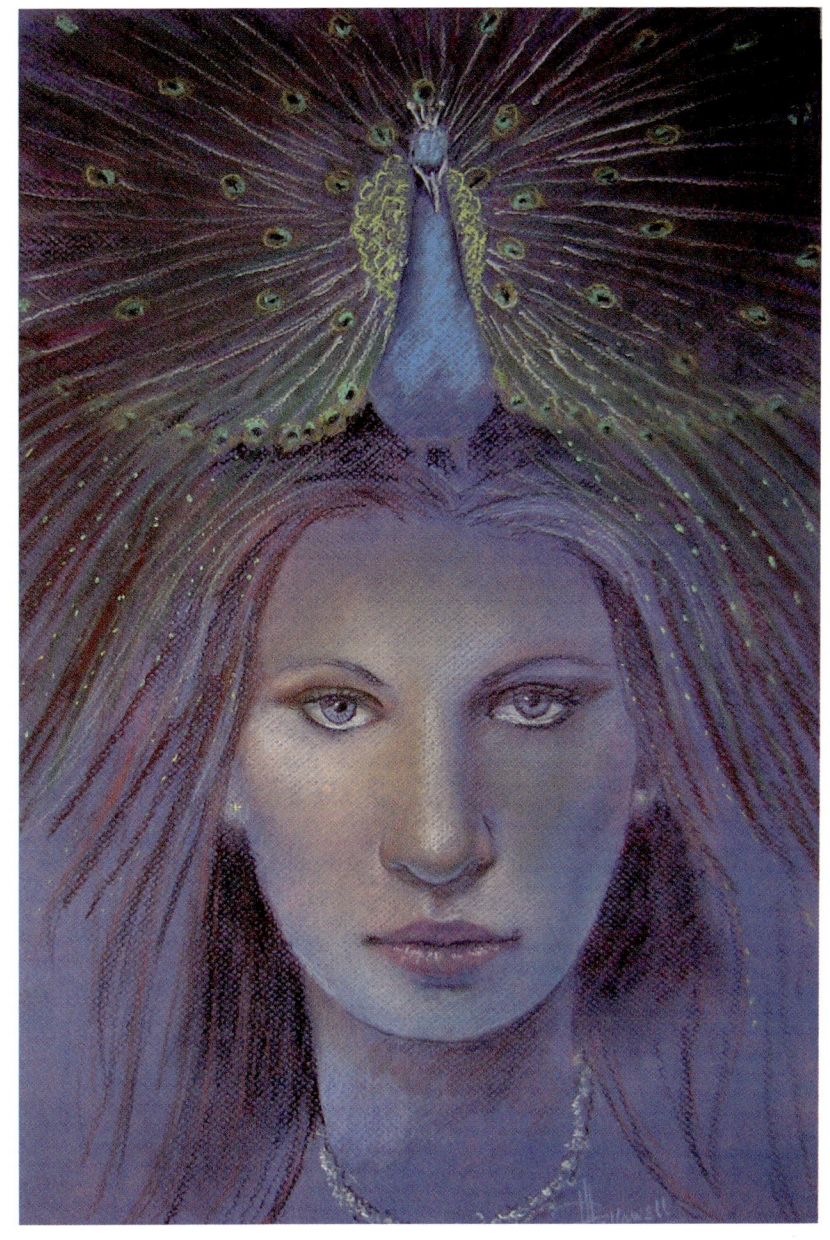

FIGURA 39
A beleza melancólica (2008); 50 x 35 cm, pastel seco e lápis pastel em papel mi-teintes.

O melancólico é o que mais tem tendência a sofrer de depressão e da síndrome do transtorno obsessivo-compulsivo (TOC), por causa da sua ansiedade.

Características físicas

O tipo melancólico tende a ser magro, longilíneo e angular. Seus gestos são precisos e graciosos. Seu porte é ereto e pisa com cuidado e precisamente, com a sola toda. Senta-se cuidadosamente. A mulher chega até a entrelaçar as pernas. Tem dificuldade de assumir uma posição relaxada. Gosta de roupas finas e modeladas e ornamentos graciosos, mas não vistosos. Raramente descuida da aparência em público. Come devagar e pouco, mas aprecia a boa culinária. Fala rápido e não muito claramente.

O formato do rosto do melancólico artístico é geralmente oval, mas também pode ser triangular invertido; o do científico é um retângulo, comprido e fino. O perfil é curvo, no tipo artístico, e reto no tipo científico. As feições são, geralmente, agrupadas, pequenas, arredondadas e delicadas. O nariz é longo e fino. A testa é alta. Os olhos são caídos, o que lhe dá um ar de tristeza. O queixo é, frequentemente, retraído e os lábios do tipo científico são, geralmente, estreitos.

Sua cor é o azul, portanto do grupo de cores frias, do tipo verão ou nilo. Seu elemento é a terra, rígida e segura.

As linhas curvas, por expressarem lirismo, sensibilidade e delicadeza, quando encontradas nos formatos de rosto, feições e gestos, são indicadores de características melancólicas, do tipo artístico. O tipo científico é composto por linhas retas verticais finas e rígidas.

As culturas em que a organização, a lógica e a reserva são valorizadas são as melancólicas, como as escandinavas, a inglesa e a germânica, embora esta última também seja bastante colérica. São culturas frias. A música melancólica é clássica, romântica, controlada e rítmica, como a de Bach, a dos noturnos de Chopin, a da bossa nova e a das baladas. As danças melancólicas também são organizadas, como no balé clássico, nos minuetos e outros, que exigem passos precisos e sequenciais.

Tipo fleumático

Características positivas

O tipo fleumático é diplomático, pacificador, místico e com tendência a ser bonachão. É muito amigável, agradável e, geralmente, alegre e sorridente. É extremamente calmo e dificilmente se zanga, mas, também, raramente demonstra grandes emoções. Não gosta de confrontos e de desavenças. Procura agradar os outros e fazer com que todos se sintam bem. Não é competitivo. É bom ouvinte. Não é apegado a coisas materiais, sendo desprendido e generoso, e se contenta com pouco. Compartilha o que tem e não é possessivo. É constante, paciente, confiável, fiel e leal. É adaptável, embora não goste de mudanças, porque se conforma facilmente. É motivado somente pela busca de segurança.

Características negativas

É frequente o tipo fleumático parecer desinteressado; ele pode ser apático, acomodado e alienado. Tem dificuldade de tomar decisões e, se puder, transfere essa responsabilidade aos outros. Tem pouca ambição e iniciativa. Pode ser vago. É resistente a mudanças, por ser muito conservador e acomodado. Sua busca pela segurança o faz fugir de situações de risco e, assim, acaba perdendo muitas oportunidades. É previsível e pouco criativo. Não gosta de assumir posições de responsabilidade ou de liderança.

Características físicas

O fleumático é o tipo que menos se importa com sua aparência, podendo chegar a ser desleixado. Tem tendência de engordar. Seus movimentos e gestos são lentos e ele arrasta os pés quando anda. Ao se sentar, sempre procura uma posição confortável e relaxada, podendo ficar esparramado. Gosta de roupas confortáveis e simples, sem se preocupar com o estilo. Usa poucos ornamentos. Costuma comer devagar e muito, sem preferências. Sua fala é lenta e arrastada.

O rosto fleumático é em geral redondo, mas também pode ser triangular, quadrado largo ou oval. O queixo é, geralmente, retraído. As feições são regulares e arredondadas. As características mais evidentes são os olhos cerrados, com pálpebras grandes e pesadas, o que lhe dá um olhar cansado, e o lábio inferior maior do que o superior e protuberante, como se estivesse "fazendo beiço".

A sua cor é o roxo, do grupo das cores frias, classificado como do tipo inverno, *blues* e *jazz*. Seu elemento é a água, fluida e mutável.

As formas amorfas e indefinidas, por expressarem fluidez e mutação, e as linhas retas horizontais, por expressarem imobilidade, quando encontradas nos formatos de rosto, feições e gestos, são indicadores de características fleumáticas.

As culturas fleumáticas são submissas, ou fluidas, caracterizadas pela supressão do indivíduo em favor da coletividade. Também são culturas que valorizam o espiritual acima do material, a cooperação mais do que a competitividade. Essas são características das culturas japonesa, chinesa, hindu, da maioria das orientais, além das indígenas e das africanas, embora estas contenham muitos aspectos sanguíneos também. A música fleumática é lenta e fluida, como a da Índia, da China, do Japão e de outros países do oriente. A dança também é lenta, espiritual e de movimentos lânguidos.

Os aspectos fleumáticos também podem ser encontrados em certas culturas, de maneira negativa, quando uma minoria dominante colérica submete, à força, a maioria. Nesses casos, há muita apatia, falta de iniciativa e indolência.

É muito comum encontrar sanguíneos-coléricos, sanguíneos-melancólicos, coléricos-melancólicos, coléricos-fleumáticos e melancólicos-fleumáticos. Raro é conhecer um sanguíneo-fleumático ou quem tem características de três categorias, em equilíbrio. Nunca encontrei ninguém que tenha características das quatro categorias, em iguais proporções.

Como veremos a seguir, o formato do rosto, as proporções e formatos das feições e a constituição física são as características mais reveladoras do temperamento de uma pessoa. O porte, o andar, a maneira de sentar e os gestos também fornecem muitas informações, mas essas características são ligadas ao comportamento e, por isso, podem levar a uma avaliação errônea. Por exemplo, uma pessoa pode *estar* sanguínea, mas *ser*, essencialmente, colérica.

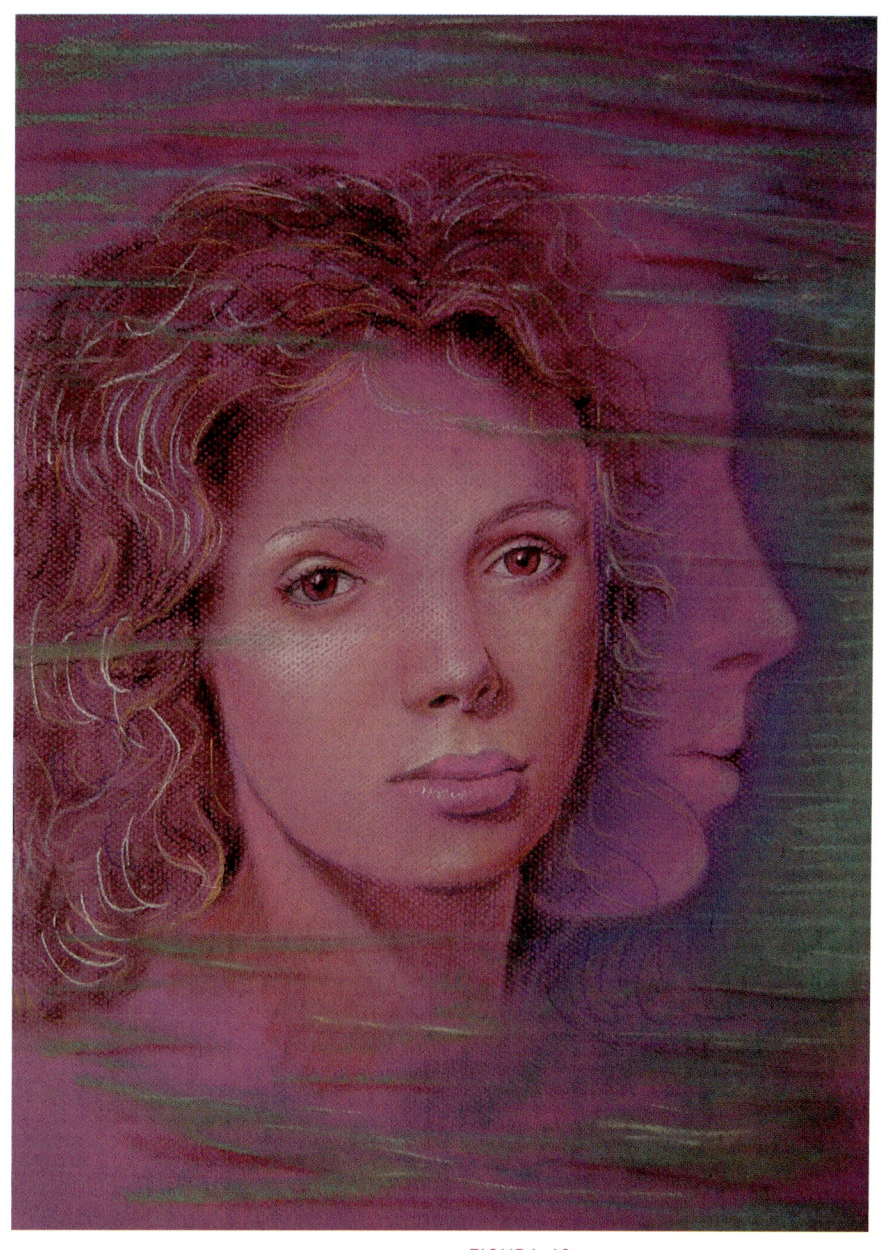

FIGURA 40
A beleza fleumática (2008); 50 x 35 cm, pastel seco e lápis pastel em papel mi-teintes.

Características de cada temperamento

A seguir, veja uma relação de características de cada tipo de temperamento. Lembre-se de que nossa personalidade é formada por uma mistura única de qualidades e fraquezas de todos os temperamentos, mas que nossas características se concentram em um ou dois tipos. Por exemplo, se você se identifica com o tipo melancólico, isso não quer dizer que terá todas as forças e fraquezas desse temperamento.

A relação foi elaborada em quatro partes: as características físicas, os gostos e os comportamentos e atitudes positivas e negativas. Perceba que os pontos positivos podem se concentrar em um temperamento, enquanto os pontos fracos se concentram em outro.

	SANGUÍNEO	COLÉRICO	MELANCÓLICO	FLEUMÁTICO
CARACTERÍSTICAS FÍSICAS				
Porte	Ágil	Ereto	Duro	Relaxado
Físico	Atlético	Forte	Habilidoso	Solto
Gestos	Gesticulador/ Expressivo	Enfático	Preciso	Inexpressivo
Como anda 1	Pisa na parte de frente do pé	Pisa no calcanhar	Pequenos passos	Arrasta os pés
Como anda 2	Olhando à sua volta	Ereto e rápido	Cuidadosamente e ereto	Devagar, olhando para baixo
Percepção	Auditivo	Cinestésico	Visual	Espiritual
Formato de rosto	Hexagonal, losangular ou triangular invertido	Retangular, triangular ou quadrado	Oval, retangular fino ou triangular invertido	Redondo ou quadrado
Olhos	Amendoados	Padrão ou grandes	Caídos	Cerrados (pálpebra pesada)
Nariz	Pronunciado	Largo ou padrão	Fino e pequeno	Padrão ou pequeno
Boca	Larga	Reta ou lábios grossos	Pequena	Com beiço
Queixo e Mandíbula	Pontudo e pronunciado	Reto e pronunciado	Fino e retraído	Largo e retraído

(cont.)

	SANGUÍNEO	COLÉRICO	MELANCÓLICO	FLEUMÁTICO
GOSTOS				
Arte (Apreciação)	Música	Pintura	Literatura	Cinema
Roupas e Estilo 1	Modernas	Ousadas	Artísticas	Conservadoras
Roupas e Estilo 2	Esportivas	Clássicas	Formais	Casuais
Acessórios	Vistosos	Luxuosos	Graciosos	Discretos
Treinamento Físico	Dança	Competição	Academia	Natação
Esportes	Radicais	Individuais	Solitários	Equipes
Como Come	Desorganizado e rápido	Rápido e muito	Organizado e pouco	Devagar e muito
Comida	*Sushi*	Churrasco	Francesa	Feijoada
Tempero	Leve	Temperada	Gastronômica	Caseira
Cor Preferida (exceto nas roupas)	Amarelo	Vermelho	Azul	Roxo
Cor Neutra	Branco	Marrom	Preto	Cinza
Diversão	Festa	Jantar	Artes	Vídeo
ATITUDES E COMPORTAMENTOS POSITIVOS				
Motivação	Novidades	Desafios	Perfeição	Estabilidade
Criatividade	Idealizador	Realizador	Planejador	Construtor
No Trabalho 1	Empreendedor	Diretor	Administrador	Gerente
No Trabalho 2	Motivador	Líder	Trabalhador	Conciliador
Atitudes e Comportamentos	Otimista	Confiante	Competente	Prestativo
	Extrovertido	Concentrado	Sensível	Desapegado
	Alegre	Intenso	Controlado	Simpático
	Risonho/engraçado	Compenetrado	Sério	Sorridente
	Intuitivo	Emotivo/passional	Racional	Místico
	Espirituoso	Objetivo	Confiável	Sereno
	Motivado	Ambicioso	Reflexivo	Constante
	Amigável	Leal/fiel	Respeitoso	Diplomático
	Enérgico	Persistente	Disciplinado	Adaptável

(cont.)

	SANGUÍNEO	COLÉRICO	MELANCÓLICO	FLEUMÁTICO
Atitudes e Comportamentos	Comunicativo	Independente	Perfeccionista	Equilibrado
	Popular	Rápido	Cuidadoso	Tolerante
	Impulsivo	Decidido	Pensativo	Harmônico
	Espontâneo	Prático	Meigo	Descentralizador
	Brilhante	Holístico	Paciente	Seguro
	Audacioso/corajoso	Franco	Profundo	Abnegado
	Brincalhão	Determinado	Astuto/sagaz	Agradável
	Curioso	Corajoso	Discreto	Calmo
	Aventureiro	Firme	Imaginativo	Sonhador
	Transparente (emoções)	Valente	Romântico	Humilde
ATITUDES E COMPORTAMENTOS NEGATIVOS				
Atitudes e Comportamentos	Esquecido	Reservado	Complicado	Ausente
	Desorganizado	Brusco/rude	Tímido	Indiferente
	Instável	Impaciente	Arrogante	Lento
	Superficial	Competitivo	Controlador	Preguiçoso
	Frívolo	Insensível	Centralizador	Resistente
	Impetuoso	Explosivo	Analítico	Apático
	Ingênuo	Solitário	Impopular	Retirado
	Vaidoso	Agressivo	Exigente	Desleixado
	Inconveniente	Violento	Medroso	Vago
	Apressado	Autoritário	Irônico	Reservado
	Genioso	Raivoso	Rancoroso	Inofensivo
	Irreverente	Cruel	Vingativo	Desligado
	Insatisfeito	Intolerante	Retraído	Previsível
	Barulhento	Intimidador	Ansioso	Passivo
	Arriscado	Imprudente	Indeciso	Acomodado
	Irregular	Dominador	Fechado	Simples
	Agitado	Dramático	Rígido	Submisso
	Dispersivo	Orgulhoso	Detalhista	Previsível

(cont.)

	SANGUÍNEO	COLÉRICO	MELANCÓLICO	FLEUMÁTICO
Atitudes e Comportamentos	Inconstante	Imperioso	Introvertido	Alienado
	Desfocado	Individualista	Delicado	Teimoso
	Indisciplinado	Contestador	Comportado	Conservador
	Desestruturado	Bagunçado	Hesitante	Satisfeito
	Irresponsável	Carrancudo	Frio	Pessimista
O sentimento dos outros em relação à pessoa	Inveja	Respeito	Admiração	Confiança

Se você quiser descobrir seu perfil segundo essa classificação, faça o seguinte:

Pense em cada palavra e seu significado (se tiver dúvida, procure-a num dicionário) e *como a característica se aplica a você*. Atribua um valor de 0 a 5 às palavras, na seguinte ordem:

0: Nunca
1: Pouco
2: Às vezes
3: Frequentemente
4: Muito
5: Sempre

Em seguida, some todos os valores, coluna por coluna, e você verá quanto de cada tipo compõe sua personalidade e em que proporção, tanto nas características positivas quanto negativas. Tente ser o mais objetivo e honesto na hora da pontuação. É um ótimo exercício de autorreflexão e melhor ainda se refletir o que você gostaria de expressar, quais características você gostaria de reforçar e o que gostaria de amenizar.

A análise do corpo

> Não há excelente beleza que não contenha alguma estranheza nas proporções.
>
> Sir Francis Bacon

A análise de uma pessoa começa observando-a de longe. Se estiver sentada, observe se cruza as pernas e como é a estrutura de seu corpo. Se estiver em pé, observe seu porte, a ossatura, as proporções, especialmente a proporção da cabeça em relação ao corpo, e os gestos. É importante que você receba seu cliente: assim você terá uma oportunidade para observar como ele anda e como se senta. Isso não será possível se ele já estiver sentado na cadeira de corte quando você for atendê-lo.

A constituição física

A mais importante característica do corpo, como um todo e em termos estéticos, é a proporção da cabeça em relação ao corpo. Se a cabeça é grande em relação ao corpo, cabelos volumosos acentuarão o desequilíbrio. Ao contrário, cabelos curtos em cabeças pequenas fazem com que elas pareçam ainda menores.

Embora a ossatura também revele certas características de temperamento, não é tão determinante. A ossatura grande e pesada e a tendência para engordar geralmente indicam que a pessoa é colérica ou fleumática.

Mesmo quando é gordo, o *colérico* tem um corpo definido, até musculoso, e seu porte é ereto. A cabeça se mantém erguida e pode ser jogada para trás. Mostra confiança e uma atitude desafiadora. Os movimentos são firmes e decididos, geralmente rápidos.

O *fleumático* tem porte arcado e, frequentemente, a cabeça é caída para a frente. O corpo não tem definição e seus movimentos são calmos, lentos e vagos, mostrando hesitação e desinteresse.

Os *sanguíneos* e *melancólicos* tendem a ter corpos delgados e magros. Os ossos são finos, longos e evidentes. O porte do sanguíneo é solto e elástico, sendo que se movimenta muito, olhando à sua volta, revelando curiosidade, agitação e dinamismo. Faz tudo rapidamente. O melancólico tem porte rígido e ereto, mas pode olhar de lado, como se estivesse desconfiado. Seus movimentos são precisos, elegantes e contidos, mostrando reserva, eficiência e certa timidez.

O modo de andar e de se sentar

Um dos exercícios mais interessantes é observar uma pessoa que esteja andando à sua frente e tentar decifrar seu temperamento somente pelo andar. Costumo sempre dar meu palpite e depois tento ver seu rosto para verificar se o andar combina com o semblante e com o que este expressa. Se você fizer esse exercício com frequência, perceberá que os sinais emitidos pelo andar podem ser enganosos, porque podem expressar um estado emocional momentâneo, diferente do temperamento da pessoa. O mesmo se aplica ao modo de se sentar. Além disso, quando se observa esses aspectos, é preciso lembrar que a pessoa pode estar constrangida pelo ambiente, ansiosa, com pressa ou desconfortável.

No entanto, o andar e o modo de se sentar de uma pessoa podem revelar importantes aspectos do seu temperamento, inclusive aqueles que não são tão evidentes no rosto. Mas, repito, esses sinais não são determinantes para o tipo da pessoa.

O andar

Comece observando que parte do pé a pessoa coloca em primeiro lugar no chão. Depois, observe sua postura enquanto anda, para onde ela olha e a velocidade com que caminha.

Se a pessoa pisar na parte da frente do pé, seu andar será leve e com balanço, como se estivesse andando sobre uma mola. Ela também tenderá a andar de um modo rápido e descuidado. Esses são indícios de pessoas com características *sanguíneas*. As pessoas sanguíneas também andam olhando para os lados e até para trás, o que faz com que tropecem com frequência. O corpo se movimenta como um todo.

Quando a pessoa começa suas passadas com o calcanhar, o andar se transforma quase numa marcha, dura, forte e determinada. A movimentação em geral é rápida, como se a pessoa tivesse urgência em fazer algo. É uma característica de pessoas *coléricas*. Os coléricos olham para frente e andam eretos e duros, numa postura que pode intimidar outros pedestres, que se desviarão do seu caminho.

O andar que revela um temperamento *melancólico* é cuidadoso e deliberado. Os passos são curtos e a pessoa coloca a sola inteira do pé no chão. O ritmo do andar dependerá do seu estado de espírito. Os melancólicos podem andar eretos, como os coléricos, mas não com a mesma determinação. Muitos ficam olhando para o chão, observando por onde caminham, o que provoca uma postura arcada.

O andar arrastado e devagar, em que o corpo balança de um lado para o outro, é característico de um temperamento *fleumático*. O andar do fleumático é solto, vago e sem postura, e a pessoa frequentemente caminha com as mãos nos bolsos, olhando para o chão, como se estivesse passeando, sem rumo definido ou sem compromisso.

O modo de se sentar

Note como uma pessoa se senta numa cadeira e também como permanece sentada. Monitore seus clientes a distância, enquanto estão à vontade e não percebem que estão sendo observados. Quando a pessoa caminha até a sua bancada de trabalho, o andar e o modo de se sentar podem se alterar – por timidez, ansiedade ou constrangimento.

Um forte indício dos tipos *sanguíneos* é se sentar num único movimento, fazendo a transição do andar para o sentar sem parar. Os sanguíneos quase se jogam no assento. Eles também têm dificuldade de permanecer quietos e repousados, mexendo-se constantemente. Muitos se sentam na parte da frente da cadeira, como se estivessem preparados para se levantar a qualquer momento. Cruzam e descruzam as pernas constantemente e dificilmente ficam em posição ereta.

A pessoa que se aproxima da cadeira, faz uma leve pausa e se senta com decisão e de forma pesada, revela características *coléricas*. O colérico geralmente senta-se ereto, com as costas firmes contra o encosto da cadeira, podendo cruzar os braços e as pernas. Os homens geralmente se sentam com as pernas abertas ou cruzam as pernas, formando uma figura de quatro (algumas mulheres também).

Os tipos *melancólicos* sempre se sentam com cuidado. As mulheres podem ajustar suas saias e os homens suas calças, para não as amassarem. Sua posição é geralmente ereta; os tímidos, entretanto, se sentam na parte da frente da cadeira. Os melancólicos também gostam de cruzar as pernas, ou enganchar os pés atrás das pernas da cadeira. Algumas mulheres cruzam uma perna sobre a outra e ainda colocam um pé atrás da perna de apoio, formando uma figura de oito, como se estivessem amarradas.

A pessoa que geralmente se solta quando se senta, recostada, mas não ereta, demonstra ter características *fleumáticas*. O fleumático gosta de esticar as pernas e de colocar as mãos atrás da cabeça, assumindo uma posição relaxada.

Os gestos e o comportamento

De todos os aspectos citados para o diagnóstico da personalidade das pessoas, os gestos e o comportamento são os menos confiáveis. Analisá-los é importante para compreender o estado emocional do indivíduo, que pode estar momentaneamente diferente do seu usual. Isso acontece em muitas situações, especialmente quando alguém está nervoso ou estressado. Em público, muitas pessoas se comportam de uma maneira que supõem ser a adequada ou tentando esconder algo, atitude que pode se repetir quando estão no meio de outros indivíduos que desejam impressionar.

Os gestos e o comportamento de uma pessoa que vai ao salão de beleza acompanhada de colegas de trabalho, uma turma de amigos ou um parente próximo revelarão muito mais como *está* do que como *é*.

É aconselhável que a consultoria aconteça sem a presença de outras pessoas. Pode haver rivalidades entre amigas, disputas e sentimentos de inveja entre irmãs, desejo de controlar ou dominar entre mãe e filha, cônjuges e outros. Mães e cônjuges podem querer impor ao seu cliente uma imagem que expressa o que desejam que o outro expresse – e essa imagem não é, necessariamente, a mais adequada. A pessoa pode, também, ter vergonha de se revelar aos outros, o que prejudicará a busca por suas necessidades e desejos.

Observar os gestos e o comportamento de uma pessoa serve mais para avaliar o seu estado de espírito – como a pessoa está – e como e quanto isso difere, ou não, de como ela é na maior parte das vezes. A análise dos gestos e do comportamento é feita simultaneamente à análise do formato do rosto e das feições. Dessa maneira, é possível perceber quando a personalidade não está em sintonia com o comportamento. Esse descompasso pode ocorrer por várias razões: medo, insegurança, repressão ou baixa autoestima. A causa também pode ser uma imagem inadequada. Algumas pessoas nunca aprendem a lidar com seu temperamento, porque nunca conviveram com pessoas bem-resolvidas do mesmo temperamento, em quem poderiam se espelhar. Inversamente, quando se cria a imagem adequada, que revela as melhores características da pessoa, o comportamento dela ficará em sintonia com sua personalidade.

A imagem pessoal afeta o comportamento, mas não altera a personalidade e o temperamento. Quando a imagem não está alinhada com a personalidade, uma pessoa pode desenvolver problemas psíquicos sérios. Se ela estiver fazendo terapia, seu tratamento será prejudicado. Por isso, o profissional de imagem pessoal pode ser um aliado valioso no trabalho do psicólogo.

Os gestos

As quatro linhas básicas têm características inerentes, que estabelecem o ritmo em que o olho as percorre. As linhas retas verticais e horizontais são imóveis, as retas inclinadas são dinâmicas e as curvas são emocionais.

Isso é claramente percebido nos gestos. Aliás, os gestos são desenhos feitos com as mãos e os braços. Quando alguém quer ser enfático e decidido, usa gestos verticais; quando não quer que haja discussão, usa gestos horizontais. Por outro lado, quando se deseja incentivar alguém para fazer algo, movimentos diagonais são empregados. Os gestos ondulares, por sua vez, exprimem calma, lirismo e sensualidade, enquanto gestos enrolados revelam emoções intranquilas.

Os sanguíneos e os melancólicos são os mais expressivos nos gestos, por serem os temperamentos associados à comunicação (sanguíneo) e às artes (melancólico). Os *sanguíneos* usam muito as mãos e os braços enquanto falam, com gestos largos, agitados e enérgicos, contendo muitos movimentos em diagonal ou inclinados. Os *melancólicos* gesticulam de maneira discreta, precisa e contida, mas muito expressiva. São movimentos graciosos e suaves, com ondulações.

Os coléricos e fleumáticos, por serem mais fechados e reservados, não gesticulam muito. A exceção fica por conta do *colérico*, quando ele se emociona. Nesses momentos, utiliza gestos fortes, contundentes e intensos, com muitas linhas verticais e horizontais. Os gestos dos *fleumáticos* são vagos e indistintos. Tanto os coléricos quanto os fleumáticos seguram muito suas mãos, cruzando os braços ou colocando as mãos nos bolsos. Alguns fleumáticos chegam a esconder as mãos nas axilas.

O comportamento

Observe um grupo de pessoas – colegas de trabalho, jovens na saída do colégio, ou casais reunidos num restaurante. Se você olhar atentamente, verá que o comportamento da maioria delas é forçado, não natural, e que há sempre uma disputa de poder: todas procuram ser aceitas no grupo, ou ao menos não rejeitadas. Por essa razão, cada uma veste uma máscara que utiliza para se posicionar no grupo. Se você conhece as pessoas do grupo, compare seus comportamentos no coletivo com sua maneira de ser no cotidiano.

Nos dias de hoje, os jovens – mas não só eles – são muito pressionados para serem dinâmicos, extrovertidos, alegres, fortes e sensuais. Todas essas características são dos tipos sanguíneo ou colérico. Essa pressão influencia as pessoas a adotar um comportamento que não é seu natural, sufocando seu temperamento.

O *sanguíneo* verdadeiro é o tipo mais fácil de ser identificado pelo comportamento. Ele é naturalmente extrovertido e comunicativo, sendo motivado por novidades e modismos. No grupo, vai liderar as brincadeiras, contar as piadas, falar alto e gesticular muito. Será sempre a pessoa mais em evidência e, por essa razão também o alvo das brincadeiras. Seu comportamento não é muito diferente em situações corriqueiras, somente menos exagerado. Conversa com todos à sua volta, mesmo com pessoas que não conhece, é curioso e energético.

O sanguíneo gosta de ser atendido com alegria e quer conversar muito. É o tipo de pessoa que bate papo facilmente com todos no salão, tanto funcionários quanto outros clientes. Sua conversa pode pular de um assunto para outro, sem conexão evidente e sem terminar o assunto anterior, o que pode dar a impressão de falta de interesse ou superficialidade. É curioso, então quer saber das últimas novidades e ter opções. Não é muito decidido, mas aceita experimentar. Gosta de acessórios, como brincos, anéis e colares vistosos e grandes, pode vestir-se com ousadia, mas geralmente não gosta de roupas muito apertadas, especialmente as que prendem os movimentos.

Os *coléricos* não são tão extrovertidos quanto os sanguíneos. Muitos são reservados. Mas o colérico se sentirá ameaçado se perceber que não detém o poder. Num grupo, ou quando estiver acompanhado de um sanguíneo, poderá iniciar uma disputa com essa pessoa e assumir um comportamento muito mais extrovertido do que o seu normal. No entanto, num grupo mais íntimo de amigos, é o colérico quem realmente lidera. Ele vai decidir o que será feito, embora o sanguíneo talvez dê as opções. O colérico é quem escolhe a mesa, decide onde cada um sentará, faz o pedido e pede a conta. Se tiver necessidade de exibir seu poder, insistirá em pagá-la.

O colérico é decidido e impaciente. Não gosta de indecisão e de informações muito detalhadas. Prefere um atendimento direto, rápido e objetivo. Geralmente aparece no salão com uma ideia bem definida do que quer, que comunica diretamente, sem rodeios, como se fosse uma ordem. Emite opiniões com convicção, o que pode intimidar os outros ou soar arrogante, agressivo ou intransigente. Isso dificulta muito a consultoria, porque ele não aceita ser pressionado. Para mudar, precisa ser convencido com um argumento forte e decisivo. O colérico é motivado pelo desafio; portanto, também poderá aceitar uma mudança se ela for encarada como tal.

Se você perceber que seu cliente está acompanhado por uma pessoa colérica – especialmente se for sua mãe, irmã ou cônjuge –, afaste-a com firmeza enquanto presta a consultoria, ou ela tentará impor a sua vontade. Por outro lado, se um cliente colérico estiver acompanhado de um amigo sanguíneo, poderá também assumir um comportamento sanguíneo, com medo de ser ofuscado. Os coléricos se vestem de maneira mais clássica, não gostam de roupas que apertem o pescoço e preferem os acessórios finos e luxuosos.

Os *melancólicos* são naturalmente introvertidos e quietos. Sentem necessidade de controle e de reconhecimento e são motivados pela busca de perfeição. Num grupo, os melancólicos são os mais quietos, e tendem a desenvolver conversas paralelas, mais íntimas, com quem estiver ao lado. As tentativas de aparecer perante o grupo podem ser desastrosas, particularmente quando tentam ser engraçados. Por isso, podem ser alvo das brincadeiras dos sanguíneos, às quais terão dificuldade de encontrar respostas.

Em particular, os melancólicos são cuidadosos, detalhistas e organizados. Vestem-se com muito apuro e bom gosto, buscando harmonia, simetria e controle. São os tipos com mais paciência e disciplina para se cuidar, fazer uma maquilagem elaborada, seguir orientações no cuidado dos cabelos e da pele e frequentar uma academia religiosamente. Gostam muito de acessórios charmosos, mas discretos, e não são adeptos de roupas soltas, desconexas e assimétricas. Falam baixo e parecem hesitantes e indecisos, mas isso é somente um sinal de que estão considerando todas as opções. Por isso, gostam de receber informações precisas e minuciosas. Como não aceitam mudanças radicais, será preciso usar muitas sessões para você terminar um trabalho grande. Desse modo os melancólicos poderão verificar, passo a passo, os efeitos positivos da própria transformação.

Os *fleumáticos* são quietos, mas simpáticos e amigáveis. Não gostam de incomodar os outros; como dificilmente tomam a iniciativa, não começam conversas. São motivados pela busca de segurança e estabilidade, desconfiam de novidades e sentem-se ameaçados por mudanças radicais. Num grupo, os fleumáticos parecem um pouco alheios, desinteressados e até entediados, mas são observadores e atenciosos. É difícil decifrar suas emoções e sentimentos porque não demonstram desagrado ou prazer, mantendo uma expressão neutra e benigna.

Em particular, os fleumáticos também são impassíveis. Evitam emitir opiniões, mas, se pressionados, falam sem convicção. Mesmo que gostem muito do corte criado, não se expressarão com muito entusiasmo, limitando-se a um "ficou legal". São os que menos se preocupam com a própria aparência. Muitos permanecem com a mesma imagem, da adolescência à meia-idade. Preferem roupas muito confortáveis. Usam pouca maquilagem e acessórios. Sacrificam a beleza pelo conforto e a comodidade. A consultoria é difícil, porque os fleumáticos são muito fechados e taciturnos, tornando árdua a tarefa de descobrir seus desejos e necessidades. Também precisam ser pressionados a fazer mudanças, mas podem facilmente reverter à antiga imagem, por comodismo e costume. Por esse motivo, depois de prestada a consultoria, a presença de um grande amigo, irmão ou irmã, pode ajudar na manutenção da imagem criada.

Os ombros e o pescoço

Finalmente, observe os ombros e o pescoço.

Ombros retos são associados ao tipo colérico. Quanto mais ereta a postura, maior o grau de colérico. Esse tipo também pode projetar os ombros, numa atitude agressiva de pugilista. Ombros curvos são características do melancólico e do fleumático. Os melancólicos tendem a ter ombros estreitos e uma postura ereta, enquanto os fleumáticos tendem a relaxar ou encolher os ombros, também mais largos, e manter a cabeça baixa. Os ombros que caracterizam os sanguíneos são inclinados, numa atitude solta e graciosa.

O pescoço grosso é sinal de atributos coléricos, enquanto o estreito indica características melancólicas. O pescoço longo, geralmente também estreito, eleva a cabeça e é um sinal de um temperamento sanguíneo. O pescoço do fleumático tende a ser curto e grosso.

Com isso, encerra-se a análise do corpo e do comportamento de uma pessoa. O profissional já tem uma boa ideia de seu cliente, em termos de atitudes, mas são os traços do rosto que realmente revelam o temperamento.

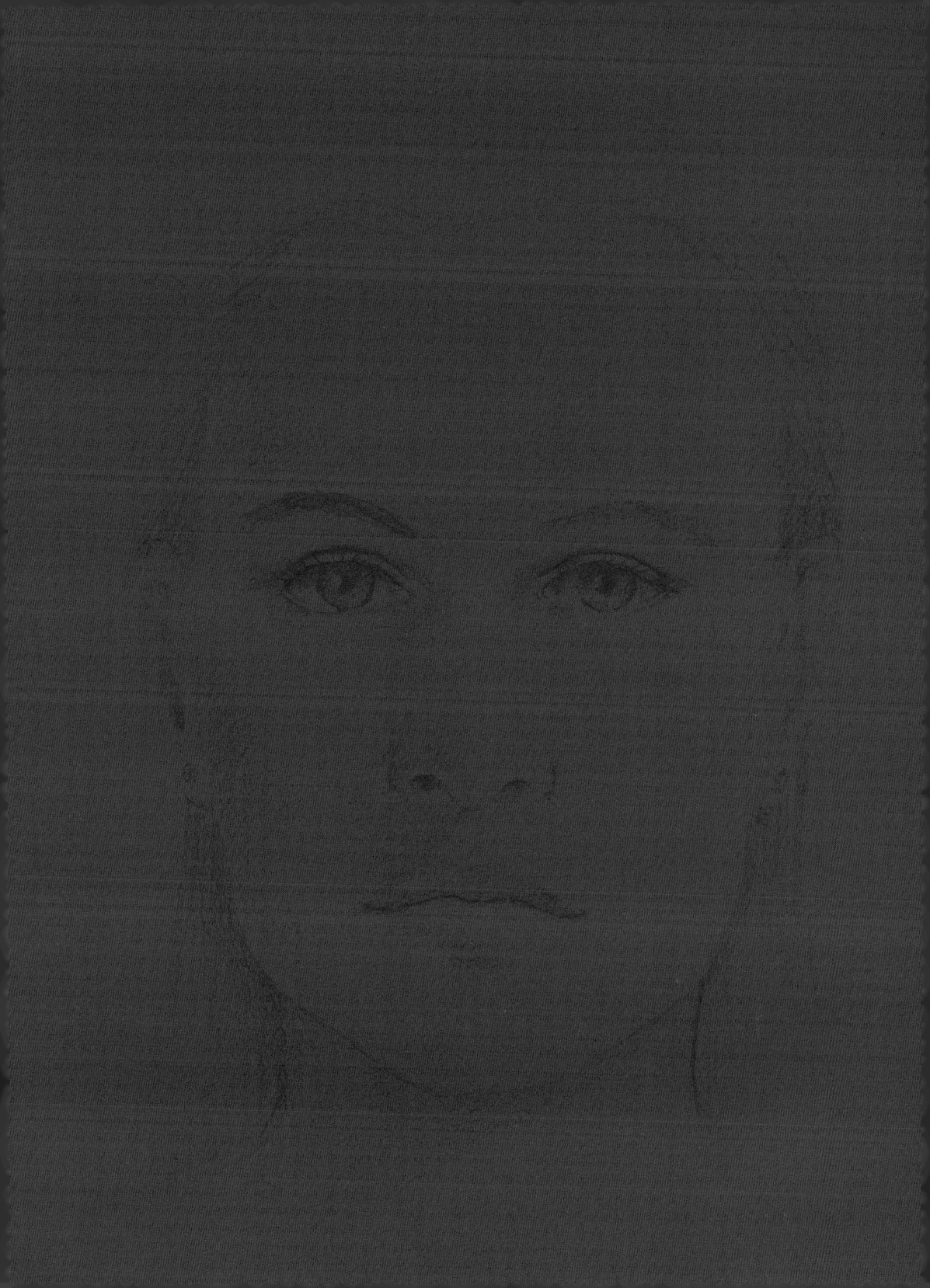

A análise do rosto

> O rosto é a sede do olhar que reconhece e busca reconhecimento.
>
> Maria Rita Kehl

A análise do rosto fornece as informações mais reveladoras sobre o temperamento de uma pessoa e também é essencial para a criação de uma imagem esteticamente harmoniosa. O método que criei é baseado no conhecimento da linguagem visual, porque é preciso saber como medir as proporções, observar os espaços ao redor do rosto e como utilizar eixos para determinar o formato deste e a posição exata de uma feição em relação à outra. Além disso, o método simplifica o processo – sabendo o que as linhas e as formas expressam, não é necessário memorizar centenas de detalhes.

O funcionamento da linguagem visual é tratado no meu livro *Visagismo: harmonia e estética*. Aqui, faremos apenas alusões a esses fundamentos. Chamo o domínio dessa linguagem de *alfabetização visual*, essencial para o exercício de qualquer arte visual. Presumo também que você já saiba identificar os diferentes formatos de rosto e de feições. Dessa maneira, vou explicar o que eles expressam da personalidade de uma pessoa.

Em termos gerais, a análise 1) identifica as linhas inclinadas, verticais, horizontais e curvas, além de seu direcionamento, no formato de rosto e nas feições; 2) verifica o grau de regularidade nas proporções do rosto como um todo e de cada feição em particular, e em relação às outras feições. Os significados dessas linhas estão explicados em "O efeito emocional da imagem".

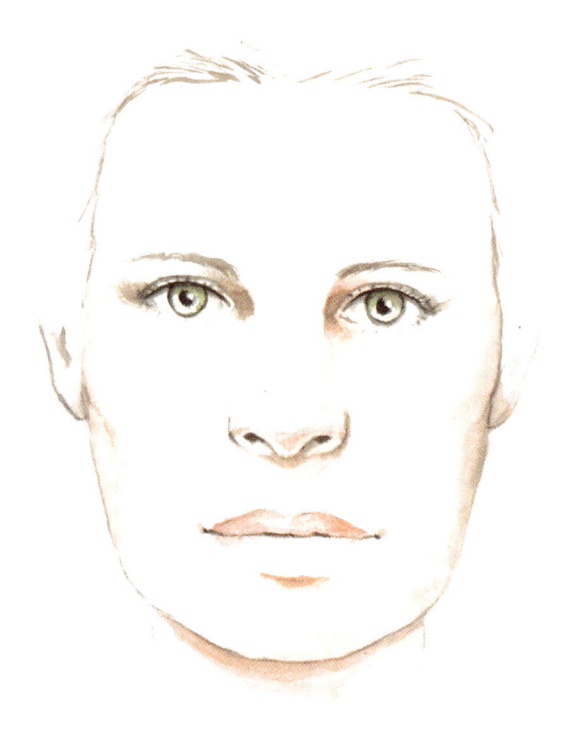

FIGURA 41A
Análise do rosto.

Ao examinarmos feições, sempre observamos se a parte exterior da linha é mais alta (elevação) ou baixa (caimento) do que a parte interna. Isso é que determina se o olho é caído, por exemplo, como descrito em *Visagismo: harmonia e estética*. O direcionamento também é determinado pela localização da linha, segundo o conceito de proporção áurea. As linhas que contornam a face, por exemplo, direcionam-se para baixo quando localizadas no terço inferior do rosto, e para cima, quando se encontram nos terços médio e superior.

Basicamente, as linhas inclinadas para cima expressam vigor, energia e dinamismo, características sanguíneas. São indícios, portanto, de aspectos sanguíneos na personalidade da pessoa. Quanto mais linhas sanguíneas no rosto e nos formatos, mais provável é que a pessoa seja predominantemente sanguínea.

Linhas inclinadas, que se direcionam para baixo nas feições, no entanto, são indícios de características melancólicas.

As linhas verticais são de estrutura e controle, enquanto as horizontais são de estabilidade. O rosto pode conter essas linhas isoladamente ou em conjunto. Quando há tanto as verticais quanto as horizontais, teremos formatos quadrados ou retangulares largos, sugerindo aspectos coléricos, pois essas formas manifestam força, poder e segurança. A predominância de linhas verticais, que expressam controle, indica características melancólicas, do tipo científico ou cerebral, enquanto a presença de muitas linhas horizontais sugere que a pessoa seja principalmente fleumática.

Linhas curvas revelam diversos tipos de emoções – sensibilidade, delicadeza, lirismo, alegria, sensualidade ou conturbação –, dependendo do tipo de curva e do seu comprimento. Em geral, são sinais de personalidades melancólicas (sensibilidade) ou coléricas (paixão). Os formatos redondos, porém, indicam que há propriedades fleumáticas.

Veremos a seguir como identificar cada um desses aspectos em cada formato de rosto e em cada tipo de feição.

Os formatos de rosto

Há nove formatos básicos de rosto: oval, redondo, retangular, quadrado, hexagonal com base reta, hexagonal com lateral reta, triangular, triangular invertido e losangular. Há pessoas cujo formato de rosto cabe perfeitamente dentro de uma dessas formas geométricas, o que torna fácil analisá-las. No entanto, muitos rostos são mais complexos, contendo uma variedade de formatos. Por exemplo, a parte de baixo do rosto pode sugerir um hexágono com lateral reta e a testa pode ser retangular. Esse rosto seria hexagonal ou retangular? Geralmente consideramos esse tipo de rosto como hexagonal, mas, como contém características coléricas e sanguíneas, é preciso analisar as feições e cada área do rosto. Também é preciso examinar o formato do perfil, que pode ser reto, curvo ou angular.

Na análise do rosto, observa-se, primeiro, a linha lateral do rosto, da maçã (o arco zigomático) até a curva da mandíbula.

Imagine uma linha vertical sobreposta à lateral do rosto, como na figura abaixo. Dessa maneira você poderá perceber se o rosto forma uma linha vertical, inclinada ou curva nessa parte.

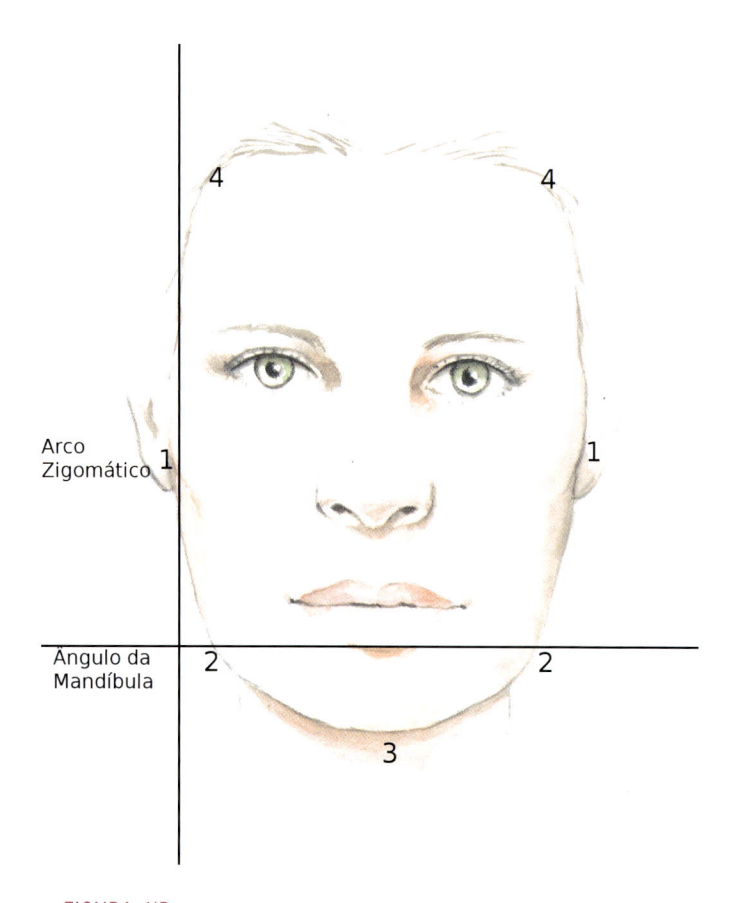

FIGURA 41B
Desenho de um rosto de frente com uma linha vertical sobreposta à lateral, uma linha horizontal sobreposta ao arco zigomático e outra à curva da mandíbula.

Inicie a análise do formato do rosto na ponta do arco zigomático (1). Imagine uma linha vertical, sobreposta à lateral do rosto, para perceber se é vertical, inclinada ou curva. Imagine uma linha horizontal ligando os ângulos da mandíbula (2), se perceptíveis, para ver se estão na linha da boca ou abaixo dela.

Se a linha for curva, o rosto é oval ou redondo. No rosto redondo, a altura do rosto é somente um pouco maior do que sua largura, enquanto no oval a largura corresponde a aproximadamente dois terços da altura.

Se a linha for reta, o rosto é retangular, quadrado ou hexagonal com lateral reta. Nos rostos retangulares e quadrados, a ponta da mandíbula fica abaixo da linha dos lábios. Se a ponta estiver na linha dos lábios, ou acima, consideramos o rosto hexagonal com lateral reta, mesmo que a testa seja arredondada ou retangular. O rosto retangular tem a mesma proporção do oval (2:3), enquanto o quadrado tem a proporção do redondo (1:1).[24]

Se a linha for inclinada, o rosto é triangular, triangular invertido, losangular ou hexagonal com base reta.

No rosto triangular, a linha lateral é inclinada da mandíbula em direção à testa. Esta linha tem uma inclinação muito pequena, sendo difícil identificá-la. Mas percebe-se claramente que a testa é mais estreita do que o queixo. Esse formato também é chamado de "pera", porque a base do rosto é mais larga do que o topo da cabeça, que pode ser pontudo. Não é um formato comum, especialmente nas mulheres. Note que, mesmo que a base não seja reta, o rosto é considerado triangular quando se afina na testa.

Quando o rosto é triangular invertido, a inclinação da linha lateral do rosto é inversa. Forma-se uma ponta no queixo e a testa é mais larga do que os arcos zigomáticos. Uma variação é o formato de coração, quando as linhas são levemente curvas e há um bico no meio da linha do cabelo. Se há uma inclinação da maçã do rosto em direção à testa e o queixo é fino e pontudo, o rosto é losangular.

O formato hexagonal com base reta é semelhante ao formato losangular. A diferença está na largura do queixo, que faz com que o ângulo da lateral do rosto seja menor. Esse formato também pode ser confundido com o rosto quadrado, se as angulações não forem muito acentuadas.

---

[24] Estou me referindo a proporções. 1:1 significa 1 por 1, ou seja, a largura equivale à altura; 2:3 significa que a largura é dois terços da altura.

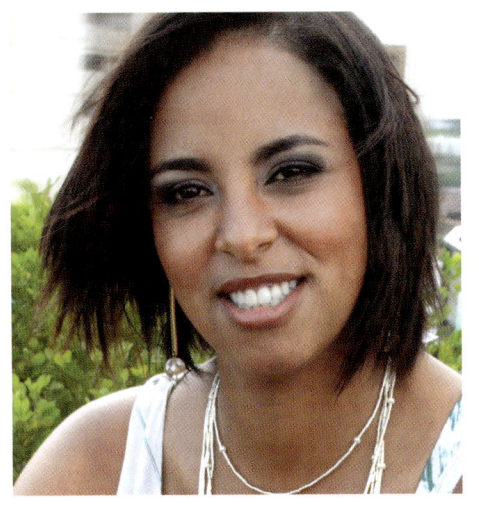

FIGURA 42
Fernanda Naves de Oliveira - rosto oval. Na lateral do rosto há uma curva contínua e o ângulo da mandíbula não é visível.
(Cabelo: Ligia Lima, Studio Liz, Barbacena, MG)

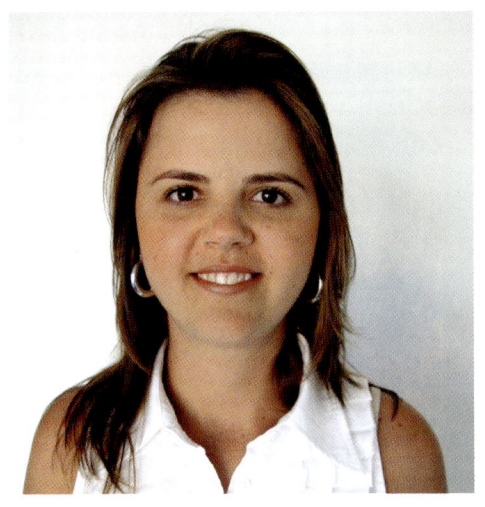

FIGURA 43
Danielle Carlier - rosto redondo. Semelhante ao rosto oval, porém mais curto, ou mais largo.

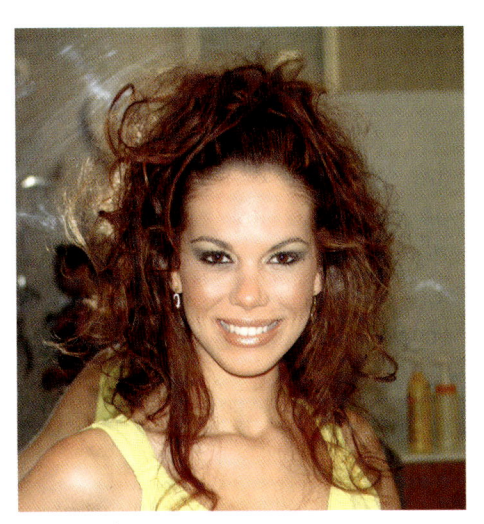

FIGURA 44
Samanta Pereira - rosto hexagonal, com lateral reta. A lateral é formada por uma linha vertical. O ângulo da mandíbula é localizado na altura da boca, de onde segue uma linha inclinada até o queixo.
(Cabelo e maquilagem: Will Rufino, Gê Beleza, Indaiatuba, SP)

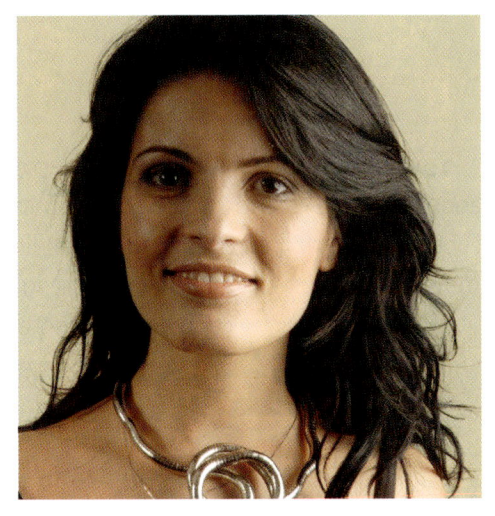

FIGURA 45
Sulamita Gimenez Peres - rosto retangular. A lateral é formada por uma linha vertical, mas o ângulo da mandíbula é localizado abaixo da boca, de onde segue uma linha quase horizontal, inclinada, ou curva até o queixo.

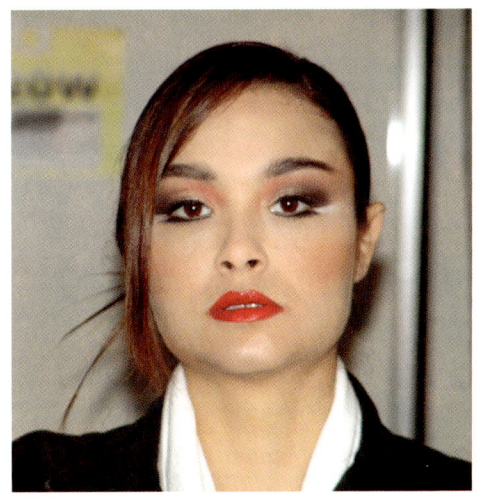

FIGURA 46
Karina Rodrigues de Melo – rosto quadrado, semelhante ao rosto retangular, mas mais curto ou mais largo.
(Cabelo: Claus Borges, Rw Persil, São Paulo; maquilagem: Fátima Monteiro, Hair Styles, São Paulo)

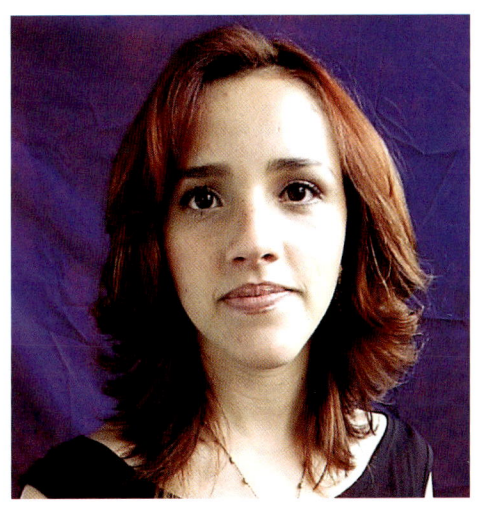

FIGURA 47
Nylian Isaac – rosto triangular. O que caracteriza o rosto triangular é que a largura da mandíbula é maior do que a largura da testa, portanto a lateral do rosto é formada por uma linha inclinada.

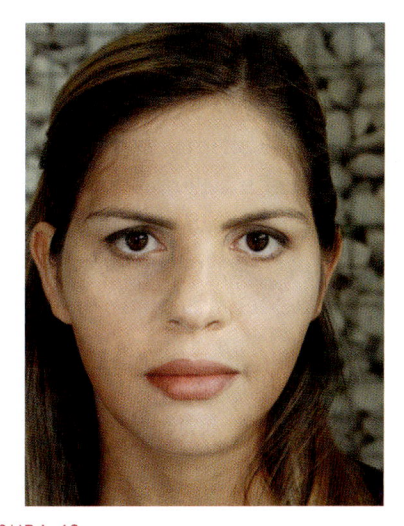

FIGURA 48
Aline de Oliveira Gonçalves Dutra – rosto triangular invertido. A lateral do rosto é formada por uma linha inclinada, desde a região da testa até o queixo. Essa linha pode ser quase reta, ou levemente curvada. Se a linha do cabelo, na testa, forma um bico, o formato – muito raro – é de um coração.

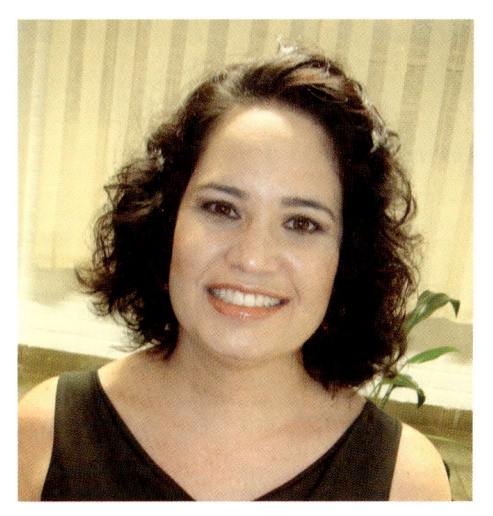

FIGURA 49
Elen Dutra Muniz – rosto losangular (formato de diamante). A lateral do rosto forma um V. Há duas linhas inclinadas espelhadas, que se encontram no arco zigomático: uma segue para cima, até a testa, e a outra até o queixo. O ângulo da mandíbula não é visível.

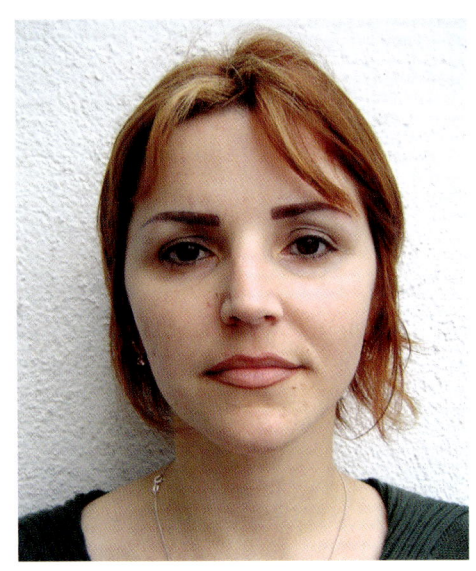

FIGURA 50
Simone Rodrigues – rosto hexagonal com base reta. É parecido com o rosto losangular, mas os ângulos das linhas que formam a lateral do rosto são menos fechados. Portanto, a testa é formada por uma linha horizontal e, abaixo da linha da boca, o ângulo da mandíbula é visível. A linha do queixo é quase reta.

As linhas inclinadas, dinâmicas e instáveis, indicam características sanguíneas. Essas são encontradas nos rostos hexagonais, triangulares invertidos e losangulares. A linha inclinada do rosto triangular é muito suave para ser considerada sanguínea.

As linhas verticais finas indicam estrutura e controle e são melancólicas. As verticais largas expressam força e determinação e são coléricas. Ambas são encontradas nas laterais dos rostos retangulares, quadrados e hexagonais com lateral reta. Em relação ao formato do rosto, como não podemos determinar a largura da linha, consideramos a largura do rosto. Daí, rostos finos são melancólicos e os largos são coléricos.

As linhas horizontais longas expressam imobilidade e revelam características associadas aos fleumáticos, enquanto as curtas expressam força e estabilidade e são, portanto, coléricas. São encontradas nos formatos retangulares, quadrados, triangulares e hexagonais com base reta. Portanto, os rostos triangulares e quadrados têm tendência a serem fleumáticos.

As linhas curvas são encontradas nos rostos ovais e de formato de coração e, nos formatos de rosto, revelam características melancólicas. Rostos redondos são fleumáticos.

Usando nossa observação e o conhecimento do que as linhas e os formatos expressam,[25] podemos identificar os diversos tipos de personalidade nos formatos do rosto.

Há dois tipos de melancólicos, o artístico e o científico. O formato mais característico do melancólico artístico é o oval. O formato de coração também é relacionado com o melancólico artístico, porém indica maior fragilidade. O formato retangular fino é associado ao melancólico científico.

Características fleumáticas são reveladas nos formatos circular, quadrado e triangular. O circular é o mais indicativo.

O colérico pode ser identificado pelas linhas retas. O formato mais característico é o retângulo largo, por ser um formato extremamente firme, que expressa estabilidade e força. Quando o rosto é quadrado, mas o queixo é retraído, a pessoa manifesta fortes indícios fleumáticos. O formato hexagonal, com base reta, também é predominantemente colérico, mas contém aspectos sanguíneos.

O sanguíneo pode ser visto nos formatos hexagonais, triangular invertido e losangular. O losango, por ser formado somente por linhas inclinadas, é o que mais caracteriza o sanguíneo. O hexagonal com lateral reta é predominantemente sanguíneo, mas tem as linhas verticais do colérico. O triângulo invertido, por apontar para o interior da pessoa, revela introversão, uma característica melancólica. Pessoas com esse tipo de rosto são geralmente agitadas e instáveis, como os sanguíneos, e introvertidas, como os melancólicos.

---

[25] Veja capítulo sobre estruturas e símbolos arquetípicos no livro *Visagismo: harmonia e estética*.

Tabela Formatos e personalidades

FORMATO	PERSONALIDADE
1. OVAL	MELANCÓLICO ARTÍSTICO
2. REDONDO	FLEUMÁTICO/MELANCÓLICO
3. RETANGULAR	COLÉRICO (se for largo) MELANCÓLICO CIENTÍFICO (se for fino)
4. QUADRADO	FLEUMÁTICO ou COLÉRICO
5. TRIANGULAR	COLÉRICO ou FLEUMÁTICO
6. HEXAGONAL BASE RETA	COLÉRICO com SANGUÍNEO
7. HEXAGONAL LATERAL RETA	SANGUÍNEO com COLÉRICO
8. LOSANGULAR	SANGUÍNEO
9. TRIANGULAR INVERTIDO	SANGUÍNEO ou MELANCÓLICO
10. CORAÇÃO	MELANCÓLICO

O formato do rosto é o que mais reflete a personalidade de uma pessoa, mas, mesmo assim, não é determinante, portanto precisamos continuar analisando o perfil e as feições.

O perfil

O perfil reto indica uma personalidade colérica ou melancólica, do tipo científico. Repare se o rosto é largo ou estreito. Quanto mais largo, mais colérica é a pessoa; quanto mais estreito, mais melancólica.

O perfil curvo é indicativo de pessoas melancólicas ou fleumáticas. Quanto mais retraído o queixo, mais introvertida é a pessoa. Este tipo de perfil é associado a rostos ovais ou redondos. Se o rosto é oval, quase certamente a pessoa será do tipo melancólico artístico. Se for redondo ou quadrado, provavelmente é fleumática.

O perfil angular é criado pela testa inclinada e pelo nariz proeminente, uma das mais fortes características sanguíneas. Portanto, essa pessoa é quase sempre muito sanguínea. No entanto, se a linha for inclinada da testa até o queixo, for-

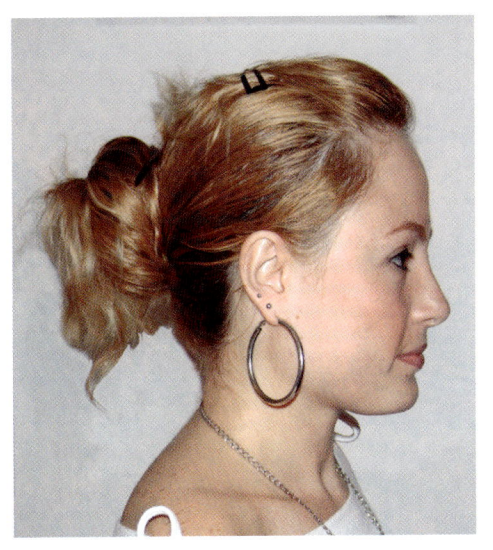

FIGURA 51
Cíntia Pezzuol – perfil reto.

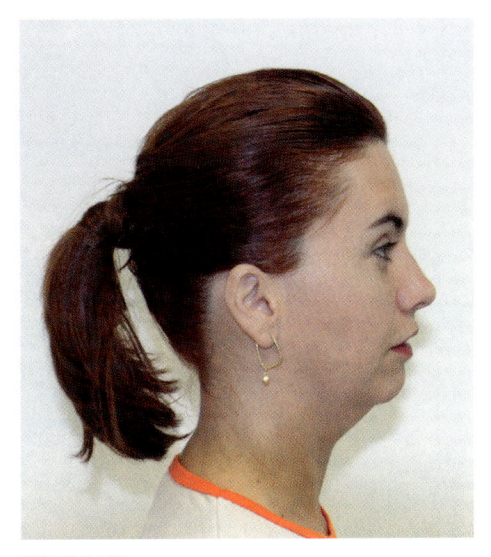

FIGURA 52
Eliane Matos Machado – perfil curvo.

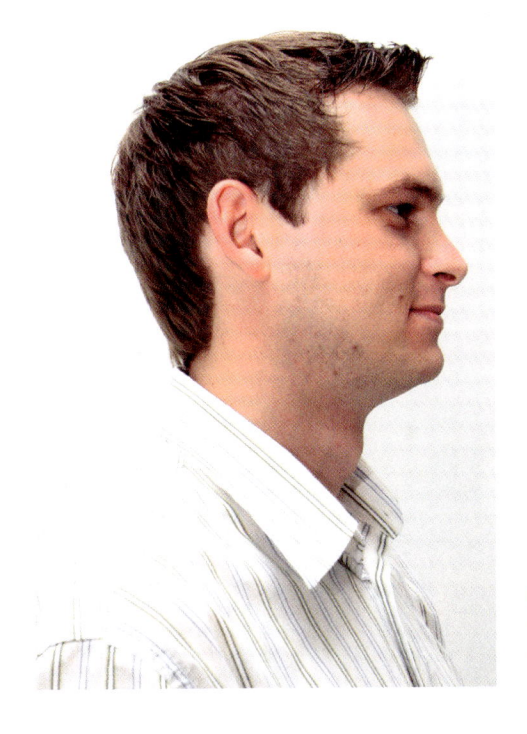

FIGURA 53
Gustavo Schmidt – perfil angular.
(Cabelo: Robertinho Marques, Robertinho Hair, Campo Grande, MS)

mando um queixo proeminente, a pessoa terá muitas características coléricas. Se o queixo for retraído, também terá características melancólicas.

As feições

A seguir, analisaremos cada feição e seus significados. Além do formato das feições, é preciso observar a proporção de uma feição em relação a outra e a proporção do rosto como um todo. Isso revela o grau de regularidade e se as

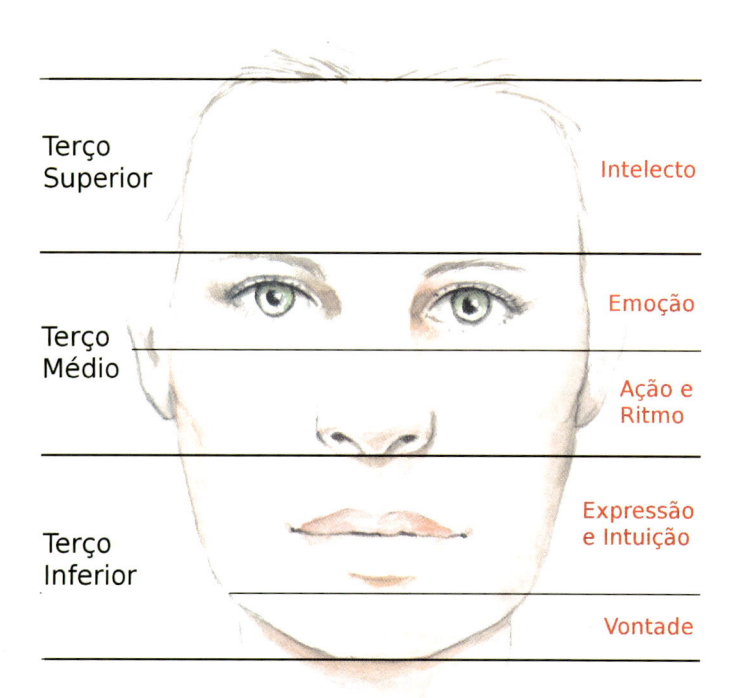

FIGURA 54
Rosto com áreas demarcadas.
O rosto é dividido em terços e em cinco regiões. O terço superior é ocupado pela região do intelecto (testa). O terço médio é ocupado pela região emocional (olhos) e pela região do ritmo vital (nariz). O terço inferior é ocupado pela região da expressão e da intuição (boca) e pela região da vontade (queixo).

feições são espaçadas, direcionadas para fora do rosto, ou aglomeradas na parte central, direcionadas para dentro do rosto. Quanto mais espaçadas, mais aberta e extrovertida é a pessoa, do tipo sanguíneo ou colérico. Ao contrário, pessoas cujas feições estejam aglomeradas expressam uma personalidade centrada, fechada e introvertida, do tipo melancólico ou fleumático.

Irregularidade nas proporções é um indício de características sanguíneas.

A testa e as sobrancelhas são relacionadas com o intelecto. Porém, as sobrancelhas também fazem parte da área emocional do rosto, junto com os olhos e o nariz. Os olhos correspondem ao coração, enquanto o nariz corresponde ao pulmão. O formato e as proporções dos olhos indicam como a pessoa lida com suas emoções. As características do nariz indicam como age e como é seu ritmo de vida. A boca é associada à intuição e à expressão, e o queixo à vontade. Isso é importante porque cada feição revelará como a pessoa lida com seu intelecto, emoções, vontade, expressão e intuição. Por exemplo, olhos grandes e abertos mostram que a pessoa é emotiva, uma característica colérica, mas se os olhos forem pequenos, abertos e redondos, a pessoa demonstra sensibilidade, um atributo melancólico.

A testa

Cobrir a testa – com uma franja, por exemplo – é cobrir, simbolicamente, o intelecto. Pessoas que gostam de cobrir suas testas demonstram que não confiam no seu intelecto. Isso não quer dizer que não sejam inteligentes, mas que preferem apoiar-se nas emoções ou na intuição quando se relacionam com a realidade.

Intelectualidade e inteligência não são a mesma coisa. O conceito de inteligência mudou muito nos últimos 25 anos, desde a publicação da teoria das múltiplas inteligências, de Howard Gardner.[26] Atualmente listamos nove tipos de inteligências, levando-se em conta a capacidade de usar os atributos dos dois hemisférios do cérebro, o poder de domínio das emoções e o nível da intuição.

---

[26] Howard Gardner. *Estruturas da mente. A teoria das inteligências múltiplas* (Porto Alegre: ArtMed, 1994).

A intelectualidade é relacionada à inteligência lógica (a capacidade de lidar com questões lógicas, matemáticas e filosóficas), à inteligência verbal (a capacidade de lidar com conceitos, palavras e a linguagem escrita) e a alguns aspectos da inteligência intrapessoal (a capacidade de lidar consigo mesmo, de autocontrolar os impulsos e emoções e de se automotivar).

Testas retangulares e largas demonstram força mental, uma característica colérica e um atributo de inteligência intrapessoal. Testas altas, estreitas e arredondadas revelam organização mental, imaginação e capacidade lógica ou verbal, propriedades melancólicas. A testa proeminente é um sinal de que a pessoa impõe seu pensamento, algo típico do colérico e do melancólico. A testa inclinada aponta para uma pessoa impulsiva, sanguínea, porque seu pensamento se direciona para o nariz, a região da ação. Testas curvas, de frente e de perfil, são indícios de que a pessoa é sensível e que seu pensamento é voltado para dentro de si. Ou seja, indica que a pessoa tem grande capacidade reflexiva, mas – por essa razão – pode ser ansiosa e perfeccionista. A testa estreita também é uma característica do tipo melancólico artístico. Se for larga, é um atributo fleumático.

Os olhos e as sobrancelhas

Os olhos são extremamente expressivos. Eles revelam a rica variedade das emoções das pessoas por meio da abertura do olho, do seu brilho e de pequenos movimentos nas pálpebras e nas sobrancelhas, particularmente nas extremidades internas e externas. Mas essas emoções passageiras, momentâneas, não devem ser confundidas com o que o formato e as proporções dos olhos exprimem.

Os olhos são sempre assimétricos. Um é maior e mais alto do que o outro. Essa diferença pode ser grande ou sutil e pouco evidente. O olho dominante[27] é geralmente mais alto, seu olhar mais intenso e mais brilhante. Revela, mais intensamente, as verdadeiras emoções da pessoa. O outro lado do rosto é a "máscara". Estabelecer essa diferenciação é importante, especialmente quando

---

[27] Todo mundo usa somente um olho para focalizar. Esse é o olho dominante. Veja o item "O efeito emocional da imagem", p. 59.

se pretende cortar uma franja. Se a franja for direcionada ao olho dominante, um interlocutor terá a tendência de seguir a linha da franja e olhar para esse lado do rosto. Isso fará a pessoa sentir-se desprotegida e vulnerável, mas pode ser indicado quando o objetivo for fazer os outros perceberem o que ela realmente sente e pensa.

Observe, primeiro, se os olhos são afastados ou próximos um do outro. Quanto mais afastados ou espaçados, maior o grau de extroversão. Olhos próximos revelam uma personalidade introvertida, centrada em si e que resguarda suas emoções.

Em seguida, observe se os olhos são retos, inclinados para cima ou para baixo. Os olhos inclinados para cima, amendoados, são característicos de sanguíneos. Inclinação para baixo indica atributos melancólicos ou fleumáticos. Olhos retos são neutros.

O próximo passo é verificar o tamanho dos olhos. Pessoas emotivas, uma característica de certo tipo de colérico, têm olhos grandes. Quem controla suas emoções, como pessoas melancólicas do tipo científico, geralmente tem olhos pequenos.

Finalmente, note a abertura dos olhos. Olhos abertos e arredondados demonstram sensibilidade – o que é típico dos melancólicos artísticos – e interesse e curiosidade – características dos sanguíneos. Olhos estreitos e cerrados, com pouca abertura, revelam uma personalidade mais fria e fechada, e são comuns em alguns coléricos e melancólicos intelectuais. Um olho que não é pequeno nem estreito, mas de olhar cerrado, revelando grande parte da pálpebra, é um sinal de que a pessoa esconde as emoções. Esse olhar pode ser sedutor, mas também pode expressar desinteresse e apatia, revelando características fleumáticas.

Os olhos humanos são os únicos entre os olhos dos primatas em que a parte branca, a esclerótica, é visível. Pesquisas recentes[28] revelaram que humanos, mesmo bebês, tendem a seguir o movimento dos olhos dos outros e não o da cabeça. Chimpanzés, gorilas e outros macacos não notam o movimento

---

[28] Michael Tomasello, "For Human Eyes Only", em *New York Times*, Nova York, 13-1-2007.

dos olhos. Segundo uma teoria do psicólogo cognitivo Michael Tomasello, essa característica se relaciona com a capacidade de cooperação dos seres humanos, algo que nos é peculiar. Na minha avaliação, as pessoas que têm olhos abertos e grandes, mostrando muito do "branco do olho", são expansivas, gregárias e cooperativas, ao contrário das pessoas com olhos cerrados e pequenos.

As sobrancelhas também têm grande importância, pois formam a moldura dos olhos. O design de sobrancelhas é um dos mais importantes itens do visagismo, podendo transformar radicalmente a expressão de uma pessoa. As sobrancelhas modeladas ou modificadas, porém, não indicam nenhuma característica de personalidade. Esse é o caso da maioria das mulheres adultas e de muitas adolescentes.

Primeiro, observe o formato da sobrancelha: pode ser reto, curvo ou arqueado no ponto áureo. Esteticamente, esse último é o mais harmonioso, mas nem sempre é o formato ideal para a pessoa. O formato reto revela características coléricas. Se os olhos também forem retos e, além disso, profundos, isso significa que a pessoa é muito intensa, emocional e mentalmente, ou até obsessiva. A sobrancelha curva é associada a pessoas melancólicas e fleumáticas, e o formato arqueado é uma característica sanguínea.

Sobrancelhas grossas indicam que a pessoa é colérica ou fleumática. Uma linha sem interrupção entre uma sobrancelha e outra é um forte indício colérico. Sobrancelhas finas são um indício de temperamento melancólico.

É importante também observar se a sobrancelha se projeta para a frente, fazendo com que os olhos se afundem no rosto. Nesses casos, o olhar é intenso e revela uma personalidade colérica. Olhos projetados são um sinal sanguíneo. Se toda a área dos olhos estiver num mesmo nível, sem aprofundamentos nem projeções, o temperamento é provavelmente fleumático. No entanto, é preciso levar em conta a etnia da pessoa. Muitos asiáticos têm essa característica, mas não são fleumáticos.

A tendência de levantar uma das sobrancelhas é uma característica colérica. Levantar ambas as sobrancelhas – criando um olhar surpreso, de inocência – e abrir os olhos é uma propriedade sanguínea. Sobrancelhas caídas nas extremidades entristecem o olhar e são uma característica da personalidade melancólica.

O nariz

Muitas pessoas não pensam no nariz como uma feição expressiva, e isso faz com que ele seja notado apenas esteticamente. Em geral são apreciados narizes pequenos, retos, estreitos e proporcionais. Outras desenvolvem traumas psicológicos por causa do tamanho ou formato do nariz, ignorando suas qualidades e sua beleza não convencional. É por isso que a cirurgia plástica do nariz pode descaracterizar uma pessoa e afetá-la psicologicamente de maneira negativa, deixando-a mais bonita, num sentido superficial, mas "sem graça".

O nariz proeminente e grande é associado à curiosidade, à impetuosidade e à coragem de se envolver com novidades, e de abraçar a vida. São características muito marcantes das pessoas sanguíneas e qualidades muito apreciadas na atualidade, por serem associadas à criatividade. O nariz arrebitado também indica uma personalidade sanguínea, mas mais delicada e menos impulsiva. O nariz aquilino, longo, estreito e levemente caído expressa nobreza, discrição e controle das emoções, qualidades das pessoas com temperamento melancólico científico. Narizes pequenos, proporcionais e delicados indicam características melancólicas artísticas, pois expressam sensibilidade. O nariz grande, largo e com um formato arredondado e narinas abertas é sinal de uma pessoa emotiva e aberta, com características coléricas. Essas pessoas não se abalam facilmente e são persistentes. O nariz achatado, proporcional, indica um temperamento fleumático.

A boca

Depois dos olhos, a boca é a parte mais expressiva do rosto. A boca é associada à comunicação, à intuição e à sensualidade. O antropólogo Desmond Morris, no seu livro *O macaco nu*,[29] aponta para o fato de o *Homo sapiens* – o nome científico do ser humano – ser o único entre os primatas a não ter pelos, daí o título do seu livro. Também somos os únicos que têm lábios expostos.

---

[29] Desmond Morris, *O macaco nu*, cit.

Chimpanzés, por exemplo, só revelam seus lábios quando querem se cumprimentar. Por isso, acham que os humanos os estão sempre saudando e retribuem a saudação, fazendo beiço.

Segundo Morris, essa peculiaridade é explicada pelo fato de o humano precisar criar relacionamentos mais duradouros numa certa etapa de sua evolução, o que exigiu um atrativo sexual na parte frontal do corpo. Ele lembra que às vezes a natureza se utiliza da mimetização dos órgãos sexuais para estimular a reprodução. Um exemplo disso é encontrado no mandril, um primata que vive no chão, geralmente sentado. Dessa maneira, sua genitália é raramente exposta. Para garantir que haja atração sexual, sem a qual nenhuma espécie se reproduz, o peito da fêmea e o rosto do macho reproduzem os desenhos, ou mimetização, de sua genitália. Assim, de acordo com sua teoria, a mulher desenvolveu seios, uma clonagem das nádegas,[30] e expôs os lábios, para que a boca simulasse a vulva. Por essa razão, a boca feminina pode ser um potente atrativo e estímulo sexual. Portanto, é preciso ter muito cuidado ao realçar a boca com a maquilagem, especialmente se a mulher estiver se preparando para frequentar um ambiente profissional.

Observe o tamanho da boca, sua proporção e a grossura de cada lábio. Na "boca-padrão", o tamanho da altura total cabe duas vezes e meia na largura total; essa também é a proporção do "olho-padrão".

Bocas grandes, com lábios carnudos, são muito sensuais. Essa sensualidade é realçada com a aplicação de um batom vermelho. Essas são características coléricas, o temperamento mais emotivo e passional. Bocas largas e expressivas indicam extroversão, comunicabilidade e alegria, qualidades das pessoas sanguíneas. Ao contrário, bocas pequenas denotam um temperamento introvertido e fechado, típico das pessoas melancólicas que têm dificuldade de se expressar e que não têm boa intuição. A boca do tipo cupido expressa sensibilidade, qualidade dos melancólicos artísticos, que também geralmente têm bocas pro-

---

[30] O seio da mulher é menos eficiente para a amamentação do que os seios de outros primatas. A criança pode sufocar durante a amamentação e tem dificuldade de pegar o bico do seio. Por isso, chupetas e bicos de mamadeiras são mais parecidos com o bico do seio dos outros primatas.

porcionais. A boca com lábios estreitos, especialmente o lábio superior, indica um temperamento frio, pouco emotivo, e pode expressar severidade e controle, aspectos de melancólicos científicos. Fleumáticos geralmente têm bocas de tamanho e formato padrão, bastante regulares, mas podem cair nas extremidades. Também podem ter o costume de projetar a boca toda ou somente o lábio inferior, num beiço.

O queixo

O formato do queixo está muito ligado ao do rosto como um todo, mas há variações importantes. Algumas delas podem ser vistas olhando-se para o rosto, de frente, mas outras são reveladas apenas pelo perfil. O queixo revela o grau de força, estabilidade e determinação de uma pessoa. Também indica se ela é do tipo que impõe sua vontade ou se se submete à vontade dos outros.

Comece observando o queixo, de frente, para ver se é reto, curvo ou triangular. Depois veja se é projetado, neutro ou retraído, observando-o de perfil.

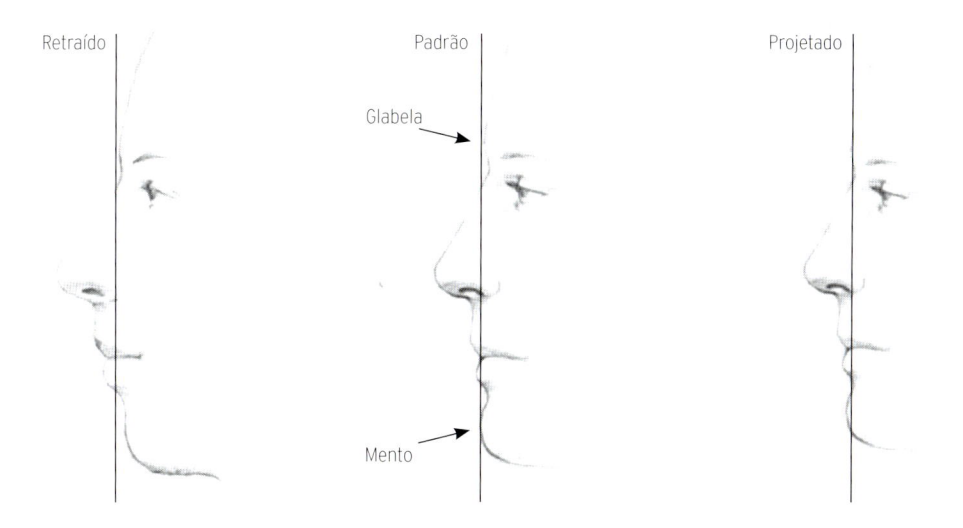

FIGURA 55
Tipos de queixo: retraído, padrão e projetado. O queixo padrão é posicionado no mesmo eixo vertical da glabela (projeção do osso frontal, entre os olhos).

O temperamento colérico se revela no queixo, de formato quadrado, que indica força e poder, e no seu pronunciamento. Quanto mais pronunciado, mais a pessoa impõe sua vontade, é determinada e enfrenta situações difíceis. É uma das mais fortes características coléricas. O queixo retraído, ao contrário, indica uma personalidade mais suave, maleável e até submissa – características dos melancólicos e fleumáticos. Estes últimos geralmente têm queixos arredondados. O melancólico científico, porém, costuma ter o queixo quadrado, mas não pronunciado. A personalidade sanguínea se revela nas linhas inclinadas: o queixo tem a forma pontuda e triangular. Quando o queixo é pontudo e retraído, indica instabilidade e indecisão.

Os ombros e o pescoço

Finalmente, observe os ombros e o pescoço. Nem sempre podemos analisá-los de maneira adequada, especialmente quando a pessoa tem cabelos fartos, caindo sobre eles, ou quando está vestindo casacos, suéteres ou cachecóis. Nesses casos, os ombros e o pescoço só se revelarão quando o cliente estiver sentado, com o cabelo molhado ou puxado para trás.

Não confunda o formato dos ombros com a postura da pessoa. Observe, somente, se eles são arredondados, retos ou inclinados (formando um triângulo, com o osso da clavícula como base). Novamente, lembre-se do significado das linhas. Ombros arredondados sugerem uma personalidade melancólica artística ou fleumática. Os retos são associados às pessoas coléricas e aos melancólicos científicos. Os inclinados são característicos das pessoas sanguíneas.

Ao observar o pescoço, preste atenção à sua largura e ao comprimento. Pescoços largos e curtos são evidências de personalidades coléricas e fleumáticas. Os coléricos, no entanto, são mais musculosos, enquanto os fleumáticos são mais flácidos. Pescoços longos e finos são características de pessoas melancólicas e sanguíneas, mas, quando os tendões e os músculos do pescoço são evidentes, indicam característica dos sanguíneos e dos melancólicos científicos.

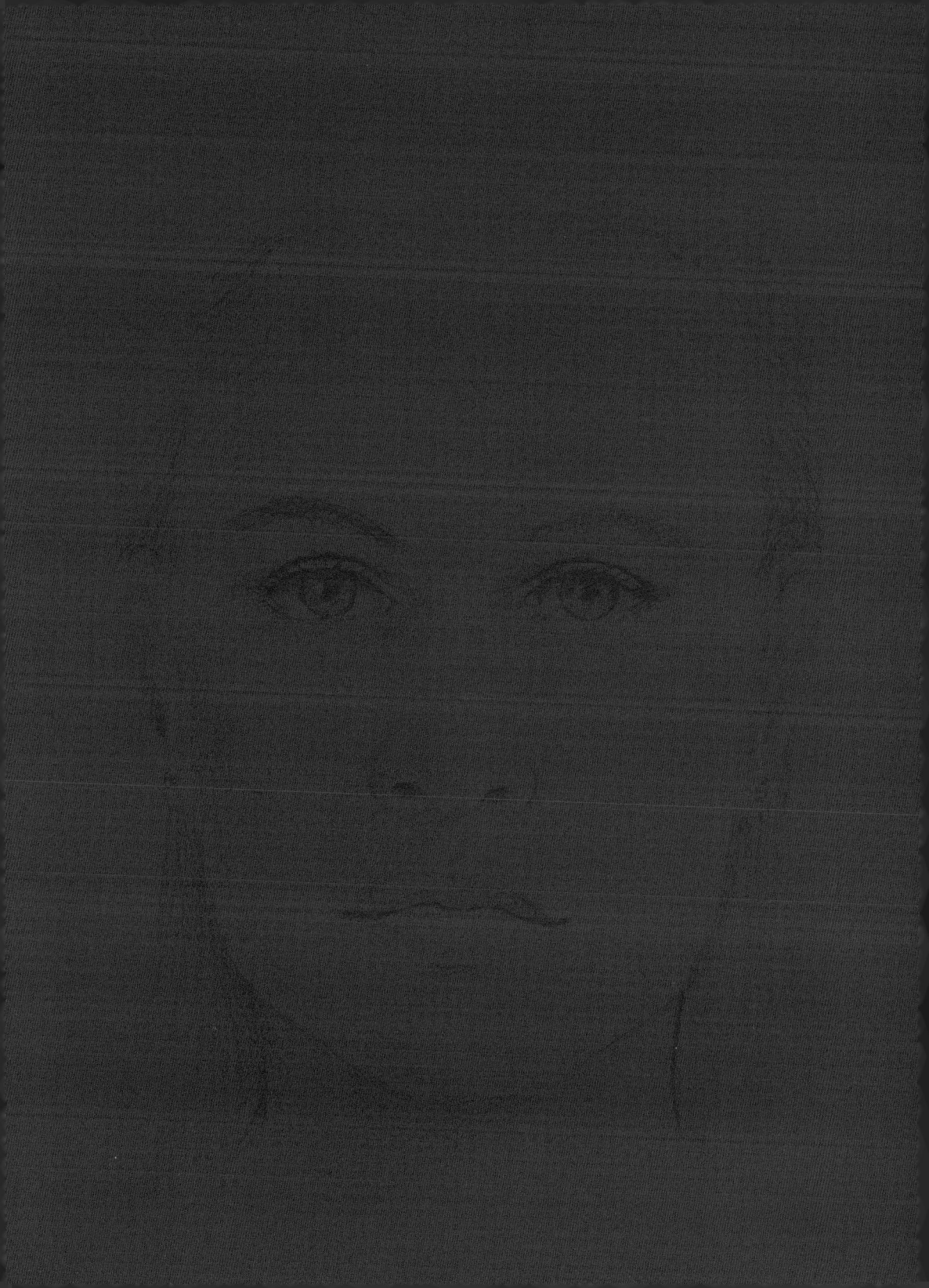

A análise da cor da pele

> Três coisas são necessárias para a beleza: integridade, harmonia e resplendor.
>
> James Joyce

Da mesma maneira que há uma relação entre os formatos e feições do rosto e a personalidade, a cor da pele também revela aspectos do temperamento. Johannes Itten (1888-1967) fez essa descoberta quando era professor de pintura na Escola de Arte Bauhaus, na Alemanha, em 1928.[31] Ele observou seus alunos durante os exercícios de pintura livre: cada um deles destacava uma determinada cor, que se relacionava com o próprio tom de pele. Itten era um dos maiores teóricos da cor e sabia que as cores expressavam emoções distintas. Notou, então, que a personalidade do aluno se manifestava nas cores que escolhia para pintar e no tom de sua pele.

A partir dessa observação, Robert Dorr (1905-1980) criou, na década seguinte, o *Color Key System* (sistema de chaves de cor), que identificava as cores em duas classificações: cores quentes e cores frias. Esse sistema também serve para harmonizar as cores entre si, e desde então tem sido usado em diversas indústrias, inclusive a cosmética, que começou a lançar produtos de tons variados, classificando-os como quentes ou frios. Isso foi um grande avanço para maqui-

---

[31] Johannes Itten. *The Art of Color* (Nova York: John Wiley and Sons, 1997).

ladores e coloristas, mas logo os profissionais perceberam que a diversificação das peles era muito maior.

Em 1942, a maquiladora e artista plástica Suzanne Caygill (1911-1994) realizou uma extensa pesquisa sobre a cor da pele. Identificou quatro categorias básicas, cada uma com oito tons diferentes, totalizando 32 tons de pele, que depois reproduziu em pinturas. Ela chamou esse sistema de *Color Harmony* (harmonia da cor) e batizou as quatro categorias com os nomes das estações. Na realidade, o *Color Harmony* é um desenvolvimento do *Color Key System*, porque continua classificando as cores como quentes ou frias, mas identifica dois tipos básicos de cada. Assim, primavera e outono são duas classificações distintas de peles quentes, e verão e inverno são as duas de peles frias.

Suzanne usou os nomes das estações porque achava que todas as peles se relacionavam com as cores da natureza. O frescor das peles vibrantes e douradas combinam com as cores da primavera, época das flores. As peles exuberantes, avermelhadas, se harmonizam com as cores do outono, a estação das folhas caídas. Peles rosadas combinam com as cores mais claras do verão, enquanto as peles amareladas ou pálidas vão bem com as cores frias e intensas do inverno.

Há uma relação entre o tom da pele, a cor natural do cabelo, a cor dos olhos e o temperamento da pessoa, embora o tom da pele não seja uma característica determinante, especialmente quando há uma mistura de muitas raças. Por exemplo, nem todo sanguíneo tem a pele do tipo primavera.

A seguir, relaciono as características de cada tipo de pele branca e de pele negra, descrevo como analisá-las e apresento a cartela de cores, que indica as melhores combinações. Essas cartelas de cores foram elaboradas de acordo com o princípio de que o tom de cada tipo de pele se harmoniza com certas cores e contrasta com outras, e que os contrastes anulam as características positivas da pele. Por exemplo, azuis puros tornam as peles primaveras amareladas, provocando um aspecto desagradável, como se a pessoa estivesse doente. Mas isso só ocorre quando a cor está diretamente sobre a pele.

Seguir as cores da cartela para cada tipo de pele é muito importante na coloração do cabelo e na maquilagem. Tons frios de coloração não se harmonizam com peles quentes quando usados como cor de fundo, que fica em contato direto com a pele – e vice-versa. Por isso, seguimos a "regra": cor quente com pele quente, cor fria com pele fria. Da mesma forma, batons de cores frias não se harmonizam com as peles do tipo primavera e outono, enquanto as peles verão e inverno não se harmonizam com batons de cores quentes. Cabeleireiros e maquiladores experientes conseguem usar cores contrastantes e criar efeitos bonitos em mechas e nas sombras. Isso é trabalhar com a harmonia policromática, mas a cor da base não pode, de modo algum, contrastar com a cor da pele.

As cores das roupas permitem muito mais liberdade. Embora continue sendo inapropriado que uma pessoa de pele primavera use um vestido ou um biquíni azul (puro), ela poderá usar peças em tons mais quentes de azul, como o azul-cinzento.

O efeito emocional de cada cor é de grande importância. Ao explicar as características de cada temperamento, relacionei cada um a determinada cor. O sanguíneo ao amarelo, o colérico ao vermelho, o melancólico ao azul e o fleumático ao roxo. Como Johannes Itten notou, cada pessoa vai preferir usar a cor do seu temperamento ao pintar um quadro, pois assim conseguirá se expressar melhor. Mas é provável que quase nunca usará essa mesma cor ao se vestir! O que parece contraditório tem a seguinte explicação: essa cor fará com que a pessoa se sinta desequilibrada, porque acentuará suas características inatas ou revelará os aspectos negativos do seu temperamento. Uma pessoa colérica se torna nervosa e irritada quando usa vermelho. O sanguíneo pode ficar dispersivo e excessivamente brincalhão de amarelo. O melancólico se torna apático e introvertido ao vestir roupas azuis, e o fleumático ausente, submisso e acomodado com as roxas.

Os antropólogos dr. Russell Hill e dr. Robert Barton, da Universidade de Durham, na Inglaterra, estão conduzindo uma pesquisa muito interessante sobre o efeito das cores nos seres humanos. A cor vermelha mais acentuada nos pelos ou na plumagem dos machos é vantajosa em muitas espécies do reino animal, pois torna o animal mais agressivo nas lutas. Os pesquisadores queriam saber se o mesmo se aplicava ao ser humano, e escolheram começar suas pesquisas nas Olimpíadas de 2004.[32] A análise dos resultados das lutas comprovou que os atletas de uniforme vermelho realmente tinham uma vantagem.

---

[32] Veja "A aplicação do visagismo em diversas áreas" no tópico Esportes.

Nas centenas de consultorias que prestei ao longo dos últimos anos, a maioria das pessoas diz que raramente usa roupas da cor correspondente ao seu temperamento, mesmo se tal cor se harmonize bem à cor de sua pele. Por outro lado, elas gostam que o cabelo seja dessa cor. Assim como outros visagistas, também notei que uma mudança da cor dos cabelos afeta as pessoas emocionalmente, de acordo com as características de cada cor.

Em busca do equilíbrio, as pessoas procuram usar as cores opostas à cor do seu temperamento. No entanto, as pessoas de temperamento quente geralmente têm peles quentes, do tipo primavera ou outono. Os melancólicos e fleumáticos tendem a ter peles frias, do tipo verão e inverno. Dessa maneira, é importante, por exemplo, que um colérico de pele quente, ao usar uma roupa azul, escolha um tom não muito frio. Do mesmo modo, o melancólico de pele fria não deve usar roupas vermelhas de tons muito quentes.

Além de saber o tom da sua pele e conhecer a cartela de cores relacionadas a ele, a pessoa também tem de levar em conta o próprio temperamento. Muitas se sentirão desconfortáveis ou até desequilibradas se seguirem cegamente a cartela de cores.

A classificação das peles brancas: estações

Primavera

As peles desse grupo pertencem à categoria de cores quentes, e sua tonalidade básica é um dourado-amarelado. É um tipo luminoso que, quando exposto ao sol, produz um bronzeado dourado. Pode ser confundido com o tipo verão, quando a pele é muito clara, ou com o tipo inverno, se não for muito luminosa, o que ocorre com pessoas com descendência árabe ou oriental.

É muito comum nos países mediterrâneos, especialmente na Itália, mas também entre muitos ingleses, franceses e portugueses claros. No Brasil, é encontrado com maior frequência no Sudeste e no Sul do país. A pele tipo primavera é associada ao temperamento sanguíneo. Portanto, se a pessoa for desse tipo, cuidado com vestimentas amarelas.

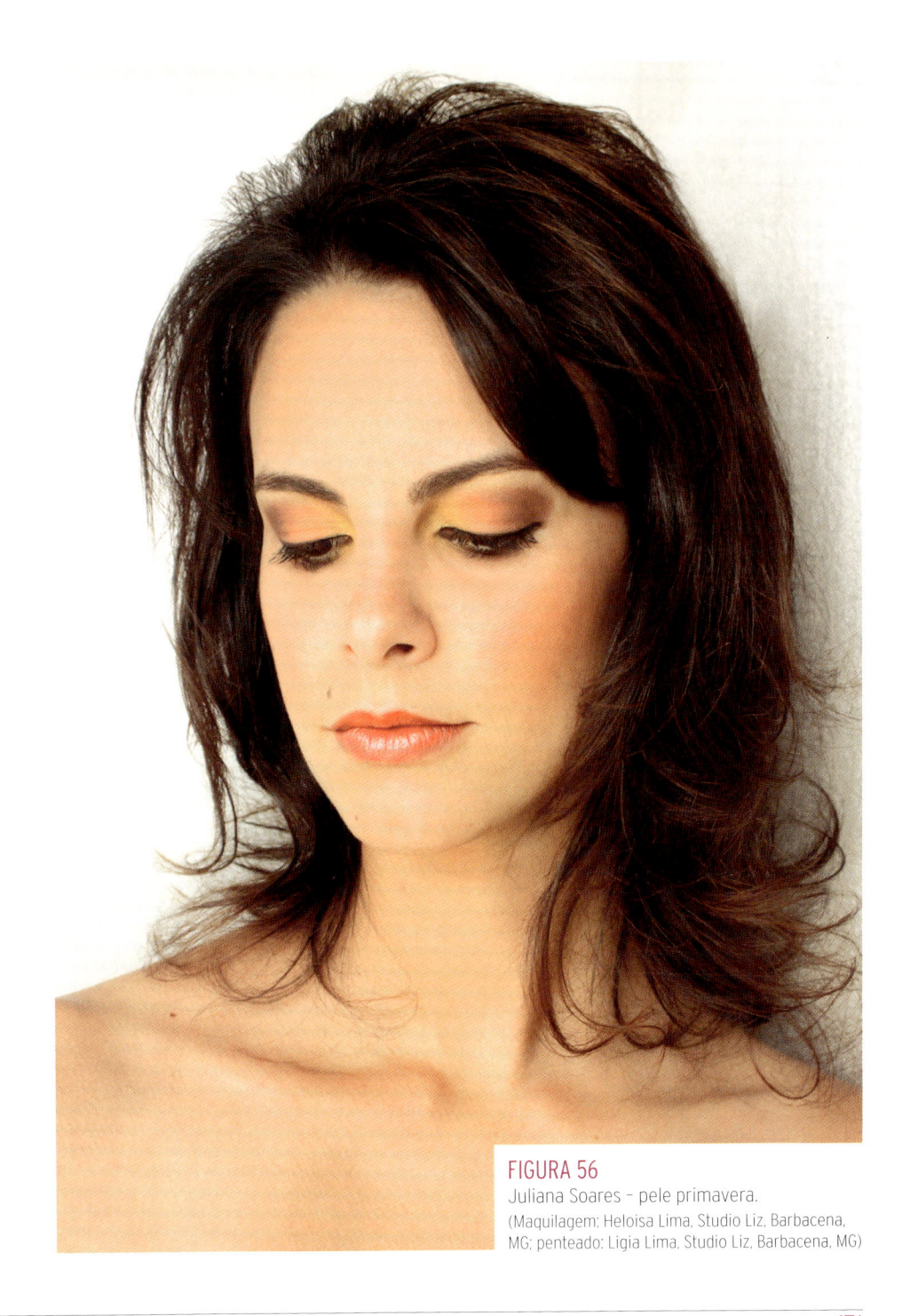

FIGURA 56
Juliana Soares - pele primavera.
(Maquilagem: Heloisa Lima, Studio Liz, Barbacena, MG; penteado: Ligia Lima, Studio Liz, Barbacena, MG)

O cabelo é naturalmente claro, tendendo para o loiro-dourado, mas também pode ser castanho-claro ou médio. Os olhos são claros – verdes, amarelados ou azuis – ou castanhos.

O tipo primavera combina melhor com acessórios e joias douradas. As cores mais favoráveis são luminosas, tenras e delicadas:

- todos os tipos de amarelo;
- verdes quentes: musgo, oliva, limão;
- marrons quentes amarelados, terra de siena natural (pinho);
- todos os tons de bege;
- marrons quentes avermelhados: terra de siena queimada;
- pêssego;
- rosa-chá;
- coral;
- rosa-alaranjado;
- vermelho-alaranjado;
- azul-lavanda.

Outono

A pele do tipo outono também é quente e da classificação dos avermelhados, com fundo verde-terra. É viva e caracterizada pelo terra de siena (ferrugem). As pessoas mais claras com esse tipo de pele, quando expostas ao sol, queimam-se facilmente, mas eventualmente conseguem se bronzear. As mais escuras adquirem um bronzeado avermelhado, tom de cobre.

Há dois tipos básicos de pele outono. O de pele clara, típico do irlandês ruivo, do *viking* escandinavo e dos eslavos do norte da Europa, especialmente Polônia e Rússia, geralmente tem sardas. O de pele mais escura é caracterizado pelo espanhol e muitos latinos de origem espanhola ou portuguesa. Ambos são associados ao temperamento colérico. Pessoas coléricas, com peles do tipo outono, devem evitar roupas vermelhas, apesar de combinarem bem esteticamente. Os claros podem ser facilmente confundidos com o tipo verão.

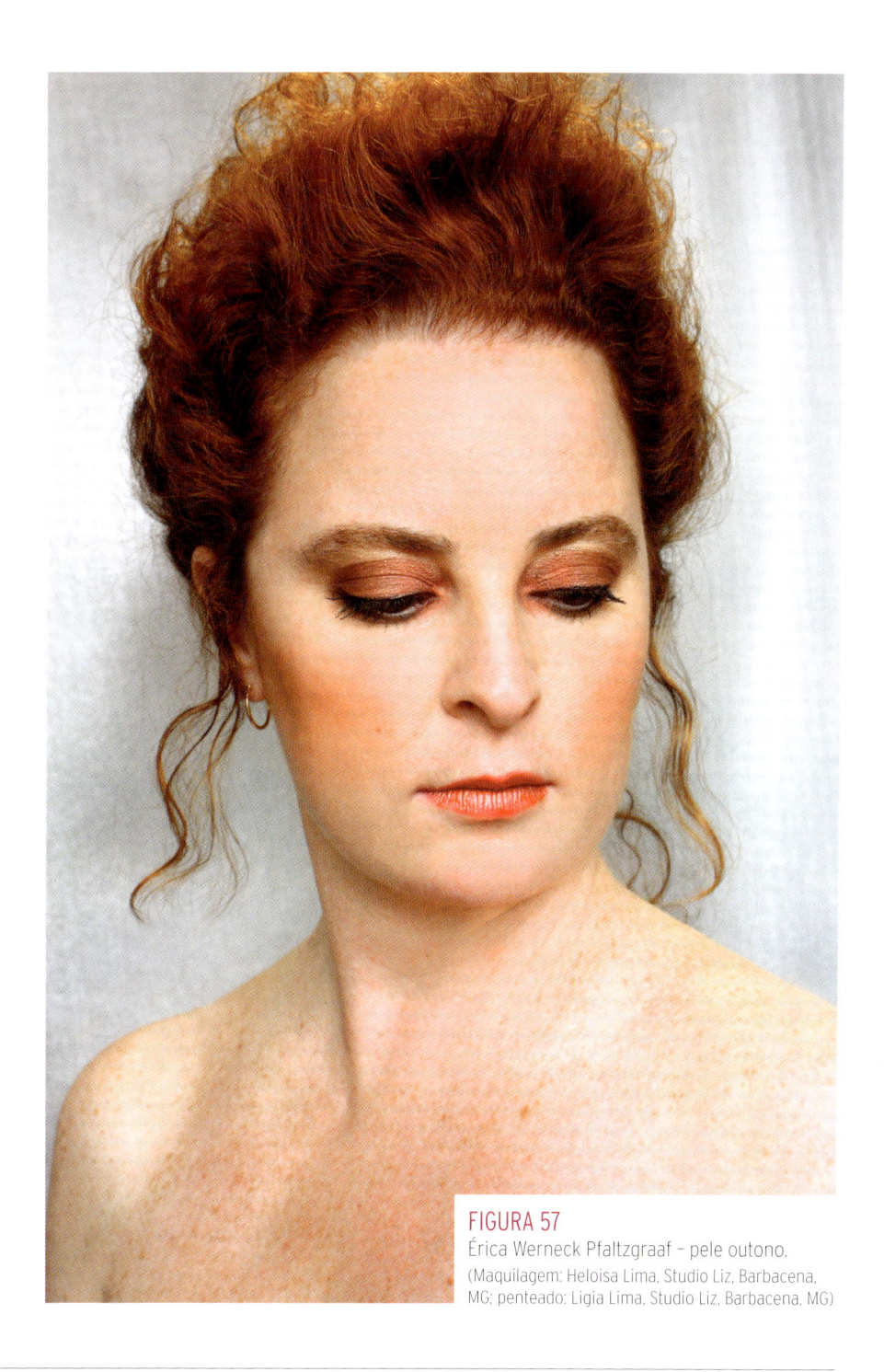

FIGURA 57
Érica Werneck Pfaltzgraaf – pele outono.
(Maquilagem: Heloisa Lima, Studio Liz, Barbacena, MG; penteado: Ligia Lima, Studio Liz, Barbacena, MG)

O cabelo das pessoas com pele tipo outono claro é naturalmente ruivo, loiro-avermelhado ou o castanho-claro ou médio. Seus olhos são claros, verdes, amarelados, azuis-cinzentos ou castanhos.

As pessoas com pele tipo outono escuro têm geralmente olhos castanhos-escuros. Ocasionalmente podem ser quase pretos. O cabelo é naturalmente castanho, claro ou médio, ou muito escuro, quase preto.

O tipo outono claro, que se aproxima do tipo verão, tem a grande vantagem de combinar com quase todas as cores, mas isso faz com que seja difícil identificá-lo. As peles mais escuras têm uma gama mais restrita de cores, basicamente avermelhadas e quentes:

- todos os vermelhos quentes – vermelho primário, cádmio e vermelho-alaranjado;
- amarelo-dourado;
- amarelo-alaranjado-brilhante;
- bege-escuro;
- cinzas avermelhados: terra de siena, cor de tijolo, ferrugem;
- verde-musgo;
- bronze;
- marrom-claro-amarelado;
- azul-cinzento (cor de *jeans*).

A pele outono fica melhor com acessórios e joias dourados.

Inverno

As peles do tipo inverno são frias e da categoria das amareladas, com fundo roxo. São opacas e pálidas e, expostas ao sol, escurecem, ficam manchadas e dificilmente se bronzeiam.

Muitos orientais e árabes têm esse tipo de pele, mas há também um tipo inverno mais claro, facilmente confundido com peles primavera ou verão, encontrado em países da Europa central. É uma pele sem brilho, opaca, associada

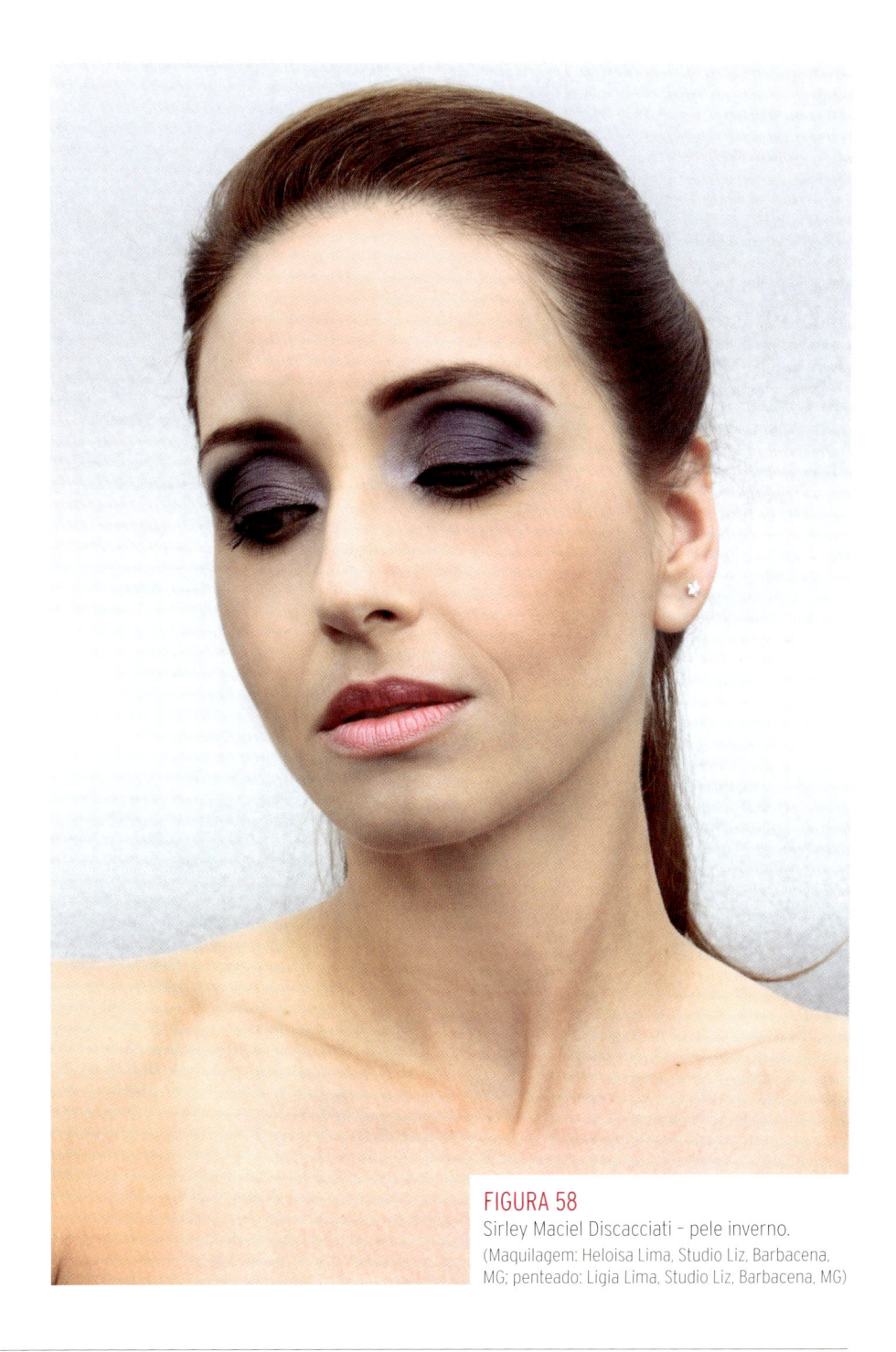

FIGURA 58
Sirley Maciel Discacciati - pele inverno.
(Maquilagem: Heloisa Lima, Studio Liz, Barbacena, MG; penteado: Ligia Lima, Studio Liz, Barbacena, MG)

ao temperamento fleumático. Pessoas fleumáticas com esse tipo de pele devem evitar usar roupas roxas, embora a cor combine bem.

Os olhos de pessoas com a pele inverno são geralmente escuros – preto, castanho, azul ou verde. O cabelo é naturalmente preto, castanho-médio, castanho-escuro ou marrom-escuro.

As cores que combinam com o tipo inverno são vivas e fortes, caracterizadas pelo azul puro, mas há alguns tipos de pele inverno que só combinam com cores neutras, como cinzas e marrons frios, ou cores neutralizadas:

- os vermelhos frios – carmim, vinho, magenta, pink intenso;
- todos os tons escuros de azul;
- todos os tons intensos de verde;
- todos os tons intensos de roxo;
- cinzas frios azulados, esverdeados e roxeados;
- marrons-escuros e frios (café, chocolate ou jacarandá).

As joias e os acessórios indicados são os prateados.

Verão

As peles do tipo verão são frias, delicadas e rosadas. Têm um fundo azulado e, expostas ao sol, queimam com facilidade, sem se bronzear.

Pessoas muito loiras, dos países nórdicos e do norte da Europa são, em sua maioria, do tipo verão. Na Inglaterra, esse tipo de pele é apelidado de "english rose" (rosa inglesa), por ter um tom semelhante às rosas claras rosadas, típicas do país. Pessoas com esse tipo de pele apresentam quase sempre fortes características do temperamento melancólico. Dessa maneira, devem evitar usar roupas em tons de azul, apesar de ser uma cor que harmoniza bem com sua pele.

Os olhos de pessoas com pele verão são geralmente claros e frios – em tons de azul, verde, azul-cinzento, violeta. Ocasionalmente podem ser castanho-claros ou cor de avelã. O cabelo também é naturalmente claro: loiro, loiro-claro, cinza-prateado ou castanho-claro.

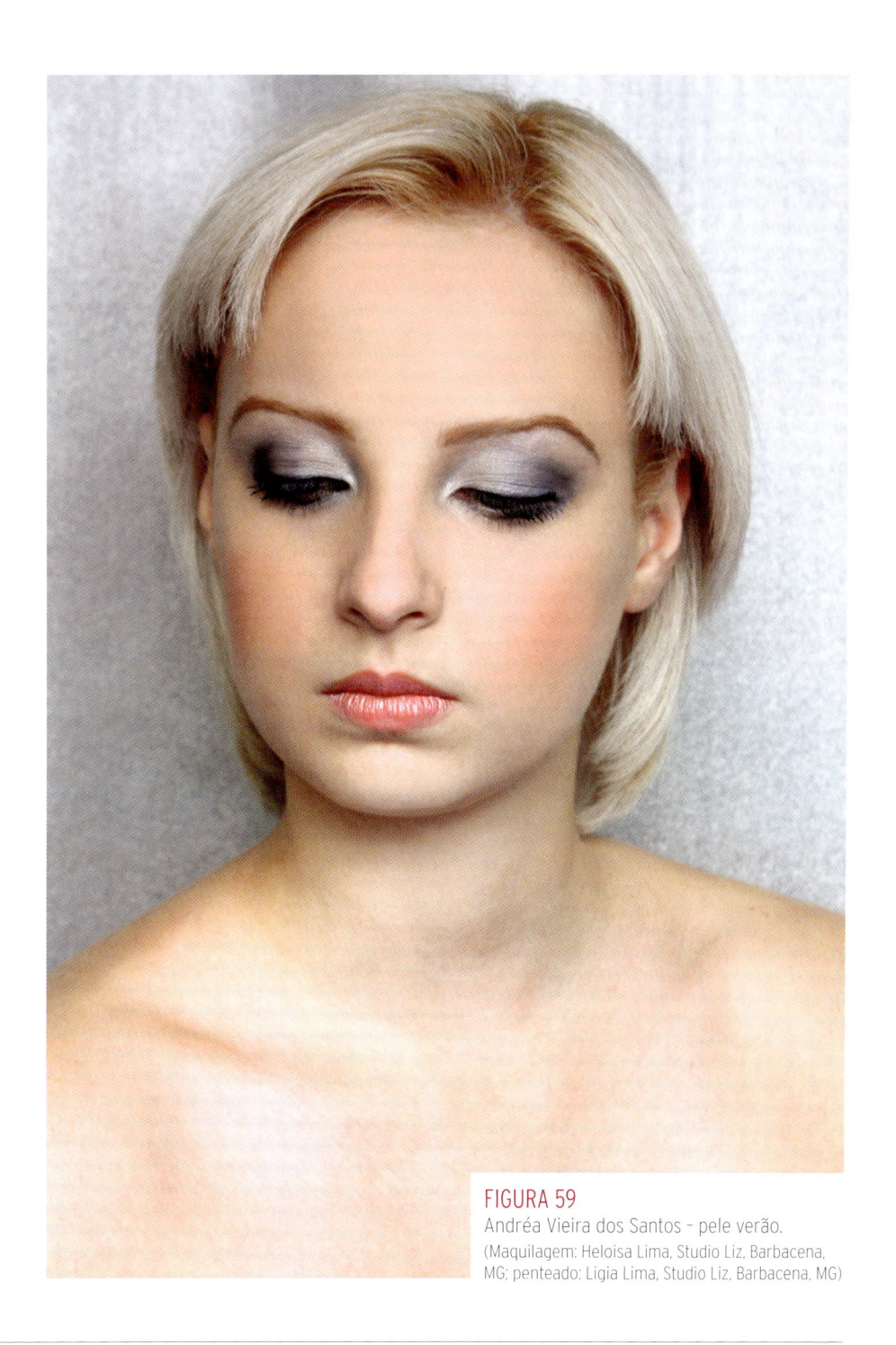

FIGURA 59
Andréa Vieira dos Santos - pele verão.
(Maquilagem: Heloisa Lima, Studio Liz, Barbacena, MG; penteado: Ligia Lima, Studio Liz, Barbacena, MG)

As peles do tipo verão vão bem com joias e acessórios prateados. As cores que se harmonizam com ele são suaves e delicadas, caracterizadas pelos tons pastel:

- todos os tons de rosa;
- todos os tons de azul-claro;
- todos os tons de verde-claro;
- cinza-pérola;
- magenta;
- framboesa;
- cereja;
- azul-cinzento;
- marrom-rosado;
- amarelo-claro;
- ameixa.

Cores muito escuras, como o preto, deixam as pessoas do tipo verão bastante pálidas, pois contrastam demasiadamente com a pele muito clara.

Cor superficial e cor de base

As peles têm uma cor superficial e uma cor de base. Na pintura, a cor da pele branca ou oriental é obtida misturando-se as cores laranja, amarelo ocre, terra de siena e branco, mas é a cor do fundo da tela que determina o tom da cor da pele. Os grandes mestres da Renascença, como Michelangelo, por exemplo, muitas vezes pintavam as suas figuras sobre um fundo verde-terra, um verde quente, para evidenciar tons avermelhados quentes. Essa é a maneira de pintar um tipo de pele outono. Quando se pinta sobre uma cor fria, o tom da pele se torna frio. A cor do fundo aparece nas sombras.

Esse fenômeno da pintura se repete nas pessoas: peles quentes têm uma cor de fundo quente – terra de siena natural, se for primavera; verde-terra, se for outono. Peles frias têm uma cor de fundo fria – azul, se for verão; roxo, se for inverno. Essas cores serão perceptíveis nas sombras do rosto.

É interessante notar que, numa pintura, a cor da pele não tem um aspecto natural quando a tela é branca, porque falta o tom que irradia do fundo, através da cor aparente.

As variações de tons de pele, dentro de uma mesma classificação, são o resultado das diversas possibilidades de mistura das cores básicas e da intensidade da cor do fundo. Há uma grande diferença, por exemplo, entre uma pele que contém muito terra de siena, sobre um fundo verde-terra, e outra que contém mais branco, mas também tem um fundo verde-terra. Ambas serão do tipo outono, mas a primeira será bem mais escura e exótica do que a segunda, que se aproxima de uma pele do tipo verão.

Para resumir, veja a tabela abaixo.

Tabela Tipos de peles brancas

ESTAÇÃO	TEMPERATURA	COR SUPERFICIAL	COR DE BASE
PRIMAVERA	QUENTE	AMARELO	TERRA DE SIENA NATURAL
OUTONO	QUENTE	VERMELHO	VERDE-TERRA
VERÃO	FRIA	VERMELHO	AZUL
INVERNO	FRIA	AMARELO	ROXO

A classificação das peles negras

As peles negras são muito variadas. Vão desde as mais claras, que são acinzentadas, passando por claras amareladas, mais escuras avermelhadas, até o muito escuro, azulado. Também são classificadas em tipos frios e tipos quentes.

Os primeiros estudos sobre as cores de pele em relação à imagem pessoal foram feitos na Europa e nos Estados Unidos no início do século XX. Nessa época, a maioria da população desses locais era de raças caucasianas, caracterizadas pela pele clara, popularmente chamada de branca. Há poucos estudos sobre a cor de pele dos dois outros grupos de raças, o mongoloide, de pele "amarela" e o negroide, de pele "negra".

As peles amarelas dos orientais e indígenas contêm a mesma composição de cores que as peles brancas, com maior teor de amarelo. Em comparação com as peles brancas e negras, há muito menos variação. Quase sempre são frias, do tipo inverno; ocasionalmente, do tipo primavera ou outono. Pessoalmente, não conheço ninguém dessas raças com pele do tipo verão.

As peles negras contêm outras cores na sua composição, além da cor de base. Por isso, não se pode analisar a pele negra usando o sistema das estações. Por ser mais escura, a pele negra pura contém, na sua mistura de cor, mais terra de siena e pouco, ou nada, de branco, que só aparece nas áreas de brilho. Todas as peles negras puras são de algum tipo de marrom, variando desde um marrom-dourado a um marrom-azulado muito escuro. As peles mais escuras contêm verde ou azul. Nas peles mais claras, de pessoas com mais miscigenação, há mais branco, o que pode resultar num tom neutro e, em alguns casos, numa cor cinzenta.

Jean Patton[33] descobriu 38 tons diferentes de peles negras, que ela classificou em seis grupos básicos. Na sua classificação há dois grupos de peles quentes, dois de peles frias e dois de peles neutras. Os nomes que ela deu aos grupos são derivados de nomes de regiões, ritmos musicais e temperos.

Nilo

O tipo nilo, que ganha seu nome do rio africano, é neutro, com tendência a ser frio, muito claro, aproximando-se da cor de marfim. O fundo é azul-claro cinzento, mas apesar disso não tem muita semelhança com a pele tipo verão. As peles do tipo nilo correspondem ao temperamento melancólico.

---

[33] Jean Patton, *Color to Color: Guide for the Woman of Color to a Rainbow of Fashion & Beauty* (Nova York: Fireside Books, 1991).

FIGURA 60
Monick Leandra Simões Machado
- pele nilo.
(Cabelo: Ligia Lima, Studio Liz, Barbacena, MG; maquilagem: Heloisa Lima, Studio Liz, Barbacena, MG)

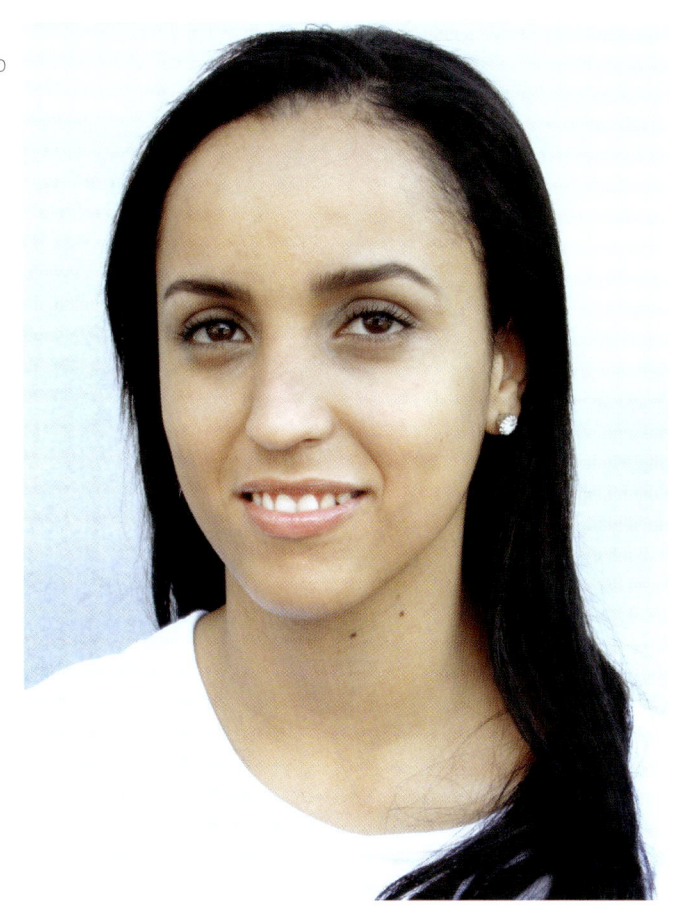

Não se nota a ascendência negra em muitas pessoas com esse tipo de pele. É uma pele clara e fria, com variação das seguintes cores: cremoso-rosado, chocolate-branco, bege, marrom-rosado e marfim. Os olhos podem ser cinzentos, esverdeados, azulados ou castanho-claros. O cabelo é castanho-claro ou médio, ou acinzentado. Esse tipo de pele não é muito comum, especialmente no Brasil.

Essa pele combina somente com cores claras ou neutras frias, como cinza-azulado, ou marrom-esverdeado-claro. As cores escuras ficam muito contrastadas, tornando a pele mais pálida e opaca.

Recomendam-se acessórios e joias prateados.

Blues

O *blues* – nome do gênero musical, conhecido por suas canções tristes e lentas – batiza um tipo de pele de fundo azul e muito escura, quase negra, fria. A pele do tipo *blues* corresponde ao temperamento fleumático.

Os olhos são de um marrom muito escuro, quase preto, e o cabelo é preto, marrom-escuro ou acinzentado-escuro. Por causa da miscigenação, é cada vez mais raro encontrá-lo fora dos países do oeste da África, como a Nigéria e o Congo.

As cores frias, vivas, puras e contrastantes, com predominância para o azul, o verde e o carmim, combinam espetacularmente com este tipo de pele.

Recomendam-se acessórios e joias prateados.

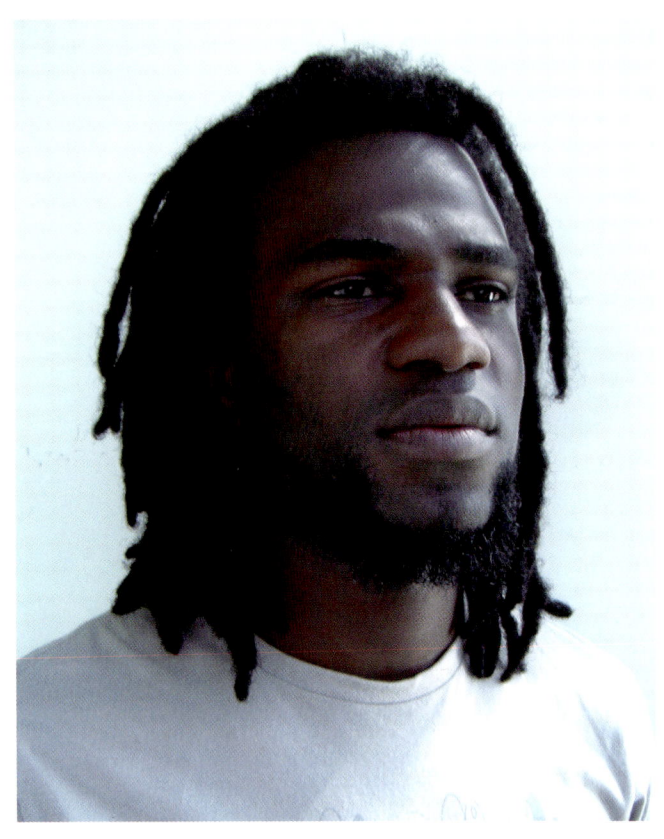

FIGURA 61
Sergio Luis da Silva Jr. - pele *blues*.
(Cabelo: Sergio Jr., Etnia Brasil, São Paulo)

Jazz

O tipo *jazz* é escuro, da cor de chocolate ou café, mas não tanto quanto o tipo *blues*. Seu fundo verde torna-o frio. Seu nome deriva do gênero musical que alterna movimentos rápidos e lentos, com muita improvisação. Corresponde ao temperamento melancólico-colérico.

Os olhos são marrons-escuros ou pretos, e o cabelo é preto, marrom-médio ou escuro, ou cinza-azulado. É encontrado em todas as regiões da África.

Cores frias, vivas, puras e contrastantes, com predominância para o magenta e o roxo, combinam com a pele do tipo *jazz*.

As joias e os acessórios podem ser de qualquer tipo, prateados ou dourados.

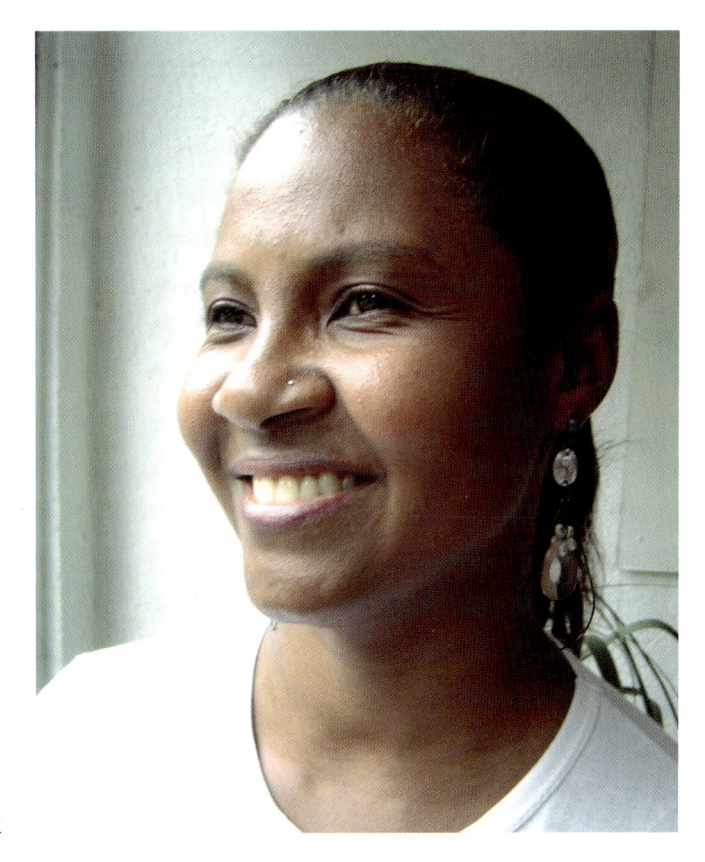

FIGURA 62
Solange Souza Silva - pele *jazz*.

Saara

O tipo saara corresponde à cor do deserto do mesmo nome, um amarelado claro neutro, com tendência a frio. Tem um fundo roxo e se assemelha a algumas peles do tipo inverno. Essa pele é resultado de uma mistura de raças, e corresponde ao temperamento sanguíneo-melancólico.

Os olhos são geralmente marrom-amarelados ou esverdeados, mas também podem ser castanhos e até azuis. O cabelo é castanho ou marrom-claro, loiro--escuro ou ruivo-médio. Esse tipo de pele, típico dos países árabes da África, como Tunísia e Marrocos, é encontrado em muitos brasileiros.

As cores frias que combinam com esse tipo de pele são semelhantes às da pele inverno, porém menos intensas e mais neutras, com predominância para roxo, magenta, amarelos-claros, verdes-claros e vários tons de bege.

Recomendam-se acessórios e joias prateados.

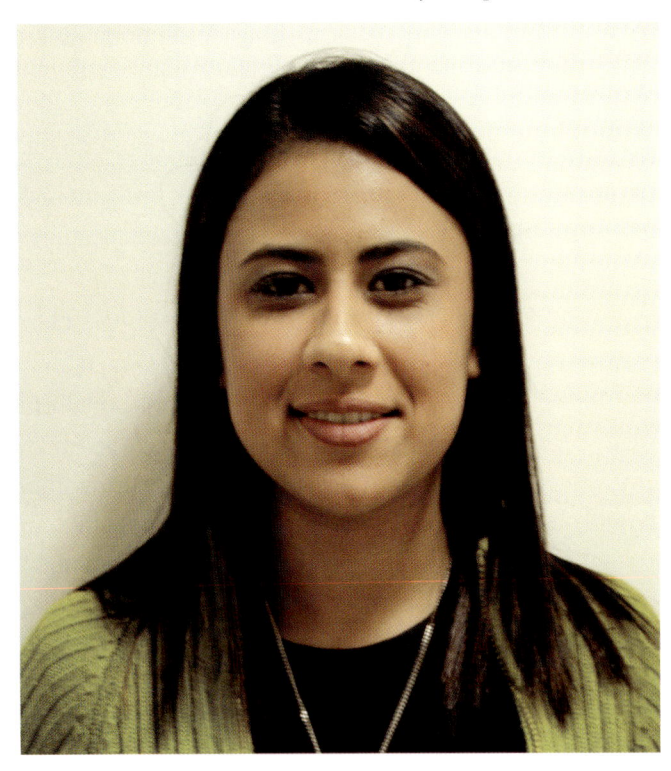

FIGURA 63
Bruna Alessandra de Souza – pele saara.
(Cabelo: Elton Mattos, Studio Ph, São Paulo)

Calipso

A pele do tipo calipso – um ritmo musical caribenho, alegre e agitado – é quente, dourada, com fundo terra de siena natural, semelhante à pele primavera, mas mais escura. Corresponde ao temperamento sanguíneo.

É uma pele vibrante e luminosa, de tom médio, com características quentes. Sua cor base é o terra de siena natural, levemente dourada, e parece estar constantemente bronzeada. Os olhos são pretos, castanhos, marrom-amarelados ou marrom-esverdeados, mais escuros do que claros. O cabelo é preto, castanho--médio ou escuro, ou ruivo-escuro. É um tipo de pele muito bonito, mas raro, encontrado somente entre os povos do leste da África e em alguns dos seus descendentes.

O tipo calipso combina com quase todas as cores quentes, mas especialmente com as luminosas, em que predominam o amarelo-dourado, e os tons

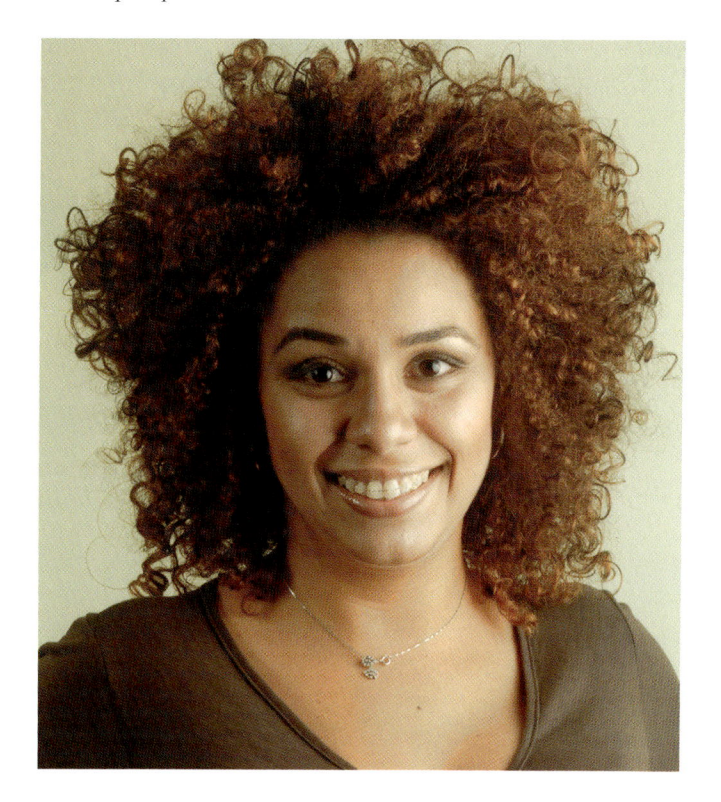

FIGURA 64
Vivian Esteves Miranda – pele calipso.

quentes de rosa, como salmão, coral e pêssego, tanto na roupa quanto no cabelo ou na maquilagem.

Os acessórios e as joias mais recomendados são os dourados.

Spike

A pele do tipo *spike*, que significa "temperado com condimentos quentes e apimentados", é avermelhada, com fundo verde-terra. É semelhante às peles mais escuras, do tipo outono, e corresponde ao colérico.

No Brasil, a pele do tipo *spike* é encontrada facilmente. Os olhos são castanho-escuros, pretos ou esverdeados. O cabelo é preto, castanho-médio ou escuro, ruivo-médio ou escuro, vermelho ou cinza.

Ela se harmoniza basicamente com as cores avermelhadas e alaranjadas, vivas e quentes, e com as mesmas que combinam com a pele outono.

Os acessórios e as joias mais apropriados são os dourados.

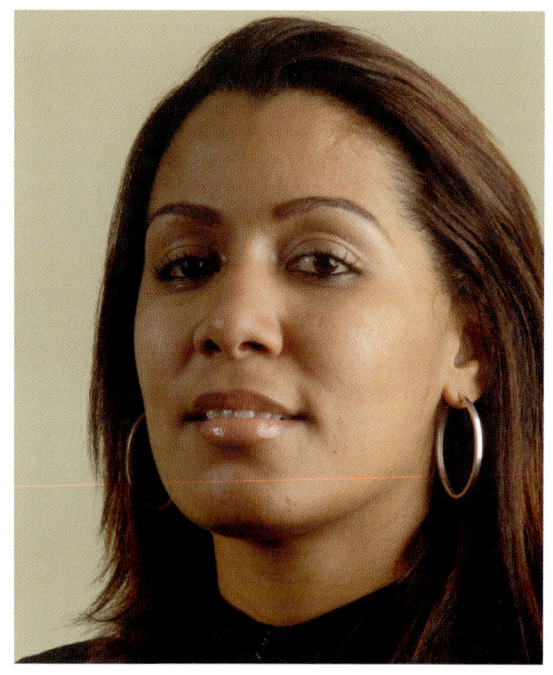

FIGURA 65
Cláudia Araújo - pele *spike*.

As cores que combinam com os diferentes tipos de pele branca também combinam basicamente com as correspondentes peles negras.

A tabela abaixo mostra a composição de cores de cada tipo de pele negra.

Tabela **Tipos de peles negras**

TIPO DE PELE	TEMPERATURA	COR SUPERFICIAL	COR DE BASE
CALIPSO	QUENTE	AMARELO	TERRA DE SIENA NATURAL DOURADA
SPIKE	QUENTE	VERMELHO	VERDE-TERRA
SAARA	NEUTRA	AMARELO	ROXO
NILO	NEUTRA	MARFIM	AZUL
JAZZ	FRIA	CHOCOLATE	VERDE
BLUES	FRIA	NEGRO	AZUL

Como analisar a cor da pele

A capacidade de perceber nuanças sutis de cores é um dos atributos da inteligência visual, mas não o único. Essa sensibilidade é provavelmente inata;[34] ou seja, não é algo que se possa obter por meio de treino. Na minha experiência de 25 anos como arte-educador, constatei que poucas pessoas conseguem discriminar sutis diferenças cromáticas. De fato, há muitos artistas plásticos bons que não são bons coloristas, mas compensam essa deficiência com excelente senso rítmico e linear ou formal e espacial, por exemplo. Da mesma maneira, há profissionais de beleza que são excelentes estilistas, mas não têm muita habilidade para a colorimetria.

---

[34] Não há um consenso sobre esse assunto, se essa sensibilidade pode ser estimulada na infância, ou se é inata. Porém, depois da idade adulta, não é possível adquiri-la.

Várias indústrias exigem a capacidade de discernir diferenças tonais. Candidatos a cargos na seção de controle de qualidade da pintura de veículos e funcionários de gráficas, por exemplo, são submetidos a testes específicos. Um desses é o teste *farnsworth-munsell*, no qual é exigido que se coloque, na ordem, diversas gradações de cores. Quem deseja trabalhar com a cor precisa dominar certo grau dessa sensibilidade tonal. Mesmo assim, algumas pessoas habilidosas têm dificuldade de identificar certas peles. Por isso, não aconselho a confiar numa análise a olho nu: sempre confirme a sua primeira impressão.

A análise da cor da pele é feita comparando-se a pele com cartões ou panos, de cores diferentes. O que se busca é identificar as cores que harmonizam melhor com o tom de pele e fazem com que sua cor apareça melhor. Identifique, em primeiro lugar, a cor superficial – amarelada ou avermelhada nas peles brancas; amarelada, avermelhada, ou marrom-escuro nas peles negras. Observe as sombras, especialmente ao redor dos olhos, para tentar identificar o tom do fundo.

A análise pode ser prejudicada por diversos fatores. Lembre-se de que a luz reflete a cor de um objeto quando incide nele. Portanto, as cores de paredes e pisos coloridos serão refletidas e mudarão o tom da pele. A cor do cabelo e de roupas também altera a percepção da cor da pele.

Outro fator é a luz, que é classificada de acordo com sua temperatura e sua fidelidade de reprodução da cor. A temperatura da cor é medida em graus Kelvin (°K). A luz entre 5000 e 6000 °K é igual à luz do Sol, portanto neutra. A luz com índice abaixo de 5000 °K é amarelada, quente e suave; acima de 6000 °K, é azulada, fria e vibrante. No início do dia e no final da tarde, a luz natural é amarelada (3400 °K); nessas horas, será difícil fazer uma avaliação correta. Se a luz for artificial, as lâmpadas devem ser de um tipo que não altere as cores. O índice IRC (índice de reprodução da cor) deve ser o mais próximo a 100, equivalente ao IRC da luz do Sol, e a temperatura deve ser neutra. Há lâmpadas especiais, que nada interferem na percepção da cor, que são as mais indicadas para um salão de beleza, especialmente nas áreas de química e de maquilagem. Misturar luzes quentes e frias não neutraliza a luz, nem garante uma reprodução fiel das cores. Por isso, é importante consultar um especialista em iluminação no momento da montagem do salão.

A análise da cor da pele deve acontecer idealmente num local de luz neutra e piso e paredes claros, de cor neutra. O cabelo e as roupas do cliente devem estar cobertos por um tecido de cor neutra, preferivelmente preto, bege ou branco. A pessoa também não deve estar maquilada.

Quando se conhece a composição das cores da pele e a teoria da cor, fica mais fácil entender como analisar a pele de uma pessoa. As cores são classificadas de diversas maneiras. Primeiro, classifica-se a cor pela pureza do pigmento. Os puros, ou *saturados*, que não contêm misturas, são chamados de pigmentos primários. A mistura de duas primárias é classificada como cor secundária e as que contêm mais de duas primárias são classificadas como terciárias. As terciárias são cinzas cromáticos, cinzas produzidos pela mistura de cores primárias e secundárias complementares ou por duas secundárias. As cores complementares se localizam em pontas opostas da estrela de cor de Itten (mais conhecida no Brasil como estrela de Oswald).[35]

As cores também são classificadas de acordo com sua luminosidade, numa escala de 0 a 10. O preto puro, que não contém luz (portanto, tecnicamente, não é "visto"), é 0. O branco puro, que é luz, é 10. O amarelo é a cor primária mais luminosa; o azul, a mais escura. A classificação das tinturas de cabelo é feita de acordo com a luminosidade do pigmento da tintura.

Para a análise da cor da pele, a classificação de cor mais importante é de sua temperatura. As cores se dividem em *frias* e *quentes*. As cores quentes são o amarelo, o laranja, e o vermelho alaranjado (vermelho cádmio). As cores frias são o azul, o magenta, o verde e o roxo. Os cinzas cromáticos também são quentes ou frios, dependendo da cor predominante.

Lembre-se de que os marrons são cinzas cromáticos. Ou seja, há marrons quentes e marrons frios. Isso é determinado pela composição de cores primárias

---

[35] Para informações mais detalhadas sobre a teoria da cor, veja *Visagismo: harmonia e estética* de Philip Hallawell (São Paulo: Senac São Paulo, 2003).

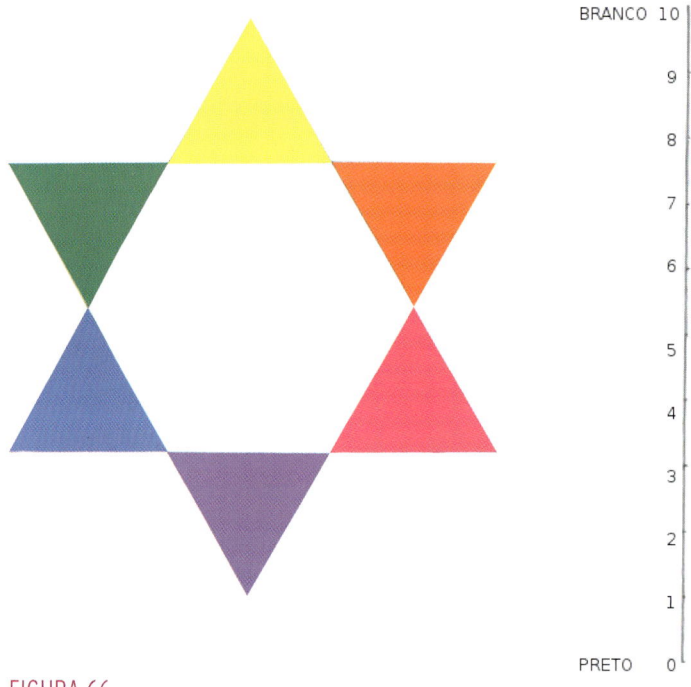

FIGURA 66
Estrela de Itten.

FIGURA 67
Escala de luminosidade.

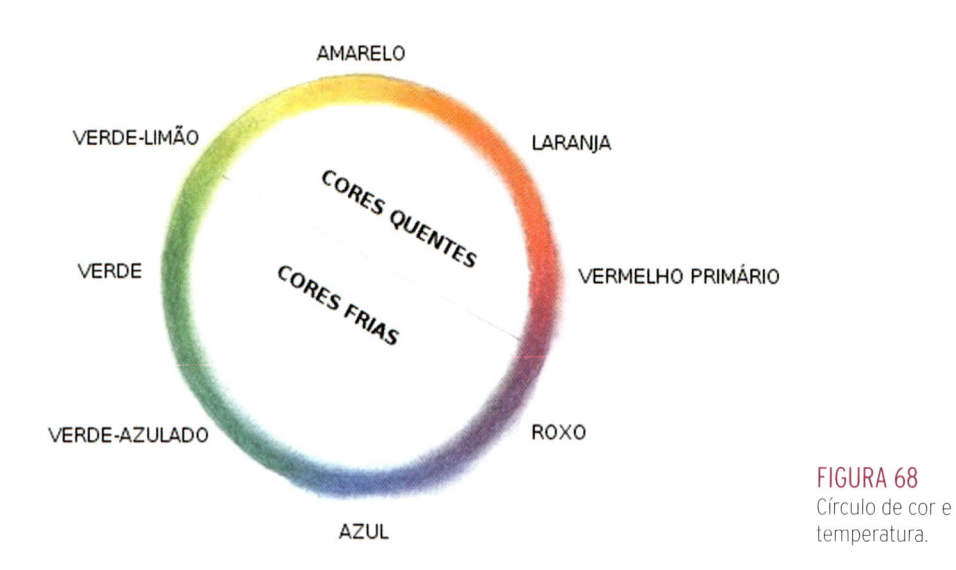

FIGURA 68
Círculo de cor e temperatura.

e secundárias em cada tipo de marrom. Mais cores quentes indicam uma cor quente, e vice-versa. Portanto, os marrons-avermelhados, alaranjados e amarelados são quentes. Os marrons mais escuros contêm verde e às vezes azul – portanto, são frios.

É importante anotar que uma cor é neutralizada por sua cor complementar. Por exemplo, se um pouco de verde, uma cor fria, for adicionado ao vermelho primário (magenta puro), uma cor quente, um vermelho menos quente é criado, que combinará com certas peles frias. A cor de vinho, fúcsia e carmim são exemplos de vermelhos "frios". As cores quentes também são esfriadas com a adição de branco. Por isso, o cor-de-rosa é frio.

Inversamente, uma cor fria pode ser esquentada se adicionada a ela sua cor complementar – laranja ao azul, vermelho ao verde, ou amarelo ao roxo. O verde-terra, mencionado anteriormente, é obtido adicionando-se terra de siena, um marrom-avermelhado quente, ao verde; então, é um verde quente.

A cor das peles caucasianas (brancas) e mongoloides (amarelas) é formada, como vimos anteriormente, por amarelo ocre, laranja e terra de siena, todas cores quentes, mais o branco, uma "cor"[36] fria, e mais sua cor de base, que pode ser quente ou fria. Alguns tipos de pele negra contêm azul ou verde. Basicamente, as peles quentes têm uma cor de base quente, enquanto as peles frias têm uma cor de base fria, podendo conter cores frias na sua composição. As peles frias se harmonizam com cores frias, enquanto as peles quentes combinam melhor com cores quentes.

De acordo com minha experiência, a análise da cor da pele torna-se mais fácil com a ajuda de cartolinas retangulares pintadas, do tamanho da boca, do que com panos (uma constatação posterior à edição do meu primeiro livro). As principais vantagens das cartolinas são: o olhar é concentrado numa região pequena, diminuindo a interferência de outras cores sobre a percepção; pintar a cartolina é o modo mais prático e fácil de se obter a cor correta para a análise.

---

[36] O branco é acromático, o que significa que é um pigmento que não contém cor. Por isso, não pode ser chamado de uma cor; na realidade, o branco puro é a luz.

Para a análise das peles brancas, será preciso preparar seis cartolinas, com as seguintes cores: branco, bege, cor de pêssego, cor de tijolo, cor-de-rosa e fúcsia. Veja na tabela abaixo como obter esses tons, a partir de tintas acrílicas. O ideal é usar o papel tela, que é grosso e resistente e não altera as cores. Comprando somente as três cores primárias, azul-ciano, amarelo e magenta, mais branco, será possível obter todas as cores.[37]

Para a análise das peles negras, são necessários vários tons de amarelo e vermelho: cor de pêssego, amarelo ocre, amarelo primário (dourado), amarelo-alaranjado, laranja, vermelho-alaranjado, vermelho primário, cor-de-rosa, carmim e cor de vinho.

Tabela Mistura de cores

COR	MISTURA
Branco	A cor do papel, desde que não seja amarelada
Bege	Muito branco, misturado com um pouco de amarelo e um pingo de roxo (azul com magenta)
Pêssego	Muito branco, com um pouco de laranja amarelado
Tijolo	Laranja claro com um pouco de roxo (azul e magenta)
Rosa	Muito branco, com um pouco de vermelho primário
Fúcsia	Vermelho primário
Ocre	Amarelo primário, com um pouco de roxo (azul e magenta)
Carmim	Vermelho primário, com um pouco de roxo (azul com magenta)
Vinho	Carmim, com um pouco de verde (azul e amarelo)

Existem três passos para classificar o tipo de pele de uma pessoa: descobrir seu tom, a temperatura e a estação. Como é importante não haver interferência da cor do cabelo e da roupa, cubra-os com tecidos de cores neutras antes de iniciar o teste.

---

[37] Nas lojas especializadas, procure por marcas que denominam as tintas de azul primário, amarelo primário e vermelho primário.

1º Descobrir o tom da pele

Este passo é simples, mas fundamental. Veja se a tez é clara (branca) ou escura (negra). Algumas peles negras, como o tipo nilo, são facilmente confundidas com peles brancas, mas têm características bem diferentes.

2º Descobrir a temperatura da pele

Primeiro, aproxime da pele uma amostra de cor branca e outra de bege. Peles frias combinam melhor com o branco, enquanto peles quentes combinam melhor com o creme. As peles neutras combinam com ambos. Esse teste se aplica a todos os tipos de pele.

3º Descobrir a estação da pele

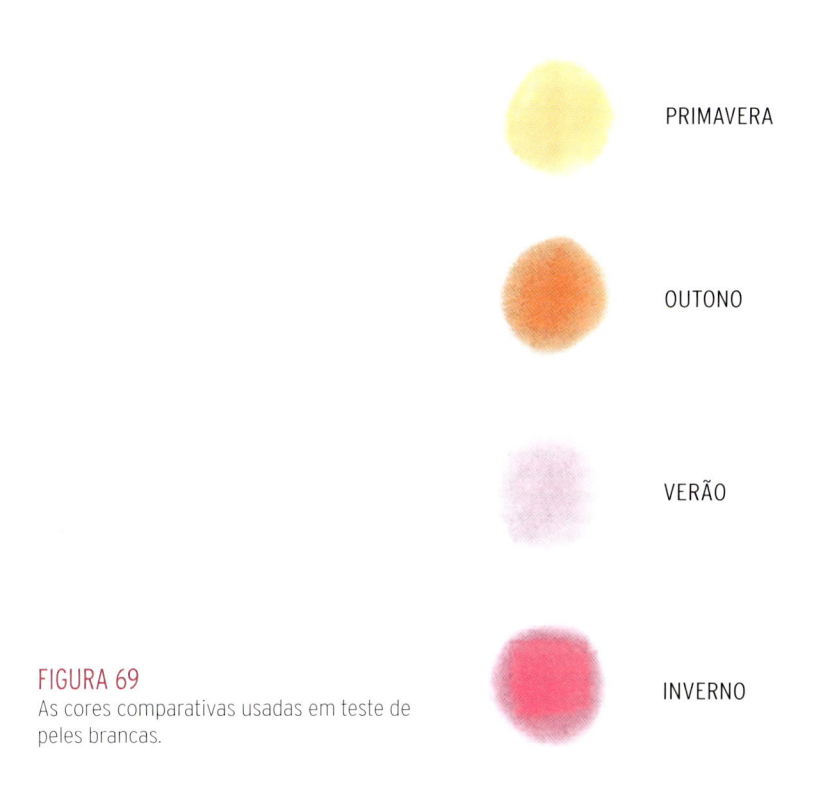

PRIMAVERA

OUTONO

VERÃO

INVERNO

FIGURA 69
As cores comparativas usadas em teste de peles brancas.

Tabela Cores usadas no teste de peles brancas

CORES PARA ANALISAR AS PELES QUENTES	Cor de pêssego	
	Cor de tijolo médio	
CORES PARA ANALISAR AS PELES FRIAS	Cor-de-rosa	
	Fúcsia	

Peles quentes brancas

Se a pele é quente e branca, compare-a com a cor de pêssego e a cor de tijolo.

- *Primavera*: a pele é primavera quando a cor de pêssego combina melhor, enquanto a cor de tijolo deixa uma aparência muito severa e envelhece a pessoa.
- *Outono*: a pele é outono quando a cor de tijolo fica melhor e a cor de pêssego deixa a pele muito apagada.

Peles frias brancas

Se a pele é fria e branca, compare-a com o rosa e o fúcsia.

- *Verão*: a pele é verão quando o rosa combina melhor, enquanto o fúcsia a endurece.
- *Inverno*: a pele é inverno quando o fúcsia tem melhor harmonia, e o rosa fica muito claro.

Um teste mais completo é feito usando vários cortes de panos de diversas cores. É preciso dois cortes de cada cor, sendo um de cor quente e outro de cor fria, de acordo com a tabela abaixo. Veja que o amarelo "frio" contém um pouco de verde, enquanto o vermelho "frio" contém um pouco de azul. Por outro lado, o azul "quente" e o verde "quente" contêm um pouco de vermelho.

Tabela Cores quentes e frias

COR QUENTE	COR FRIA
Amarelo-dourado	Amarelo-limão ou ocre
Vermelho-alaranjado	Fúcsia ou *pink*
Laranja	Laranja neutralizado com azul
Verde-musgo	Verde-esmeralda
Azul-queimado com laranja (*jeans*)	Azul
Roxo-queimado com amarelo	Roxo-azulado
Marrom-avermelhado	Preto

Compare, sucessivamente, os dois tons de cada cor, colocando os panos em volta do pescoço do cliente. Você perceberá que as peles frias sempre combinam melhor com as cores frias e as peles quentes, com as cores quentes, e que uma das cores combina melhor com a pele do que todas as outras. O amarelo-dourado é que melhor combina com o tipo primavera, o vermelho-alaranjado com o tipo outono, o azul com o tipo verão e o roxo com o tipo inverno. Esse teste é indicado para consultores de imagem, mas não é prático para quem trabalha num salão de beleza.

Para analisar as peles negras, além da cartela para as peles claras, são precisos alguns outros tons de vermelhos e amarelos, de acordo com a seguinte tabela.

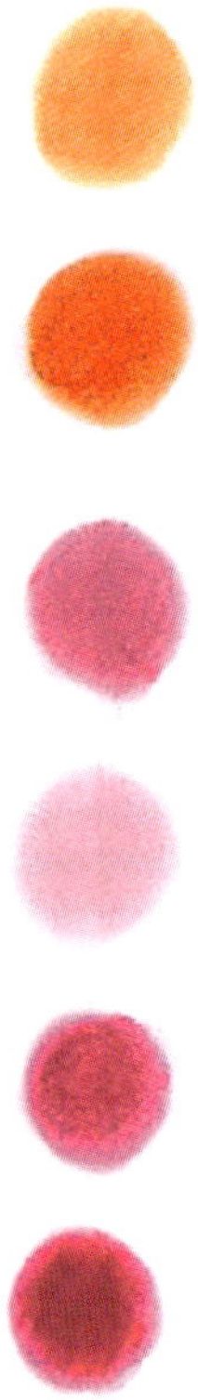

CALIPSO

SPIKE

SAARA

NILO

JAZZ

BLUES

FIGURA 70
As cores comparativas usadas no teste de peles negras.

Tabela Cores usadas no teste de peles negras

CORES PARA ANALISAR AS PELES QUENTES	Amarelo-dourado Cor de tijolo escuro (avermelhado)	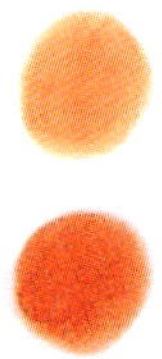
CORES PARA ANALISAR AS PELES NEUTRAS	Fúcsia Cor-de-rosa	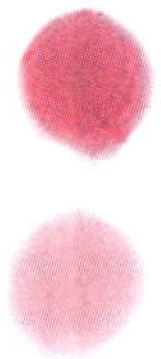

(cont.)

CORES PARA ANALISAR AS PELES FRIAS	*Pink* ou fúcsia	
	Vermelho-roxo ou cor de vinho escuro	

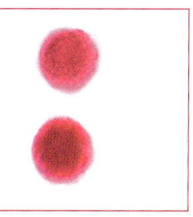

Peles quentes negras

- *Calipso*: a pele é calipso quando combina melhor com o amarelo-dourado.
- *Spike*: a pele é *spike* quando combina melhor com cor de tijolo escuro.

Peles neutras negras

- *Saara*: a pele é saara quando combina melhor com fúcsia.
- *Nilo*: a pele é nilo quando combina melhor com rosa.

Peles frias negras

- *Jazz*: a pele é *jazz* quando combina melhor com *pink* ou fúcsia.
- *Blues*: a pele é *blues* quando combina melhor com vermelho-roxo ou cor de vinho.

Procure descobrir o tom, a temperatura e a estação da pele de amigos e familiares. Esse é um exercício interessante para você e para a pessoa testada.

A personalidade e a cor

Identificar a personalidade de uma pessoa analisando sua aparência física é uma prática antiga, existente há milhares de anos. Tão antiga quanto a tentativa de classificar as personalidades. Em razão da complexidade da personalidade humana e da falta de teorias com razoável base científica, as teorias e sistemas existentes provocam controvérsia.

No entanto, tudo indica haver uma correlação entre a aparência de uma pessoa e sua personalidade. Como exemplo, podemos citar o sistema de classificação das cores das pessoas em tipos quentes e tipos frios, que surgiu a partir da observação de Johannes Itten de que as pessoas costumam pintar com as cores que correspondem ao seu tipo físico e à sua personalidade.

Segundo minha experiência, avaliar a personalidade a partir do tom da pele pode levar a muitos equívocos. Prefiro avaliar o temperamento por meio da análise do formato do rosto e das feições, que é feita primeiro e a olho nu. Esse exame fornece tantas informações, que permite avaliar a complexidade do temperamento. Classificar o temperamento pelo tom da pele pode resultar em simplificações excessivas e rotulações. Quando analiso o tom da pele só observo se está em conformidade com as outras informações, ou se revela mais um aspecto da personalidade. Ademais, a análise correta depende das condições certas de luz e da sensibilidade cromática do profissional; por isso, é a mais subjetiva das análises. Notei, também, que, quanto maior a miscigenação, menos confiável é a relação entre o tom de pele e o temperamento. Muitas dessas pessoas aparentam ser caucasianas e, geralmente, são classificadas como inverno (fleumático), ocasionalmente como primavera (sanguíneo) ou outono (colérico), mas nunca como verão (melancólico), quando são verdadeiramente dos tipos nilo (melancólico) ou saara (sanguíneo-melancólico) muito claros. Nesses casos, os aspectos melancólicos serão despercebidos. Portanto, tome cuidado quando avaliar o temperamento pelo tom da pele. De fato, não recomendo que se faça nenhuma análise de temperamento somente pelo tom de pele. Identificar o tom da pele é importante por questões estéticas, mas é o último passo da análise física.

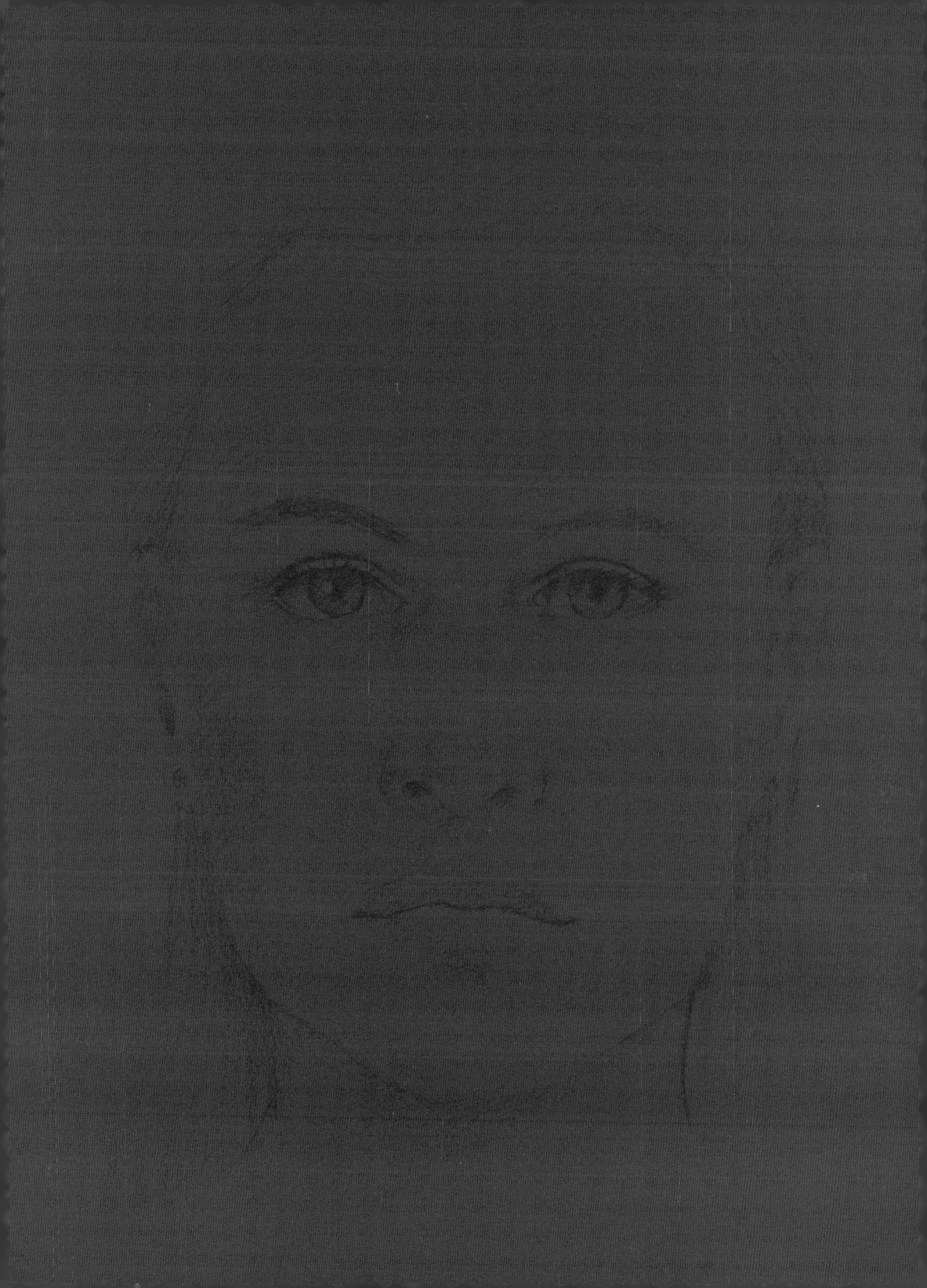

A aplicação do visagismo em diversas áreas

> Uma sociedade capitalista requer uma cultura baseada em imagens; nenhuma imagem é mais importante do que a imagem – ou ilusão – da escolha.
>
> Susan Sontag

Quando estava em Londres, em 1970, interessei-me pela área da imagem pessoal porque, assim como outros jovens, percebi que poderia expressar atitudes não conformistas pela aparência. A contracultura da época se apoiava muito em formas radicais e chocantes de se vestir e de se pentear – por exemplo, a minissaia, cabelos longos para rapazes, cabelos curtos para moças. Ao mesmo tempo, Vidal Sassoon introduziu novas técnicas, como o *brushing*, e defendia a ideia de criar estilos personalizados, como se faz no visagismo.

Com o passar do tempo, porém, a indústria da moda descobriu que poderia massificar tudo isso, e perdi meu interesse. Eu considerava a área da beleza um tanto superficial por incentivar a vaidade e o consumismo, justamente o que a contracultura criticava.

Desde minha primeira reunião com Hélio Sassaki, percebi que, por puro preconceito, estava ignorando uma área que pode proporcionar grandes benefícios às pessoas, desde que os profissionais estejam devidamente treinados. Ao ser convidado a elaborar uma apostila sobre harmonia e estética para o curso de visagismo que o Senac São Paulo estava criando, não imaginei o alcance que esse trabalho poderia ter. Essa apostila seria baseada no meu conhecimento da imagem, da estética e do desenho da figura humana, com o intuito de fornecer conhecimentos que livram o profissional da dependência da intuição ao construir uma imagem pessoal. Mais tarde, evoluiu para um método muito profundo, que permite que o profissional de beleza trabalhe como um artista e não mais como mero artesão.

Espero que este livro tenha mostrado que o conhecimento da linguagem visual, do significado dos símbolos arquetípicos geométricos e dos temperamentos possibilitam fazer uma análise daquilo que a imagem pessoal expressa por si, e da personalidade da pessoa. E que esse conhecimento permite ao profissional de beleza construir a imagem pessoal do seu cliente a partir de uma intenção clara e predefinida, sem depender somente de sua própria intuição.

Espero, também, que tenha ficado evidente que a imagem – por meio dos símbolos arquetípicos presentes na sua composição – influencia o comportamento da pessoa, afeta seu estado emocional e a maneira como os outros se relacionam com ela.

A possibilidade de apresentar este trabalho aos profissionais do setor me foi dada pelo saudoso Richard Metairon, presidente da Intercoiffure do Brasil, quando me convidou a ministrar um *workshop*, na Hair Brasil 2004, e designou André Mateus para coordená-lo. André abraçou o conceito com muito entusiasmo, e ainda organizou os dois primeiros cursos que ministrei, dos quais também participou. A partir desse momento, havia alguém que podia colocar a teoria em prática.

Sabia que o visagismo era algo especial, mas não imaginava que pudesse ter um impacto tão grande nas pessoas. Depois que começou a ser colocado em prática, percebi que poderia tirar a pessoa de um estado depressivo – mas não curar as causas desse estado –, que poderia melhorar o relacionamento de casais, ajudar a pessoa a conseguir um emprego ou uma promoção, e que poderia ser usado na educação de crianças, por exemplo.

O que mais me surpreende é que, quando a pessoa passa por uma consultoria de visagismo, ela inicia um processo de reflexão muito rico. Essa consultoria ajuda as pessoas a refletir sobre seus desejos, seus princípios e prioridades e os rumos que deseja dar à sua vida, pois a pergunta constante do processo é: "O que você deseja expressar?". Durante todo esse processo, o visagista está com sua atenção concentrada na pessoa e suas necessidades. Ao trabalhar corretamente, estará deixando de lado todos os seus preconceitos e preferências e evitando categorizações e padronizações. Estará se relacionando com seu cliente como um indivíduo único e especial. O visagismo é um procedimento absolutamente pessoal e customizado. Nos dias de hoje, essa é uma experiência quase inédita, de valor inestimável, independente do resultado, para o cliente.

Veremos, a seguir, como o visagismo pode ser usado em diversas áreas. Não é minha intenção aqui aprofundar-me nessas questões, mas simplesmente estimular a reflexão. O visagismo, como conceito, é muito novo, usado somente na área da beleza e da estética e, mesmo assim, de maneira muito limitada, visando somente questões estéticas. Nunca antes se sugeriu que fosse aplicado em tantas e tão diversas profissões, como faço a seguir. Espero que esse seja um pontapé inicial para que outros profissionais, pesquisadores e *experts* investiguem essas possibilidades mais profundamente.

Artes

As artes cênicas

Em todas as artes cênicas – teatro, televisão, cinema, ópera e dança – o *casting* e a *caracterização* são de vital importância na construção dos personagens, e o visagismo é uma ferramenta valiosa nesses processos.

A construção dos personagens começa com a escolha do elenco, um processo conhecido como *casting*. Utilizando-se do conhecimento dos símbolos arquetípicos, o visagismo oferece uma avaliação do que o rosto de um candidato a um papel expressa, e se o ator tem as características físicas necessárias. No caso de uma alteração do seu visual, o visagismo pode orientar uma maquilagem artística eficaz.

Conheço muitos filmes prejudicados pela escolha inadequada de um ator ou atriz, não por causa das suas habilidades de interpretação, mas porque o formato de seu rosto e feições não combinavam com a personalidade do personagem. Esse descompasso não traz credibilidade ao filme.

O problema é mais frequente quando se escala um ator que está em evidência, sem levar em conta essas questões. E ele pode se repetir quando um personagem tem de ser interpretado em idades diferentes por dois ou três atores. Em *O diário de uma paixão*,[38] por exemplo, um casal é interpretado por dois pares de atores. Quando jovens, os atores são Ryan Gosling e Rachel McAdams, de rostos hexagonais, com lateral reta. Quando idosos, os atores são James Garner e Gena Rowlands. Estes têm rostos retangulares! Quem assiste ao filme tem dificuldade de relacionar os jovens com os idosos, o que prejudicou um bom filme, em todos os outros aspectos.

A *caracterização* é a construção visual do personagem, e inclui a maquilagem, o penteado e o figurino que o ator usa em cena, seja no palco ou na tela. O conhecimento do visagismo evidentemente facilita esse processo. A grande diferença entre a caracterização e a construção da imagem pessoal é que, na caracterização, o diretor estabelece o que quer que o personagem expresse, enquanto que, na criação de uma imagem pessoal, o profissional precisa descobrir o que o cliente deseja expressar. Toda caracterização é feita de acordo com o princípio de que é a *função* que define a *forma*, porque, primeiro, define-se o que o personagem deve expressar e, depois, a imagem em si.

Aliás, quando se trabalha com a caracterização, o conceito "a função define a forma" fica muito claro. O profissional tem de saber como traduzir uma intenção numa imagem, o que nem sempre é fácil. Sem um bom conhecimento

---

[38] *O diário de uma paixão* (*The Notebook*), 2004. Dir.: Nick Cassavetes. Com Gena Rowlands, James Garner, Ryan Gosling e Rachel McAdams.

da linguagem visual, ele precisará de muita inteligência visual para trabalhar somente com a intuição. A maioria dos profissionais de beleza não dispõe nem do conhecimento da linguagem nem de suficiente inteligência visual, o que limita a área de caracterização de personagens, fazendo com que seja percebida como difícil.

O trabalho de caracterização deve ser feito em equipe – com a participação do maquilador, do cabeleireiro e do figurinista –, para que, seguindo-se um conceito, seja alcançada a harmonia entre todos os elementos que compõem a imagem. A supervisão fica a cargo do diretor do filme ou da peça. Também é importante saber como o próprio ator está vendo seu personagem. Quanto mais informação o visagista receber sobre o que o diretor e o ator pretendem expressar por meio do personagem, mais poderá colaborar para construí-lo.

O próprio ator também se beneficia com o conhecimento sobre o visagismo na hora de criar os gestos, o porte, o andar e sentar do seu personagem, de acordo com o que deseja transmitir.

▌O uso do visagismo em trabalhos de caracterização

A atriz Ana Carolina Lima usou o visagismo para criar o personagem do filme *Espalhadas pelo ar*, como ela mesma descreve a seguir.

Quando recebi o roteiro do filme para fazer o teste, já estava em contato com visagismo na minha vida pessoal. Meu cabelo ja era cortado pelo André Mateus há algum tempo, havia asistido a duas palestras com o Philip Hallawell e o André falando sobre visagismo, e também já tinha o livro do Philip *Visagismo: harmonia e estética*.

Após ler o roteiro, meu primeiro pensamento foi: "Essa mulher é melancólica! Mas eu sou colérica!." Na minha vida pessoal, quando buscava um novo corte de cabelo, ouvia o André dizer que "a função define a forma" e me lembrei que, na escola de teatro, durante uma aula da prof.ª Flavia Pucci, a ouvi dizer que "o caminho inverso, de fora para dentro, também é válido na busca de um personagem".

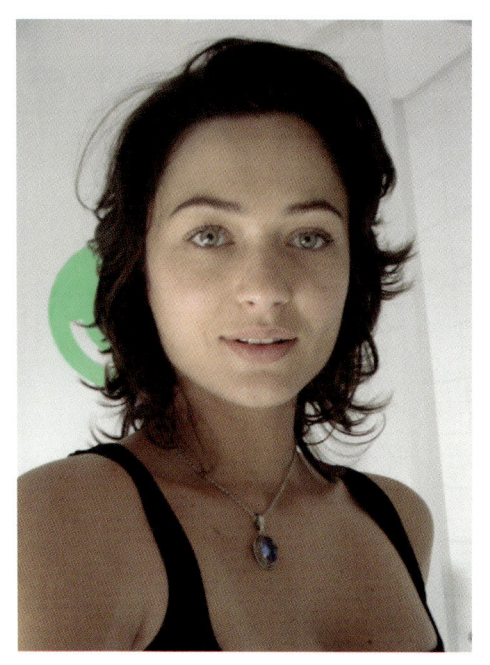

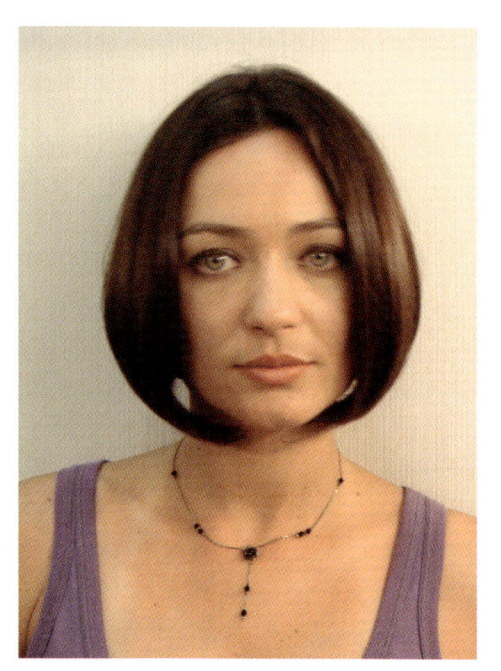

FIGURAS 71A E 71B
Ana Carolina Lima num trabalho de caracterização com o uso do visagismo.
(Cabelo: André Mateus, Cabelaria)

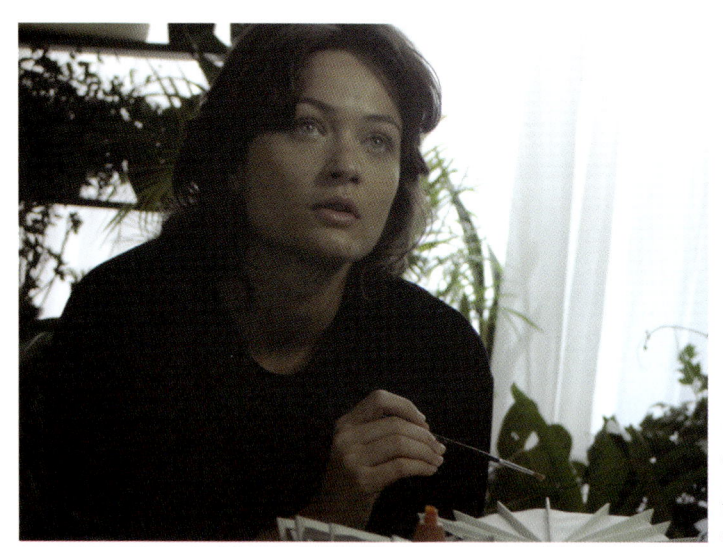

FIGURA 71C
Ana Carolina Lima, em *Espalhadas pelo ar*, num trabalho de caracterização com o uso do visagismo.

Neste momento tive a certeza de que o visagismo seria uma ferramenta muito poderosa no meu trabalho.

Então comecei a elaborar uma imagem melancólica, que pudesse me ajudar a descobrir como aquela mulher se movimenta, olha, pensa, reage, ou seja, qual era o ritmo interno daquela personagem tão diferente de mim.

E aí, o visagismo foi meu maior trunfo! No dia do teste escolhi minuciosamente cada detalhe para compor minha imagem, partindo do princípio de que meu objetivo era gerar uma imagem melancólica.

Escolhi uma roupa com tons escuros e muitos detalhes: sapatos pretos, com salto baixo, bico arredondado, e um laço de cetim preto na ponta; calça preta com risca cinza, com um tipo de semissobressaia avental que formava um traço arredondado na altura das coxas e fazia um laço na cintura; uma regata de malha roxa com um desenho em azul, verde e preto (nenhuma cor vibrante) e pequenos microfurinhos pela blusa toda; um pequeno colar com flores pretas muito pequenas.

Usei pouquíssima maquilagem, mas um detalhe importante foi o lápis ao redor dos olhos, bem fino de ponta a ponta, deixando os olhos pequenos e redondos.

No cabelo, que na época era bem repicado e desalinhado, fiz uma escova virando as pontas para dentro, sem deixar um fiozinho fora do lugar.

Com todas essas informações visuais e sentindo o que elas me traziam de sensações, conquistei a diretora e consegui o papel. Durante o trabalho não me preocupei mais com a imagem que eu gerava, e sim em manter dentro de mim todas aquelas sensações – maneira de olhar, de agir, de falar – que descobri com a imagem que criei para conhecer minha própria melancolia.

Esse depoimento deixa clara a importância de pensar de acordo com o conceito de que "a forma sempre segue a função". Quando Carol percebeu qual era a essência do personagem, ficou evidente a proposta da imagem a ser criada – a intenção. Isto é, a função. Encontrar a solução para a construção da imagem – sua forma – foi simples e se apresentou naturalmente.

O depoimento também evidencia a relação simbiótica entre representações internas e externas. A imagem pessoal (a representação externa) cria sensações

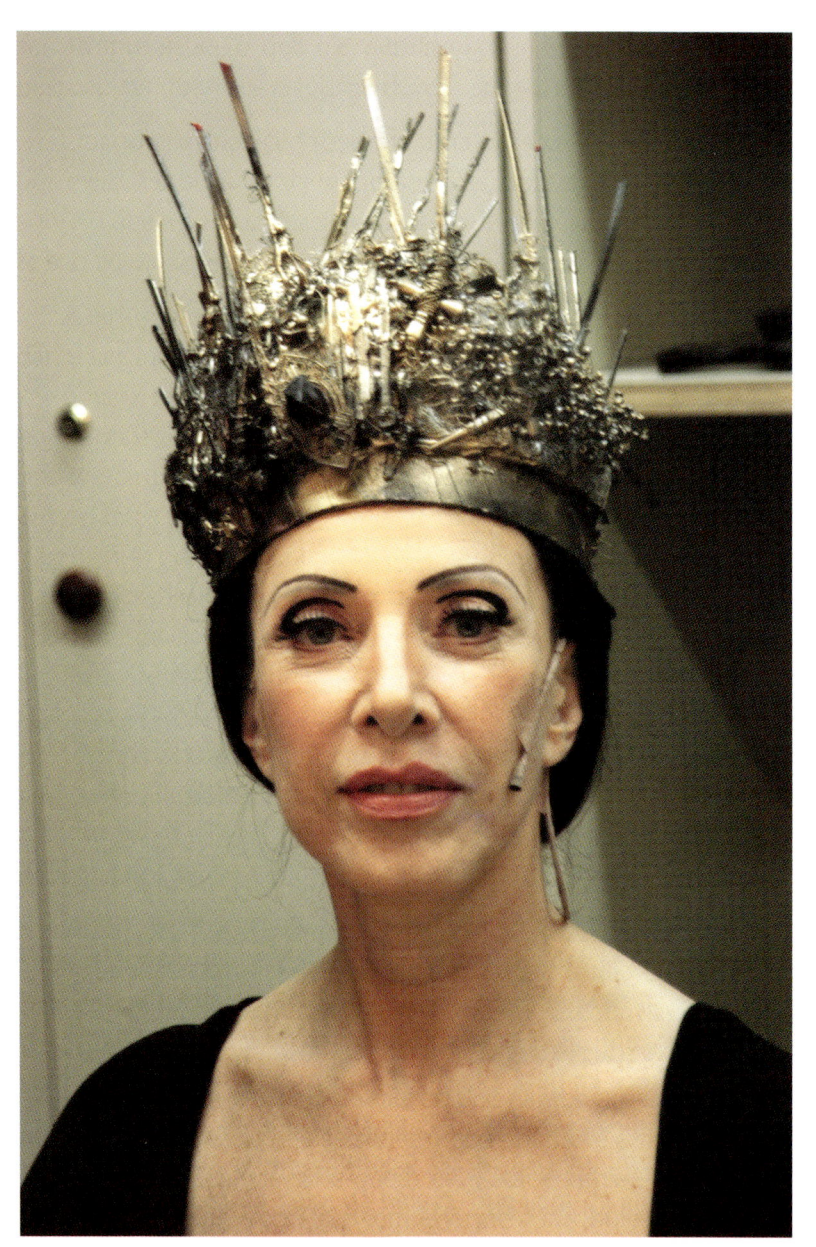

FIGURA 72
Marília Gabriela em *Senhora Macbeth* (2006).
(Visagismo: Anderson Bueno; maquilagem: Andréa Malagoni)

que afetam a pessoa emocional e psicologicamente (a representação interna) e, consequentemente, seu comportamento. Inversamente, um estado emocional ou psicológico se manifesta na imagem pessoal e no comportamento.

A maquilagem artística tem grande importância na elaboração de um personagem. Anderson Bueno foi responsável pela criação da imagem de Marília Gabriela em *Senhora Macbeth*. Para executar esse trabalho, Anderson usou os conceitos de visagismo, aliados às técnicas da maquilagem artística, conforme descreve a seguir.

> Para compor a personagem sra. Macbeth, fiz uso das características físicas marcantes da própria Marília Gabriela. Rosto forte, retangular, extremamente impressivo e presente. Olhos grandes e expressivos.
>
> Mas como fazê-lo sem deixá-la com cara de Marília Gabriela, *persona* que já deixou sua marca em nossas mentes?
>
> Decidi então que a personagem deveria ter cabelos negros, para aumentar sua força e peso.
>
> Na maquilagem, por se tratar de uma mulher racional e estrategista, valorizei ainda mais a área alta do rosto; área ligada ao racional; realçando os olhos com delineador de cor preta, nos cílios, e côncavo, para dar mais projeção. E, claro, cílios postiços, para alongar e levantar ainda mais o olhar.
>
> As sobrancelhas também foram bem marcadas, para dar mais personalidade e força a essa mulher fria, calculista e muito apaixonada.
>
> Nos lábios, utilizei pouca cor. Apenas um toque de saúde. Afinal, eles naturalmente já são bem marcantes e bem delineados.
>
> No início até pensei em ir deixando, no decorrer do espetáculo, a personagem mais cansada, mais desgastada, mas como a Marília não saía de cena, isso ficou inviável. A solução foi que ela se desmontasse em cena, se descabelasse, para ficar com aspecto cansado e atormentado. E, felizmente, com o trabalho corporal e confiança da Marília, e a excelente direção de Antônio Abujamra, que me deu total liberdade para trabalhar, a sra. Macbeth foi sem dúvida uma das personagens mais interessantes e fascinantes que pude criar.

As artes plásticas

Thomas Hardy (1840-1928), autor, ensaísta e crítico de arte inglês, certa vez disse que a tarefa do estudante de arte é representar a natureza, enquanto a do artista é de interpretá-la. Isso reflete muito bem a mudança por que passou a concepção de arte no Ocidente, deflagrada com o surgimento do movimento impressionista em 1850, em Paris, que marca o início da arte moderna.[39] A capacidade interpretativa passou a ser o que valoriza um artista, e não a habilidade em representar a realidade, com fidelidade quase fotográfica. As escolas de arte na Europa demoraram muitos anos para absorver essa mudança fundamental, porque eram todas constituídas como academias reais, baseadas em conceitos preestabelecidos e conservadores. O ensino da arte, na realidade, continuou o mesmo até o surgimento da Bauhaus, na Alemanha, em 1917.

O aluno aprendia as técnicas de pintura e como desenhar por observação, segundo regras bastante rígidas. Os criadores da Bauhaus, liderados por Walter Gropius, percebiam que esse método de ensino tolhia a capacidade criativa e propuseram um método alternativo, baseado no ideal experimental derivado da teoria da *gestalt*[40]. A arte-educação se libertou do academicismo, que inibe o potencial criativo e bitola o indivíduo, mas, paradoxalmente, o artista ficou destituído dos conhecimentos adquiridos no estudo do desenho, essenciais para o exercício da criatividade.

David Hockney, um dos principais artistas britânicos da atualidade, costuma dizer que fez parte da última geração de artistas que teve um ensino formal do desenho, e que isso lhe deu liberdade para criar, contrariando o que a maioria de arte-educadores afirma. Hockney estudou no Royal College of Art, onde se graduou em 1959. Quando eu era estudante, nos anos 1960-1970, senti muito a falta desses conhecimentos, especialmente na construção da imagem e na expressão de uma intenção, mas o ensino do desenho não fazia parte dos currículos das escolas de arte, quer nos Estados Unidos, quer na Europa. Havia

---

[39] Para alguns historiadores da arte, o movimento modernista só foi iniciado em 1910.
[40] A teoria da *gestalt* foi criada por Max Weertheimer (1880-1943), Wolfgang Köhler (1887-1967) e Kurt Koffka (1886-1940), nos princípios do século XX.

exercícios de desenho, como o desenho de observação de modelos vivos, mas não se ensinavam os princípios de linguagem visual. Não se ensinava, por exemplo, como a luz funciona e como criar uma forma com volume. Por isso, não tive alternativa senão estudar por conta própria, desenhando dez horas por dia, durante quatro anos, além de conviver com outros artistas e estudar os grandes mestres.

Estudar desenho significa aprender os fundamentos da linguagem visual – os princípios da luz e sombra, da composição e da perspectiva, entre outros. A melhor maneira de dominar essa linguagem é pelo desenho de observação, desde que se compreenda que fundamentos não são regras e que, paralelamente, o aluno exerça sua intuição e faça exercícios de investigação. Fui professor no Liceu de Artes e Ofícios de São Paulo de 1983 a 1989, onde criei, junto com meus colegas, um método centrado no ensino do desenho como intenção. Aperfeiçoei o método nos anos seguintes, partindo do princípio de que era preciso trabalhar a percepção antes de ensinar os fundamentos da linguagem visual. Em 1994, publiquei o livro *À mão livre – a linguagem do desenho* e criei e apresentei a série de tevê homônima na TV Cultura, na época, os únicos trabalhos sobre desenho no mundo. Há centenas de livros sobre técnicas e outros que tentam ensinar a desenhar, algo muito diferente do ensino do desenho e dos fundamentos da linguagem visual.

A situação da arte-educação não mudou muito. As escolas e faculdades de arte continuam com currículos fundamentados no ideal experimental. Há grande ênfase na experimentação com técnicas e materiais, interessante e válida em si, mas não se for confundida com pesquisa de linguagem, que, na minha opinião, é algo muito diferente. Por outro lado, há milhares de pequenos ateliês onde se ensina o desenho acadêmico. Esse ainda é o método empregado nas escolas chinesas, por exemplo. Howard Gardner, no seu livro *To Open Minds* (Para abrir mentes), avalia os modelos antagônicos chinês e americano, apontando os méritos e falhas de cada sistema, e propõe um novo modelo, que integra o melhor de cada um – um caminho do meio.

O grande desafio das artes plásticas é transformar uma intenção numa imagem, e isso só se consegue quando se domina a linguagem visual ou se tem grande inteligência visual, mesmo assim com limitações. A maioria dos artistas, ilustradores, desenhistas e fotógrafos, por causa da formação, acha que ter domínio técnico é suficiente para resolver esse passo fundamental do processo criativo e ignora o valor do estudo do desenho. Infelizmente, a maioria ainda associa o desenho formal às regras acadêmicas arcaicas.

Todo trabalho envolvendo a representação ou a interpretação da figura humana será beneficiado pelo conhecimento do visagismo. Antes, porém, o artista tem de dominar a linguagem visual e aprender a usá-la criativamente. Ele precisa saber expressar um conceito por meio da composição, da cor, da luz e das linhas.

Os retratos (sejam na pintura, no desenho, na escultura, na caricatura ou na fotografia) são muito beneficiados pelo visagismo. Se o artista souber prestar a consultoria, da mesma maneira como o visagista, descobrirá a personalidade de seu modelo. Poderá ir além das suas características físicas. Vale notar que a maioria dos pintores de retratos sabe analisar as feições, formatos e proporções de um rosto, mas não sabe o que essas características revelam a respeito do modelo.

Se o retrato for comissionado pelo próprio retratado, será importante descobrir como ele se vê. Se quem comissioná-lo for outra pessoa, será necessário saber como ela vê o modelo. Mas, acima de tudo, os melhores retratos são sempre aqueles que revelam a essência do retratado, em toda sua humanidade. O retratista precisa saber expressá-la usando a composição, a luz, a cor, a textura e as linhas, além de saber captar a expressão facial do retratado.

A intenção de Thomas Cantrell ao retratar Joseph Hallawell, meu bisavô, foi mostrar que este possuía uma personalidade forte e que sua postura era imponente, apesar da baixa estatura – cerca de 1m45. À primeira vista, parece um homem bem mais alto, até que percebemos as mãos atrás das costas, na penumbra. Cantrell conseguiu esse efeito porque estruturou o quadro sobre uma linha vertical central e utilizou a luz frontal, que ilumina somente o rosto retangular e o tórax. A impressão de poder é acentuada pela barba cheia retangular, pela sobrancelha arqueada, pela posição ereta do corpo e pelo terno escuro. Estamos

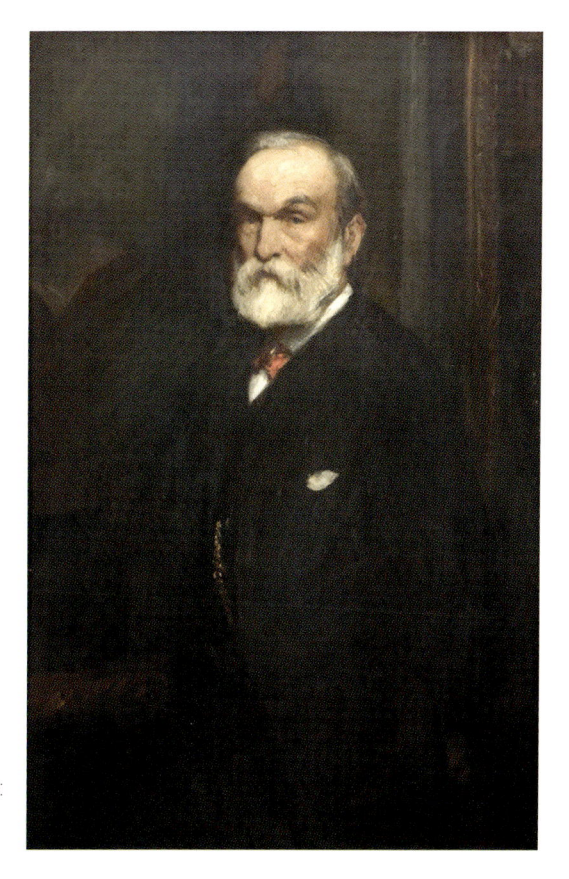

FIGURA 73
Thomas Cantrell Dugdale (1880-1952): *Retrato de Joseph Hallawell* (c. 1910), óleo sobre tela.

diante de uma tela que retrata não apenas uma pessoa, mas também a época vitoriana inglesa, caracterizada pela rigidez e austeridade moral e ética.

Observe ainda que as dimensões do quadro, 100 x 66 cm, formam a proporção áurea.

Quando a criação artística é livre, o artista saberá que tipo de rosto, ou que posição de corpo, será ideal para expressar o que deseja. Veja, a seguir, como Ingres retratou Zeus, com todo o seu poder. O rosto retangular e feições tipicamente coléricas foram reforçados pela composição retangular e posicionamento reto do corpo. A luz é forte, contrastante e clara, revelando cores vibrantes. Em comparação, o retrato de são João, pintado por Leonardo da Vinci, expressa

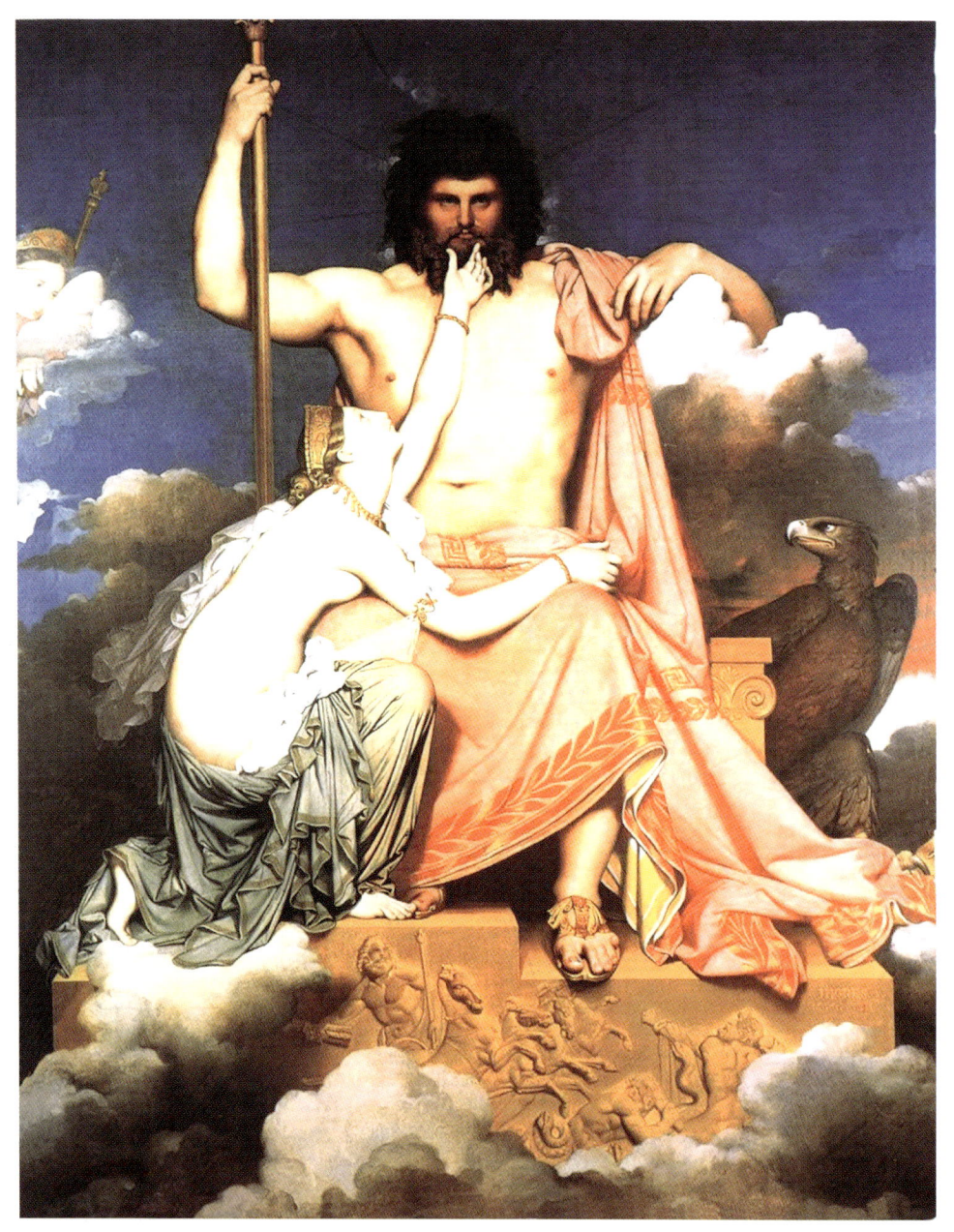

FIGURA 74
Jean-Auguste-Dominique Ingres (1780-1867): *Zeus e Thetis* (1811);
327 x 260 cm, óleo sobre tela.

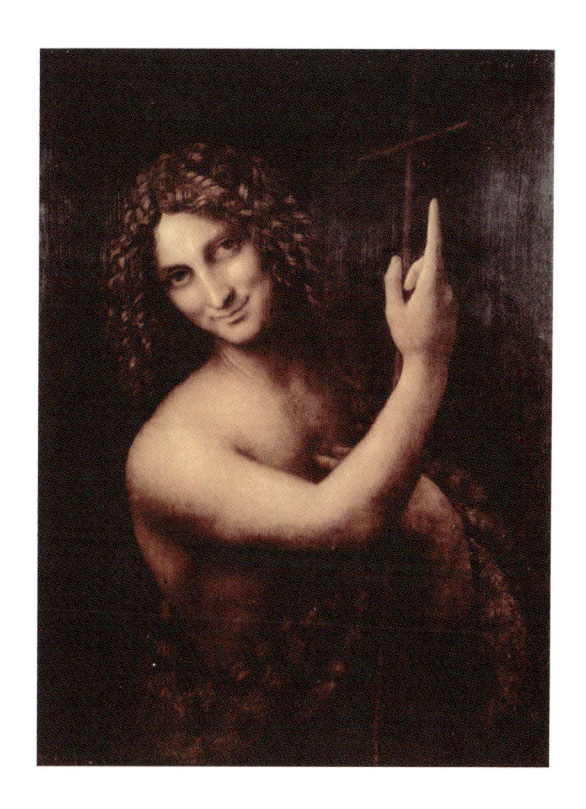

FIGURA 75
Leonardo da Vinci (1452-1519): *São João, o Batista* (1513-1516); 69 x 57 cm, óleo sobre madeira.

suavidade, acolhimento e graça. O rosto é oval, as feições arredondadas e delicadas, e a posição do corpo levemente virada, formando um "s", que determina a estrutura da composição. Há muitas sombras e pouca cor pura.

    Conhecer o significado dos símbolos arquetípicos e como se aplicam à imagem pessoal é muito importante para o desenhista de HQs (histórias em quadrinhos). Assim como o artista plástico, o quadrinista precisa conhecer a linguagem visual para usar os elementos visuais de acordo com o que deseja expressar de cada personagem e para criar uma imagem que corresponda a cada momento da história. O visagismo lhe permite criar a personalidade do seu personagem já a partir do desenho do formato do rosto e das feições, que será complementado pelas expressões faciais. E escolher os formatos ideais para seus heróis, vilões e anti-heróis deixará de ser difícil para o quadrinista.

Arquitetura e design de interiores

No final do século XIX, Louis Sullivan começou a projetar de acordo com o conceito de que "a forma sempre segue a função". Ou seja, pensar, em primeiro lugar, nas necessidades das pessoas que irão ocupar a edificação, porque isso determinará as questões de estilo e estética. Logo esse conceito foi adotado pela Bauhaus, a escola de arte, design e arquitetura mais influente do século XX, e transformou a arquitetura moderna, o design e todas as artes aplicadas, tornando-se também um dos princípios do visagismo.

Nos últimos anos, cresceu a percepção de que a arquitetura e o design de interiores têm grande influência emocional e psíquica sobre as pessoas que moram ou trabalham nas edificações. Afinal, um prédio ou um espaço é, antes de tudo, uma imagem tridimensional, que contém símbolos arquetípicos na sua estrutura, como qualquer outra imagem. Mas, assim como na outras artes visuais, essa associação nunca havia sido feita antes. Muitos arquitetos trabalham com pesquisas sobre o efeito dos ambientes no subconsciente das pessoas, uma vez que elas apontam que entre 62% e 90% do julgamento do local é feito unicamente com base na cor que apresenta. A cor também tem características arquetípicas, mas é importante notar que é sempre inserida numa forma, outro símbolo arquetípico. Portanto, na minha opinião, os resultados de qualquer pesquisa que não levem em conta as duas variáveis – cor e forma – são contestáveis. Como vimos ao longo deste livro, esses símbolos têm poder de "engatilhar" os sistemas cerebrais que produzem emoções. De certa forma, é como se o espaço, ou local, tivesse uma "personalidade" que interage com as pessoas que o frequenta.

O conhecimento do visagismo ajuda a entender esse processo e a criar ambientes que atendam melhor às necessidades das pessoas. É importante que o lar seja "a cara" do seu proprietário, para que ele se sinta bem e à vontade em casa. Da mesma maneira, é importante que o local de trabalho expresse o estilo da empresa e que estimule apropriadamente seus funcionários. Para descobrir a personalidade e o estilo de vida de um cliente e o que deseja que sua residência expresse, ou de que um cliente corporativo necessita, o arquiteto poderá conduzir uma consultoria semelhante à do visagista. Daí saberá que linhas, formas, cores e luz escolher para expressar as intenções de seus clientes, dando direção à sua sensibilidade e criatividade. Saberá como os elementos visuais afetarão as pessoas, ao criar os ambientes sem abdicar da beleza.

A literatura

Pode parecer estranho sugerir que o visagismo possa ser empregado na literatura, que utiliza basicamente a palavra escrita, e não imagens. No entanto, os escritores *evocam* imagens ao descrever locais e personagens. Grande parte da arte de escrever envolve criar personagens verossímeis, com quem o leitor pode se identificar. Na literatura inglesa e francesa dos séculos XVIII e XIX, havia muitos autores mestres em descrever seus personagens: Voltaire (1694-1778), Honoré de Balzac (1799-1850), Jane Austen (1775-1817), Charles Dickens (1812-1870) e William Thackeray (1811-1863) são alguns dos mais famosos. Charlotte Brontë (1816-1855), no seu livro *Villette*, descreve madame Beck e, num único parágrafo, evoca uma imagem clara do seu personagem e do seu caráter. Para mim, esse é um exemplo primoroso do uso do visagismo na literatura.

> Quando vestida, madame Beck parecia um personagem com uma figura um tanto baixa e gorda, mas ela era graciosa no seu próprio modo; isto é, com a graça que resulta da proporção das partes. Sua tez tinha um frescor e era sanguínea, não muito rubicunda; seu olho, azul e sereno; seu vestido escuro de seda a servia como somente uma costureira francesa pode fazer um vestido servir; ela tinha uma aparência boa, mas um pouco burguesa – como burguesa, de fato, era. Não sei qual harmonia permeava sua pessoa como um todo; e ainda assim seu rosto oferecia contrastes; suas feições, de modo algum, eram aquelas normalmente vistas em conjunção com a tez de tanto frescor e repouso combinados; seus contornos eram severos: sua testa era alta, mas estreita; expressava capacidade e alguma benevolência, mas nada de expansão; e seu olho calmo, mas atento, nunca conheceu o fogo que é inflamado pelo coração, nem a brandura que flui de lá. Sua boca era dura: podia ser um pouco austera; seus lábios eram finos. Por sua sensibilidade e genialidade, com toda a sua

ternura e temeridade, senti, de alguma maneira, que madame seria o tipo certo de Minos[41] em saias.[42]

As descrições de personagens de Charlotte Brontë revelam sua capacidade de observação e sensibilidade. Ela consegue fazer a leitura de cada rosto e da personalidade que os traços físicos revelam, da mesma forma como fazemos numa consultoria no visagismo. O leitor "conhece" seus personagens imediatamente, pois eles ganham identidade própria por meio das descrições. Na época, desenhar e pintar fazia parte da educação de moças, o que certamente desenvolveu sua capacidade de observação das formas e das cores.

Moda

O estilo da roupa e dos acessórios deve acompanhar – e complementar – o estilo definido pelo corte de cabelo, assim como a maquilagem. Este é o princípio do que Claude Juillard chamou de *Total Look*. A escolha das roupas, portanto, deve seguir o mesmo procedimento usado na definição da imagem no rosto. As linhas, as cores, as texturas e os formatos das vestimentas e dos acessórios devem se harmonizar com os elementos visuais encontrados no rosto, no cabelo e na maquilagem, e o conceito das roupas deve estar em sintonia com o conceito da imagem pessoal no rosto.

São poucas as pessoas que têm a possibilidade de procurar ajuda profissional para aconselhá-las sobre o que vestir. A maioria depende das dicas encontradas em revistas de moda e do conselho de vendedores, mas, no primeiro caso, ela pode ser influenciada por uma tendência de moda totalmente inadequada para seu biótipo e personalidade; no segundo, o desejo de completar uma venda pode interferir nos conselhos dados.

---

[41] Minos, na mitologia grega, era um rei de Creta, filho de Zeus e Europa, que se tornou juiz nos submundos, depois de sua morte.
[42] Charlotte Brontë, *Villette* (Londres: Allan Wingate Heather Edition, 1949), p. 83. Tradução do autor.

Todos deveriam conhecer seu tipo de pele e saber que cores combinam com ele. O cabeleireiro e o maquilador visagista podem e devem se encarregar disso, além de explicar o conceito da imagem que estão criando e como os diversos tipos de linhas e formatos encontrados na roupa interagirão com ele. Sem conhecimento de linguagem visual, as pessoas podem escolher roupas inadequadas, em termos de cor e de corte.

No entanto, como expliquei no capítulo sobre análise da cor da pele, a escolha da cor da roupa deve levar em conta o efeito emocional das cores nas pessoas, além das questões estéticas. Paradoxalmente, a cor que melhor harmoniza com a pele de uma pessoa pode afetá-la negativamente em termos emocionais. Cada tipo de temperamento é associado a determinada cor. O uso dessa cor evidencia as características do temperamento. Se esse temperamento é o dominante, geralmente a cor provoca desequilíbrio emocional e traz à tona características negativas. Por isso, as pessoas naturalmente evitam a cor relacionada ao seu temperamento predominante e tendem a usar as cores opostas, ou complementares.

Use com o guia a tabela a seguir.

Tabela As cores e os temperamentos

TEMPERAMENTO	COR ASSOCIADA AO TEMPERAMENTO	COR QUE EQUILIBRA PESSOAS COM ESSE TEMPERAMENTO PREDOMINANTE
SANGUÍNEO	Amarelo-dourado	Roxo-esquentado
COLÉRICO	Vermelho	Verde-musgo
MELANCÓLICO	Azul	Fúcsia ou rosa
FLEUMÁTICO	Roxo	Amarelo-ocre
SANGUÍNEO-COLÉRICO	Laranja	Azul-esquentado
SANGUÍNEO-MELANCÓLICO	Verde	Vermelho
COLÉRICO-MELANCÓLICO	Magenta	Verde
COLÉRICO-FLEUMÁTICO	Roxo-avermelhado	Verde-amarelado
FLEUMÁTICO-MELANCÓLICO	Roxo-azulado	Laranja

Mas, se a pessoa precisa acentuar características de sua personalidade, deve usar a cor relacionada com o temperamento cujas características deseja evidenciar.

O preto, o branco, os cinzas e os marrons são cores neutras, que podem ser usadas livremente. Em geral, os cinzas quentes e o bege combinam melhor com as peles quentes; os cinzas frios, o branco e o preto harmonizam melhor com as peles frias.

O comércio de roupas e de cosméticos

Há pouco tempo, minha esposa entrou numa loja de cosméticos, numa grande feira de beleza, à procura de um batom. A vendedora, imediatamente, ofereceu o que era "a cor da estação". Minha esposa, que tem a pele primavera, respondeu que aquele não combinava com a sua pele, porque era uma cor fria, e pediu para ver os de cores quentes. A vendedora, revelando que nada sabia sobre o assunto, ainda tentou argumentar e convencê-la de que a cor sugerida ficaria "bonita". O resultado foi uma venda a menos.

Esse tipo de mau atendimento é muito comum, e mostra que os funcionários não são treinados adequadamente e não estão cientes de que, além de vender produtos, prestam um serviço. Sem noções básicas da teoria da cor e sem saber analisar a cor da pele, vendedores de butiques e lojas de cosméticos não poderão atender seus clientes corretamente, muito menos com qualidade. Por outro lado, o conhecimento básico do visagismo lhes permitirá oferecer um atendimento personalizado. Todas as empresas estão em busca desse profissional porque, como disseram James Gilmore e Joseph Pine, "a customização transforma produtos em serviços e serviços em 'experiências'".

Se o vendedor reconhecer, pela análise do formato do rosto, que o cliente é basicamente colérico, saberá que deve ficar à disposição para oferecer informações precisas e objetivas, quando solicitado. Mas também estará ciente de que esse tipo de cliente não gosta de ser pressionado, preferindo ser deixado à vontade. O colérico geralmente prefere um estilo clássico, com alguma ousadia, e boa qualidade. O tipo sanguíneo também não se sente bem ao ser pressionado, mas gosta de conversas animadas e divertidas. Ele aprecia conhecer as novidades e seu estilo é vistoso, alegre e colorido. O melancólico é muito discreto, gosta de um atendimento mais íntimo, em voz baixa, e com muitas informações. Seu estilo também é discreto, mas nem sempre clássico, pois aprecia aquilo que é artístico e criativo, geralmente evitando o que é muito vistoso. O tipo fleumático aprecia sugestões e ajuda para se decidir. Seu estilo é casual e as roupas precisam ser confortáveis.

Saber analisar a cor da pele ajuda o vendedor a sugerir peças de roupas com cores que harmonizam com ela. Ele poderá carregar num chaveiro, por exemplo, a cartela de cores usada no teste, para certificar-se do tom da pele. As pessoas sempre se interessam em saber sobre si mesmas, mas o teste tem de ser aplicado no momento apropriado. Numa loja de cosméticos, a oportunidade pode vir na hora em que o cliente quiser testar um produto. Numa butique, isso pode ser feito ao se experimentar uma roupa. O teste passa confiança ao cliente, porque o vendedor mostra que possui um conhecimento diferenciado.

As lojas que investirem em treinamento de visagismo terão um diferencial importante para oferecer a seus clientes, podendo inclusive oferecer o serviço de consultoria e estabelecer parcerias com visagistas da área de beleza e estética.

A consultoria de imagem

O trabalho do consultor de imagem pessoal consiste em ajudar a definir um estilo, em todos os aspectos: cabelo, maquilagem, design de sobrancelhas, roupas e acessórios. Evidentemente, seu trabalho vai ser beneficiado pelos conhecimentos do visagismo. Na realidade, o consultor de imagem procede exatamente como o cabeleireiro e maquilador visagista ao prestar uma consultoria – incluindo, especificamente, a definição do estilo de se vestir. A grande diferença é que não executa o trabalho. Depois de estabelecido um conceito de imagem para seu cliente, ele o encaminha aos diversos profissionais e às lojas de roupas e acessórios indicados.

Estabelecer parcerias com profissionais de beleza formados em visagismo e vendedores de lojas com bom conhecimento do conceito aumenta a garantia de sucesso do trabalho do consultor de imagem, pois eles entenderão que um conceito já foi estabelecido e saberão como traduzi-lo numa imagem, seja no corte de cabelo, no design de sobrancelhas, no *make-up* ou na escolha das roupas.

A consultoria de imagem, baseada no visagismo, também é muito importante para *coaches*[43] de executivos, porque pode conscientizá-los sobre os efeitos de sua imagem nos outros e no seu desempenho.

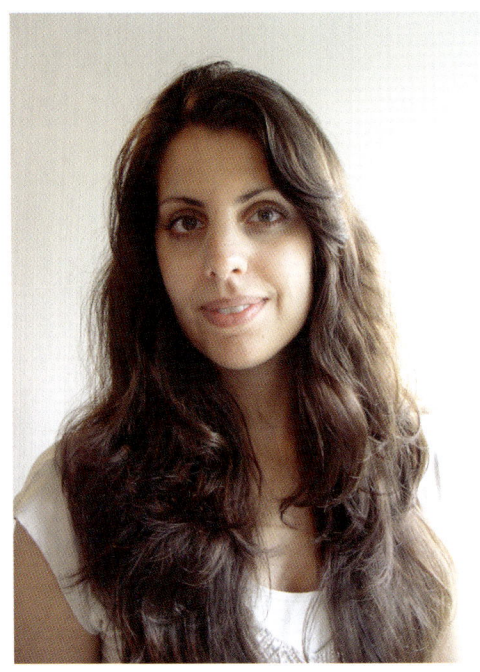

FIGURA 76A
Milene Ferraz Neto antes da aplicação do visagismo num trabalho de consultoria de imagem.

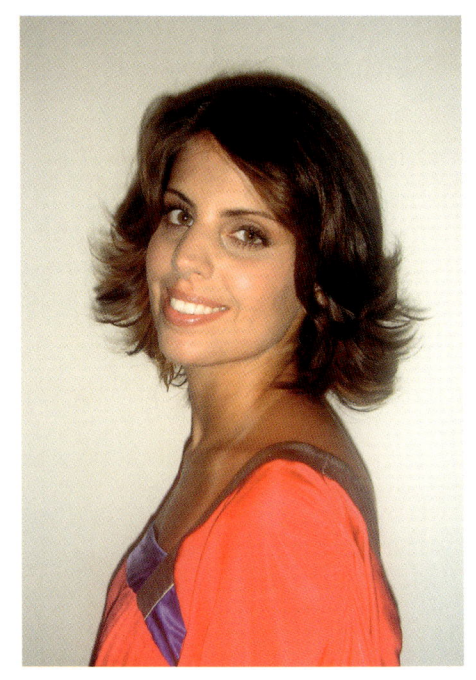

FIGURA 76B
Milene Ferraz Neto após o trabalho de visagismo.
(Cabelo: André Mateus, Cabelaria, São Paulo; maquilagem: Mima Fabiana Mizukami; consultoria de imagem: Alice Ciampolini, Beraldo & Ciampolini Consultoria de Imagem, São Paulo)

---

[43] Um *executive coach* é um consultor de executivos que os aconselha a como se apresentarem, se comportarem e se posicionarem diante de colegas e superiores, com o intuito de beneficiar suas carreiras.

O trabalho com Milene começou por uma consultoria de imagem, que esteve a cargo de Alice Ciampolini. Por ser visagista, Alice incluiu em seu estudo conselhos sobre cabelo e maquilagem. Ela atua em parceria com o também cabeleireiro visagista André Mateus. Alice constatou que Milene precisava de uma imagem que revelasse sua competência, criatividade e profissionalismo, mas que não deixasse de expressar descontração.

> No trabalho de consultoria de imagem, usamos as roupas como ferramentas para transmitir as intenções do cliente através das linhas e elementos de design.
>
> Milene é diretora de arte numa agência de publicidade em São Paulo, e sua intenção é transmitir confiança, mas com a descontração que lhe é exigida no seu ambiente de trabalho, que é totalmente casual. A calça *jeans* escura e reta passa a ideia de firmeza e "pé no chão", que é extremamente importante, ideia essa que também é repetida nas linhas do vestido, mas que ao mesmo tempo, devido à sobreposição vestido/calça, transmite a descontração desejada. Sugeri, como opção, usar um lenço de cores vibrantes, um acessório extremamente versátil que, usado de maneiras diferentes, transmite mensagens diferentes. No caso da Milene, pode ser amarrado de uma maneira descontraída e solta mas, ao mesmo tempo, imponente, criando a ilusão quase de uma "gola alta".
>
> É extremamente importante no trabalho de consultoria de imagem levar em consideração as linhas de design, a intenção do cliente e o *dress code*[44] que lhe é exigido no dia a dia.

Alice percebeu que uma grande mudança no cabelo, e não na roupa, seria necessária para atingir o objetivo da consultoria. Entretanto, cortar um cabelo como o de Milene é um desafio, pois ele expressa a sensualidade feminina clássica e, por isso, muitas mulheres temem perder feminilidade e juventude se o cortarem. No entanto, é preciso questionar se a mulher deseja ser sensual durante todo o tempo, inclusive no trabalho, e se deseja ter uma aparência juvenil – associada ao cabelo comprido – ou aparentar vitalidade, energia e jovialidade.

---

[44] *Dress code* é o padrão de se vestir, adotado por determinado grupo de pessoas.

Beleza e sensualidade não são sinônimos, e ser atraente é diferente de ser sedutora. No âmbito profissional, a aparência juvenil é prejudicial, porque diminui a credibilidade da pessoa.

Levando em conta esses aspectos e tendo em vista seus propósitos, Milene percebeu que seu cabelo, apesar de bonito, não era adequado. Na realidade, até a enfraquecia, porque desviava a atenção de suas qualificações e potencialidades ao destacar somente sua feminilidade.

A solução foi encurtar o cabelo na altura dos ombros, sem mexer na cor, o que proporcionou sugerir independência e conferir mais credibilidade e, assim, aumentar a autoconfiança de Milene. O movimento do cabelo repicado, escovado com as pontas para fora, expressa extroversão, modernidade e criatividade. A maquilagem leve e natural é ideal para um local de trabalho informal. O realce dos olhos cria um olhar atento e vivaz.

A produção de moda

O estudo do visagismo proporciona, ao produtor de moda, conhecimentos de linguagem visual e do rosto humano, permitindo-lhe dispor de um maior leque de informações e se libertar da dependência de sua intuição. Seu trabalho, forçosamente, segue o princípio de que "a função define a forma", porque se inicia no estabelecimento de um conceito – geralmente, um estilo de moda ou uma coleção de um estilista –, que será apresentado numa sessão de fotografia ou num desfile. O produtor de moda deve materializar, em imagens, esse conceito abstrato.

O visagismo é aplicado em várias etapas desse processo: na escolha dos modelos, do estilo do cabelo, do *make-up* e da ambientação. O profissional terá recursos para escolher os modelos cujas características físicas melhor se adaptam ao conceito e estilo das roupas. Se não estiver trabalhando com visagistas maquiladores, saberá orientar o cabeleireiro e maquilador. O conhecimento da linguagem visual permite, também, que ele avalie o trabalho do fotógrafo, iluminador e de outros profissionais da equipe em relação à ambientação, aos objetos escolhidos e à composição das fotografias.

A produtora de moda e visagista Fernanda Prats fez justamente isso para criar um clima romântico dos anos 1920 nas fotos reproduzidas a seguir. Escolheu a modelo Cíntia Tenfen por causa da delicadeza de seus traços, acentuados pelo penteado e figurino com linhas curvas e cores frias. A maquilagem com muita sombra ao redor dos olhos cria uma expressão misteriosa e sedutora. As cores neutras e a luz difusa, com muitas sombras, completam a atmosfera etérea, mas sensual.

A criação de moda

Na criação de moda é imprescindível conhecer a linguagem visual e saber desenhar. É desenhando que se cria, porque o desenho estimula o pensamento visual. Quanto maior o conhecimento da linguagem visual e o domínio dos elementos visuais e do desenho, maiores os recursos disponíveis para materializar um conceito, visual e criativamente.

Os estilistas das casas de alta-costura, de lojas de vestidos de noivas e os alfaiates, que ainda atendem seus clientes pessoalmente, se beneficiarão com o conhecimento do visagismo. Poderão proceder da mesma maneira que o visagista, analisando a pessoa e prestando-lhe uma consultoria, a fim de descobrir o que ela deseja expressar por meio de sua roupa, para depois criar uma peça que combine com seu tipo físico, sua personalidade e que seja adequada para a ocasião ou as circunstâncias em que será usada.

O visagismo não é aplicado quando o estilista estiver criando uma coleção do tipo *prêt-a-porter*, porque ele estará pensando em criar para um grupo de pessoas e não para indivíduos. Nesse momento, ele age como um artista e expressa, nas roupas que cria, uma visão pessoal do mundo. Mas quando sua coleção for apresentada num desfile, o conhecimento do visagismo o ajudará a escolher os modelos, os cabelos e a maquilagem que valorizarão seu trabalho.

Publicidade e marketing

O publicitário que conhece visagismo saberá escolher as pessoas com o tipo físico mais adequado para aparecerem na sua mensagem. Digamos que ele está

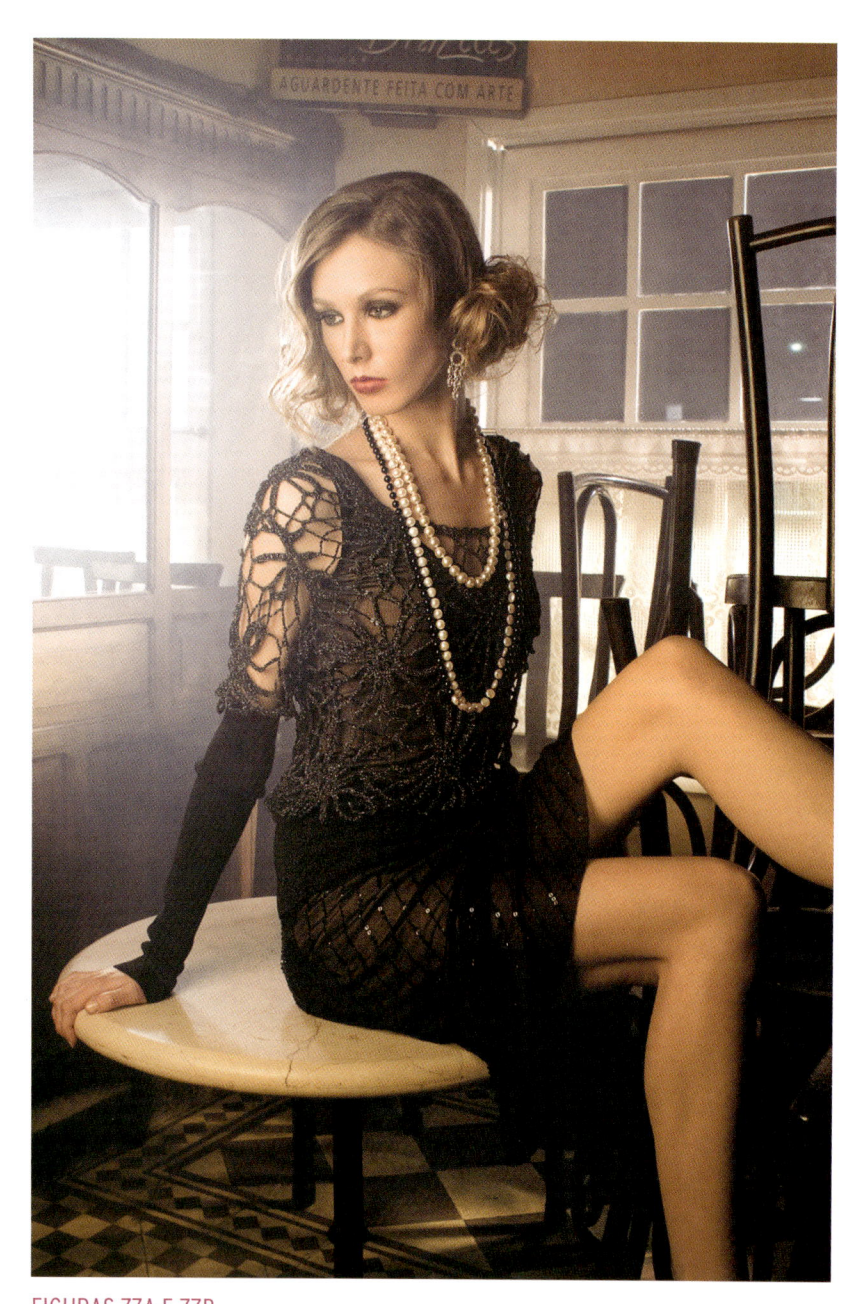

FIGURAS 77A E 77B
Aplicação do visagismo num trabalho de uma produtora de moda em Cíntia Tenfen (Ford Models).
(Produção: Fernanda Prats)

A aplicação do visagismo em diversas áreas

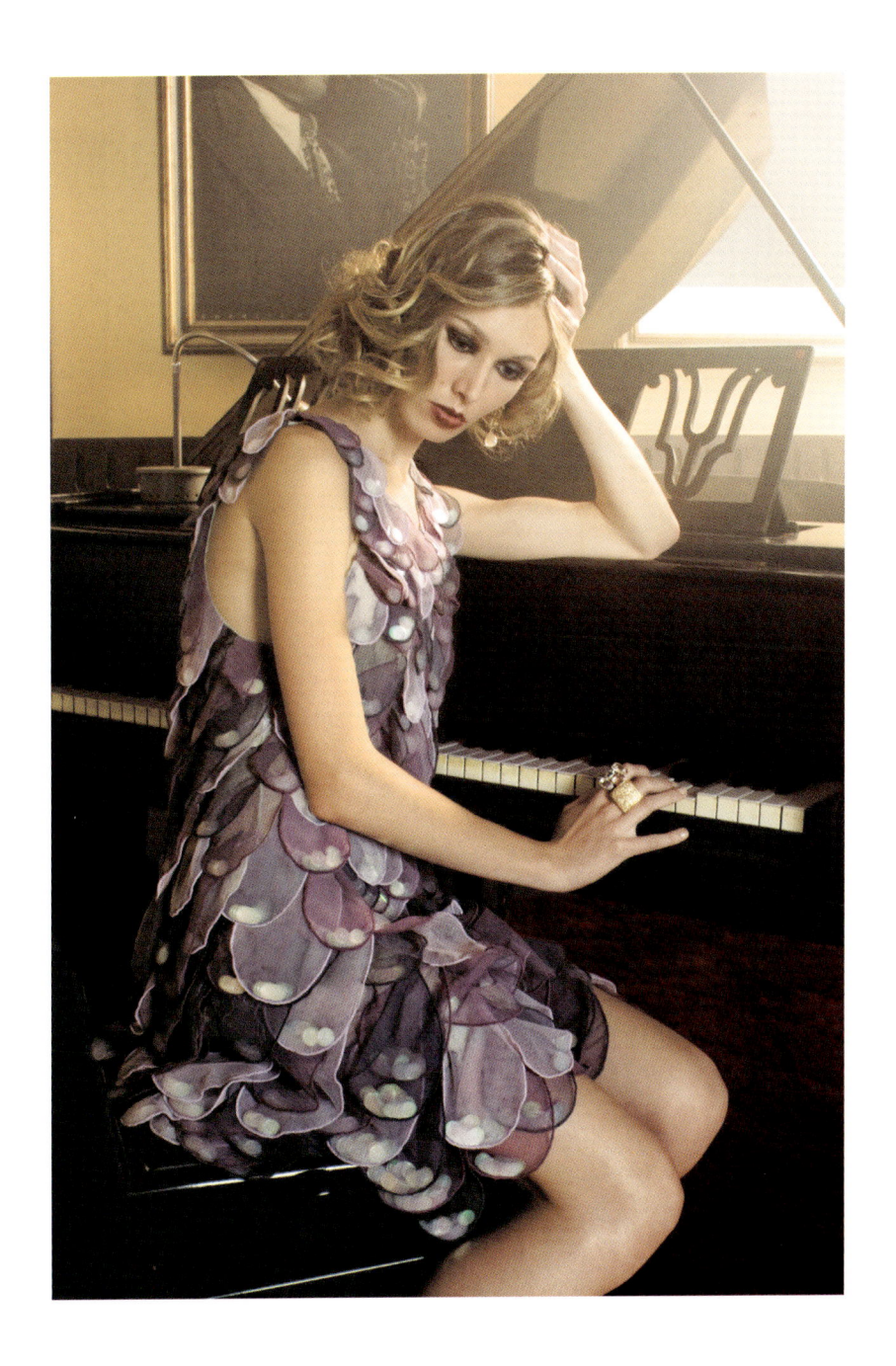

montando uma campanha para um banco e sua intenção é mostrar que a instituição tem solidez, mas é também ágil e oferece um atendimento personalizado. A solidez poderia ser associada a um modelo com rosto retangular, a agilidade a uma pessoa do tipo sanguíneo e o atendimento a alguém com um rosto ovalado, que contenha muitas curvas. O publicitário também terá condições de avaliar se toda a produção dos modelos está de acordo com a mensagem do anúncio. Ainda saberá complementar tudo isso com as cores, formas e estruturas adequadas, na ambientação e na composição da imagem.

O uso do visagismo e dos conhecimentos da linguagem visual, na publicidade e no marketing, esbarra em considerações éticas sérias. Conhecendo o poder das imagens e como os símbolos arquetípicos, presentes nas composições de todas as imagens, afetam o indivíduo emocionalmente e, consequentemente, seu comportamento e suas atitudes, é fácil perceber que elas poderiam ser usadas com o objetivo de manipular as pessoas. Na realidade, isso já acontece, propositadamente ou não, só que a maioria dos profissionais dessas áreas trabalha com sua intuição e inteligência visual, sem um conhecimento formal da linguagem visual ou do visagismo.

Toda imagem, por sua natureza, manipula as emoções das pessoas. Uso a palavra "manipular", sabendo que ela pode soar um pouco pesada, mas acredito ser a mais apropriada. Poderia talvez substituí-la por "sugestionar", "persuadir" ou "influenciar". De qualquer forma, toda imagem é criada com uma intenção, consciente ou não, e na verdade não temos como evitar que ela nos afete a partir do momento em que a vemos, mesmo por uma fração de segundo. O objetivo da propaganda e do marketing é influenciar os hábitos de consumo, de comportamento e de pensamento das pessoas. Pode-se argumentar que as mensagens publicitárias também têm o objetivo de informar, mas é evidente que a conta de uma empresa só é mantida por uma agência quando as campanhas aumentam as vendas dos produtos ou serviços dessa empresa. Caso não seja eleito, o político não vai continuar usando os serviços de seu marqueteiro. Diante disso, as questões em que se deve refletir são as seguintes: Quais os fins dessa manipulação? O produto ou serviço traz benefícios à sociedade? As respostas são difíceis, pois envolvem valores, princípios e interesses diversos.

Acredito que a responsabilidade das pessoas aumenta na mesma proporção de seu conhecimento. Sempre haverá quem trabalhe com má-fé. De igual modo, haverá regimes políticos que tentarão, novamente, manipular o povo por meio das imagens, como já aconteceu durante as ditaduras nazista e soviética, por exemplo. Aliás, já há evidências de que está havendo manipulação da mídia corporativa nos Estados Unidos, segundo as pesquisas sobre censura interna na mídia corporativa feitas pelo programa Project Censored, no curso de mestrado em jornalismo na Universidade de Sonora. Também é verdade que as consequências são nefastas quando se trabalha sem conhecimento e sem consciência dos possíveis efeitos que uma imagem pode ter sobre as pessoas, especialmente quando difundida por um veículo de massa, como a televisão, ou quando o público-alvo é formado por adolescentes e crianças.

Um anúncio na televisão contém um estímulo visual a cada dez segundos, pelo menos. Por estímulo, entende-se uma mudança de imagem; mudança de cena, mudança de ângulo ou tipo de filmagem. Cada estímulo contém um novo símbolo arquetípico na sua estrutura, afetando assim o telespectador de maneira emocional e subliminar. Pode também conter outros arquétipos, outros tipos de símbolos, cores, sons, figuras ou objetos, que também agirão sobre as emoções das pessoas. O poder desse conjunto não deve ser subestimado.

Os programas de televisão, dependendo do seu tipo, contêm um novo estímulo a cada trinta segundos, mas um videoclipe pode chegar a um estímulo a cada segundo. O mesmo se aplica aos videogames. Experimente contar os segundos entre cada mudança de imagem enquanto assiste a diversos programas e anúncios de televisão; faça essa verificação você mesmo.

Sabendo disso, é fácil entender por que o poder de concentração das pessoas está cada vez menor, especialmente o das gerações mais novas, que cresceram assistindo três horas de televisão por dia, em média. Uma aula tem cinquenta minutos de duração, porque esse é o tempo durante o qual crianças e adolescentes conseguem se manter atentos, segundo um estudo feito no início do século XX, mas pesquisas recentes mostram que essa capacidade está diminuindo de maneira alarmante. Professores sabem, por experiência, que a maioria dos seus alunos estará desatenta a partir de vinte minutos de aula. Alguns estudos apontam que a capacidade de atenção se reduziu para apenas oito minutos. Coincidência ou não, essa é a duração da maioria dos desenhos animados.

A única forma de uma pessoa se defender de todos esses estímulos é analisar e refletir sobre o que acabou de assistir. Ela não vai conseguir apagar o que sente, mas pode evitar que se sinta compelida a fazer algo que não quer (ou a comprar um produto sem pensar). Esse estado de alerta exige esforço e vigília constantes, porque estamos sendo bombardeados por milhares de imagens todos os dias, não só na televisão, mas também na mídia impressa, na internet, em *videogames*, em *outdoors* e nas lojas. Além disso, os próprios programas de televisão podem fazer *merchandising* ou vender padrões de comportamento e pensamento.

Área da saúde

Há mais de 5 mil anos a medicina analisa as características físicas das pessoas. Os chineses foram os primeiros a perceber que essa análise revela a personalidade básica do indivíduo, permitindo prever a possibilidade do surgimento de certos tipos de doenças, baseando-se na teoria de que muitas delas são causadas por distúrbios emocionais. Hipócrates desenvolveu sua classificação dos temperamentos como um guia para os médicos de seu tempo, e até hoje as medicinas aiurvédica, antroposófica e homeopática analisam a personalidade do paciente como parte do seu método diagnóstico.

O visagismo pode ser usado não só no diagnóstico, como também na terapia. Sabendo que a imagem pessoal age sobre o estado emocional do paciente, o médico pode sugerir a mudança de imagem para amenizar, ou eliminar, os efeitos negativos que um tipo de temperamento pode ter sobre sua saúde física. Por exemplo, pessoas coléricas, por serem muito intensas e explosivas, tendem a ter problemas no fígado e nos rins, além do coração. Condições associadas aos coléricos são: ácido úrico elevado, pressão alta, pedras na vesícula e bruxismo. Ao suavizar a imagem, com ondulações soltas, a pessoa se torna menos rígida e intensa, o que ajuda no tratamento. Por outro lado, a manutenção de uma imagem negativa prejudica o tratamento, porque estimula as emoções nocivas, que podem ser uma das causas da condição física. É importante assinalar que não estou sugerindo que o visagismo pode curar doenças!

A medicina estética e a cirurgia plástica

Uma mulher, desfigurada num incêndio, recebeu o primeiro transplante de rosto do mundo. Isso aconteceu em 2005, na França. Esse evento estimulou um caloroso debate sobre a relação do rosto com o senso de identidade, uma das questões mais importantes do visagismo. Muitas pessoas questionaram a validade do transplante, porque, embora o trauma da desfiguração tivesse desaparecido, criou-se uma nova identidade externa que não correspondeu à imagem interna da paciente. No espelho, ela não se reconhecia, e talvez isso nunca venha a acontecer. Estava instalada uma séria crise de identidade.

Menciono esse acontecimento porque o mesmo pode acontecer – numa escala muito menor – quando uma pessoa se submete a uma cirurgia plástica reparadora ou estética. Qualquer mudança física no rosto altera o senso de identidade da pessoa. Evidentemente, muitas cirurgias são feitas para restabelecer a imagem que a pessoa tinha, modificada pelo envelhecimento ou por um acidente, mas mesmo essas podem alterar a imagem original. Por exemplo, o formato das feições pode mudar depois de um *lifting*. A aplicação de botox também modifica o formato dos lábios.

Na medicina estética e na cirurgia plástica o visagismo é aplicado, basicamente, do mesmo modo que na área da beleza. O indivíduo, na maioria das vezes, deseja melhorar a estética do rosto quando procura um cirurgião plástico ou um médico esteticista, mas não tem consciência de que as intervenções poderão provocar mudanças no seu comportamento, naquilo que ele expressa aos outros e no seu senso de identidade. Não é simplesmente uma questão de ficar mais bonito. Muitos são influenciados pelos padrões de beleza veiculados na mídia, sentindo-se inferiorizados por não conseguirem identificar-se com eles. Por isso, o paciente deve sempre ser informado de como as alterações o afetarão emocionalmente, e quais as prováveis consequências. O objetivo principal deve ser sempre saber o que ele deseja expressar pelas mudanças na sua imagem pessoal. As questões estéticas devem ser secundárias.

Quando se analisa o rosto de uma pessoa, reconhecendo sua personalidade por meio das suas características físicas, abre-se a oportunidade de um diálogo sobre o que a pessoa deseja expressar de si mesma e se as mudanças que procura são adequadas. Também é mais fácil explicar as consequências que sofrerá.

A cirurgia plástica e a bioplastia corretiva da face mais procuradas são as do nariz. Levantar a ponta caída (nariz adunco), endireitar, retirar saliências ou deixar o nariz mais reto e afilado e diminuir o tamanho ou deixá-lo mais delicado, no caso de mulheres, são alguns dos desejos das pessoas que procuram esse tipo de cirurgia. Deve-se, porém, levar em consideração que o nariz expressa importantes aspectos da personalidade, especialmente nas pessoas com temperamento predominantemente sanguíneo. Algumas das grandes qualidades dessas pessoas são o espírito destemido, a coragem de experimentar o novo ou desconhecido, e a capacidade de motivar os outros. São pessoas divertidas, luminosas e extrovertidas e, por isso, de grande visibilidade e frequentemente invejadas. Geralmente têm o nariz grande e proeminente, e o nariz as "lança" para frente. A literatura europeia do século XIX descreve este tipo de nariz como um nariz de caráter.

Justamente por terem grande visibilidade e serem muito abertas, essas pessoas acabam sendo o centro de atenções e alvos de brincadeiras, inclusive de mau gosto. Observe um grupo de amigos comemorando algo num jantar ou num bar e verá que é um sanguíneo que comanda as brincadeiras e é o centro de atenção. Observe, também, que, quando alguém quer atingir um sanguíneo maldosamente, ataca seu nariz. É chamado de "tucano", "papagaio" e de outros nomes, na tentativa de machucá-lo (o que às vezes dá certo). Por isso, muitos sanguíneos desenvolvem traumas em relação ao tamanho de seu nariz, especialmente mulheres, que também percebem que não se encaixam nos padrões típicos da beleza feminina.

Mas o que essas pessoas não sabem é que uma redução expressiva do tamanho do nariz geralmente diminui suas qualidades sanguíneas, podendo gerar uma crise de identidade. Além disso, o nariz estreito, pequeno e delicado caracteriza o temperamento melancólico, oposto ao sanguíneo. É provável que, se for perguntado a um sanguíneo se deseja perder aspectos extrovertidos, responderá que não. Aliás, é justamente o que a maioria das pessoas quer adquirir!

O que se promove mais hoje, tanto na mulher como no homem, são o dinamismo, a extroversão e a força. A mulher está cada vez mais se distanciando do padrão antigo da mulher meiga, submissa e dependente. Procura ser independente e poderosa, características dos rostos hexagonais e retangulares. Compare os rostos de mulheres consideradas belas antes da Primeira Guerra Mundial (1914-1918) e dos dias de hoje.

Antigamente, uma mulher era considerada bela se tivesse o rosto arredondado, preferivelmente oval, formato considerado o mais perfeito, os olhos caídos e melancólicos, o queixo e nariz delicados. Os cabelos eram longos e cacheados e repartidos no meio, mas, em público, somente as solteiras podiam deixá-los soltos. As mulheres criavam uma imagem para evidenciar seus atributos melancólicos e fleumáticos, embora muitas também fossem pessoas dinâmicas e fortes. Hoje a maioria das atrizes e modelos tem o rosto hexagonal, a boca

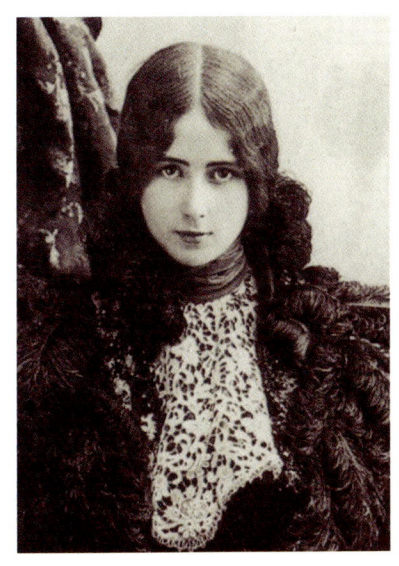

FIGURA 78A
Cléo de Mérode, atriz e bailarina, em 1895.

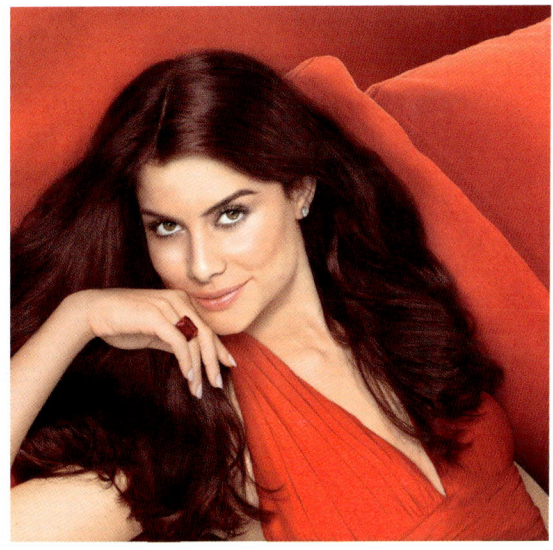

FIGURA 78B
Alinne Moraes, atriz e modelo.

larga e o nariz e o queixo pronunciados. Desejam expressar dinamismo, força e extroversão e é por isso que são admiradas.

Até as melhorias estéticas podem ter um custo emocional. Uma cirurgia ou bioplastia, que aumenta o maxilar, vai fazer com que a pessoa se sinta mais forte. Se um queixo retraído for projetado, a pessoa será mais determinada e decisiva. Essas são características coléricas, mas, como todo colérico sabe, é preciso aprender a lidar com a força e a determinação, ou elas se transformam em agressão, intolerância, arrogância e teimosia. Além disso, os líderes são solitários e não podem se sustentar em muletas emocionais. Às pessoas fortes não são permitidos lamentos. São frequentemente alvos de agressões gratuitas, por intimidar os outros com seu poder. Mulheres poderosas também têm dificuldade nos relacionamentos porque a maioria dos homens teme uma mulher independente. Pessoas que nascem com essas características têm sua infância e juventude para aprender a lidar com tudo isso e, mesmo assim, muitas não conseguem. Imagine o que acontece com uma pessoa que, repentinamente, é transformada nesse tipo.

Uma pessoa tímida e introvertida, que ganha características sanguíneas, como o queixo afilado e pronunciado, ou o chamado "efeito *blush*", obtido pela saliência das maçãs do rosto (os arcos zigomáticos), entre outros, também pode sentir-se exposta e vulnerável.

Com o visagismo, no entanto, o profissional poderá fazer mais do que criar harmonia e estética no rosto. Pode adequar a imagem à personalidade do seu paciente e conscientizá-lo do poder da sua imagem e de como esta afeta seu senso de identidade. O visagismo também já está sendo aplicado por alguns médicos da medicina estética e cirurgiões plásticos.

Na sequência de fotografias de Aline, reproduzidas a seguir, podemos observar o resultado de uma bioplastia. A intervenção, executada na região do ângulo da mandíbula, alterou o formato do rosto, antes triangular invertido, para hexagonal de lateral reta, mantendo suas características sanguíneas, mas proporcionando a ele sugerir mais estabilidade e equilíbrio.

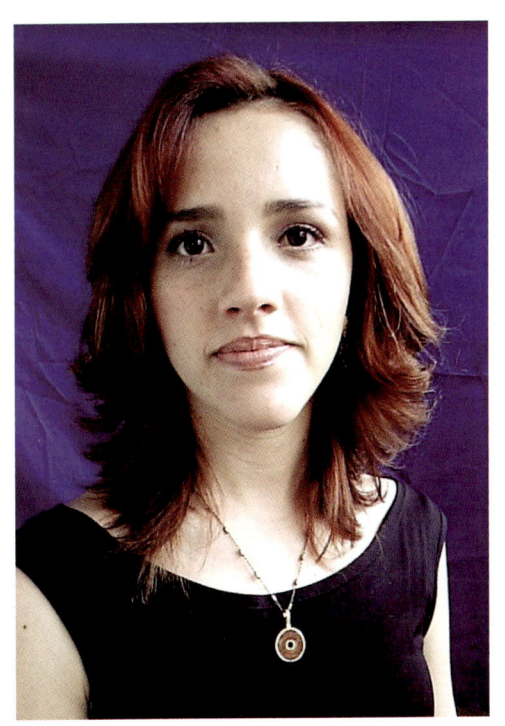

FIGURA 79A
Aline de Oliveira Gonçalves Dutra antes da aplicação do visagismo num trabalho de medicina estética (bioplastia).

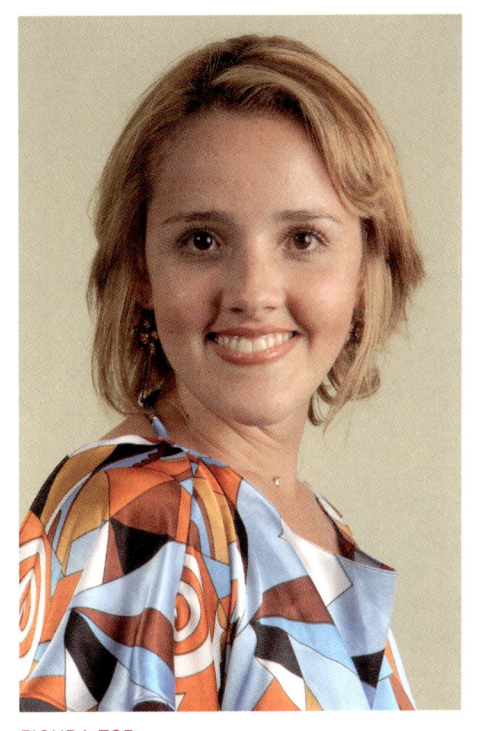

FIGURA 79B
Aline de Oliveira Gonçalves Dutra depois da bioplastia executada pelo dr. Sergio Marcussi, Clínica Performance, Belo Horizonte, MG.
(Cabelo: Ligia Lima, Studio Liz)

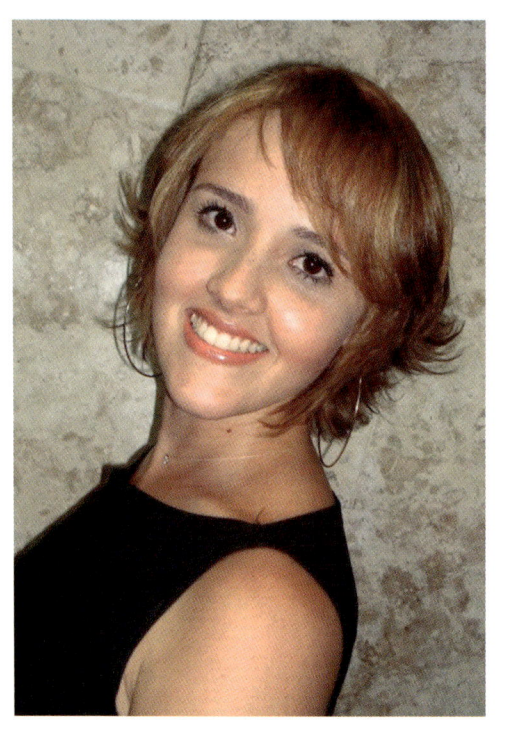

FIGURA 79C
Aline de Oliveira Gonçalves Dutra, alguns meses depois da bioplastia.
(Cabelo: Ligia Lima, Studio Liz)

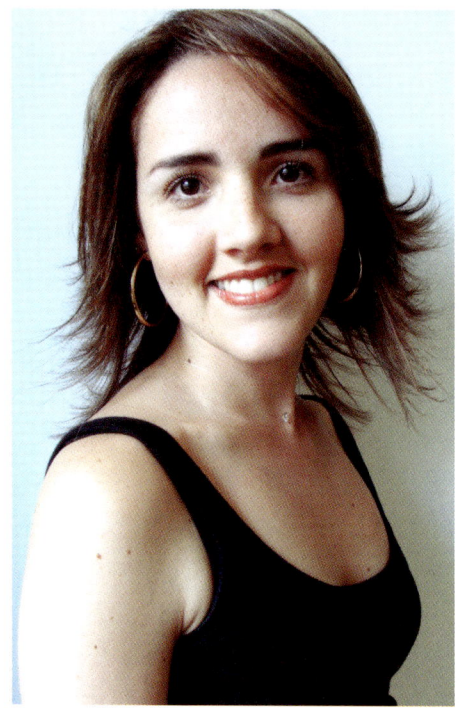

FIGURA 79D
Aline de Oliveira Gonçalves Dutra, mais de um ano depois da bioplastia.
(Cabelo: Ligia Lima, Studio Liz)

Os efeitos da bioplastia foram sendo gradativamente notados na mudança de comportamento e atitude. Aline se tornou mais confiante, aberta e comunicativa.

Fonoaudiologia

Em 2008, a dra. Silvia Pierotti, especialista em motricidade orofacial, entrou em contato comigo para agendar uma palestra sobre visagismo para fonoaudiólogos. A princípio, não compreendi como o visagismo poderia ser aplicado à fonoaudiologia, até que a dra. Silvia explicou a natureza da sua especialidade. Motricidade oral é a área da fonoaudiologia que aperfeiçoa e reabilita os aspectos estruturais e funcionais das regiões orofacial (musculatura da face e da mastigação) e cervical. Os distúrbios manifestados nessas regiões afetam a mastigação, a deglutição, a respiração e a fala. Os exercícios empregados para saná-los envolvem a musculatura da face, principalmente no seu terço inferior, e o posicionamento correto da língua no palato. Se uma pessoa não consegue recolher sua língua corretamente para dentro da boca, ela vai pressionar a arcada. Isso pode ocasionar a projeção da arcada superior e da boca e, consequentemente, criar a ilusão de queixo retraído (na realidade, é a boca que está projetada), ou provocar o aparecimento de diastemas, o que também afeta a dicção. Por isso as especialidades da ortodontia, da cirurgia ortognática e da motricidade orofacial se complementam, e todas envolvem importantes aspectos do visagismo.

É evidente que o tratamento fonoaudiológico pode causar mudanças no formato da face, da mandíbula, da maxila e da boca; portanto, o conhecimento do visagismo é muito importante, especialmente no tocante aos efeitos emocionais e psicológicos que tais alterações podem gerar. Há também as questões estéticas envolvidas. A identificação dos formatos da face e da arcada dentária é reconhecida como importante na avaliação fonoaudiológica, mas o visagismo dá uma outra dimensão aos procedimentos fonoaudiológicos. Percebe-se que existem considerações sobre a percepção da identidade que devem ser ponderadas, além das questões funcionais e estéticas.

Outro aspecto interessante da fonoaudiologia é o estabelecimento de uma identidade vocal – encontrar uma voz própria. O filme *A vida no paraíso* mostra o que isso significa. Buscar o "encontro" da imagem interior com a imagem exterior, por meio do espelho, é um dos mais importantes aspectos do visagismo. Durante um curso meu, no final de 2008, a fonoaudióloga dra. Nívea Vieira chamou a minha atenção ao paralelo entre esses dois tipos de "encontro".

A dra. Silvia, professora no Centro de Especialização em Fonoaudiologia Clínica (Cefac), prepara agora um curso de pós-graduação (mestrado) em que constará a disciplina visagismo, cujo programa será baseado no meu trabalho.

Psicologia

Ao iniciar o trabalho com visagismo, imaginei que, bem aplicado, ele poderia beneficiar enormemente os estados mentais e emocionais das pessoas, mas não tinha noção de que sua eficácia seria tão grande. Foi somente quando comecei a acompanhar o trabalho dos profissionais visagistas e a receber o *feedback* das pessoas que passaram pelo processo que pude comprovar que o visagismo pode ser usado como parte de uma terapia psicológica.

Há vários aspectos do processo do visagismo que devem ser considerados, alguns benéficos a todos os indivíduos, mesmo que não estejam em tratamento.

Em primeiro lugar, a consultoria exige que a pessoa reflita sobre quem é, quais as suas qualidades e fraquezas, no que deseja se aperfeiçoar e o que pretende deixar de lado e, principalmente, como considera sua identidade e como deseja ser identificada pelos outros. Muitas pessoas não têm o hábito de refletir sobre essas questões, e acabam não conseguindo determinar o curso de suas vidas, algo que pode levar ao desânimo e à frustração. Sentem-se à mercê dos acontecimentos e sem condições de reagir aos desafios que surgem.

A maioria das pessoas tem grande dificuldade de dizer o que deseja expressar pela sua imagem e precisa ser ajudada nesse processo de reflexão. É normal que o cliente seja cético quanto à ligação entre atitudes e mudança de imagem. Dessa maneira, ele também é instruído a observar as mudanças nas suas próprias atitudes e nas dos outros em relação a ele, e a prestar atenção nos comentários sobre seu comportamento. É muito comum o cliente voltar ao salão depois de alguns dias ou semanas dizendo que esteve pensando e que chegou à conclusão de que queria expressar algo bem diferente do que foi definido na primeira consultoria.

Certa vez disse a uma mulher, que estava acompanhada da filha, que mudar sua imagem transformaria sua vida. Como era de se esperar, ela não acreditou. A cliente estava na meia-idade, era divorciada e se mostrava muito competente na sua profissão. Sua imagem – cabelos cacheados loiros, que pesavam sobre os ombros – não inspirava confiança e era demasiadamente juvenil para sua idade. Três semanas depois da mudança, ela me telefonou dizendo que tinha recebido duas propostas de trabalho, que envolviam o comando de equipes, e que estava namorando, algo que não fazia há muito tempo. E que foi a filha que lembrou a ela que tudo isso ocorreu depois da mudança da sua imagem, e que eu havia previsto grandes transformações.

Em segundo lugar, quando o trabalho de visagismo é bem-sucedido, a pessoa, ao se olhar no espelho, tem a sensação de que *se encontrou* na sua imagem. É comum exclamar: "Essa sou eu!". Isso significa que há harmonia entre como ela se sente e a sua imagem pessoal. A imagem interna corresponde à imagem externa e ela vê suas qualidades manifestadas, com harmonia e estética – e se sente bela.

Foi o que aconteceu com Nair, conforme podemos verificar nas fotos que seguem. Nair é uma empresária dinâmica e inovadora. Seu rosto é hexagonal de base reta. Os olhos e as sobrancelhas são arredondados e a testa curva, características indicativas de que é reflexiva, pensativa e sensível, com tendência à ansiedade e à necessidade de controlar situações. O queixo expressa força e determinação, por ser reto e pronunciado, e indica que impõe sua vontade. A boca revela que é expressiva, comunicativa e direta. Nair quase sempre mantinha o cabelo preso, porque intuitivamente sentia que assim passava mais credibilidade. Entretanto, o cabelo longo e pesado cria um aspecto cansado e triste, que destoa de sua personalidade forte e positiva.

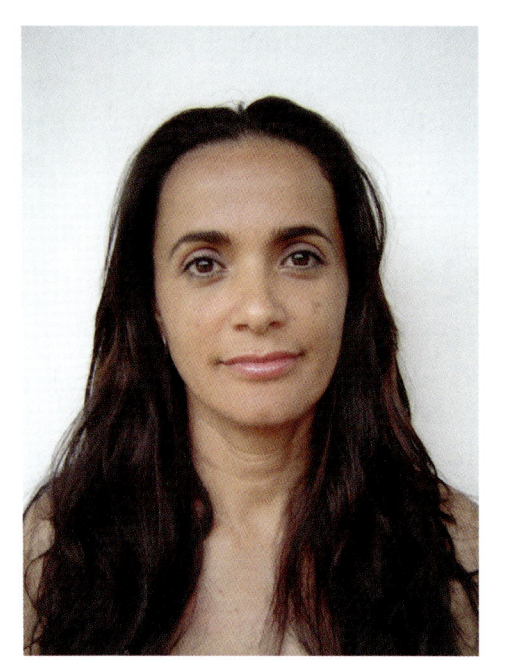

FIGURA 80A
Nair Gonçalves Rech antes da aplicação do visagismo num trabalho que proporcionou um "encontro".

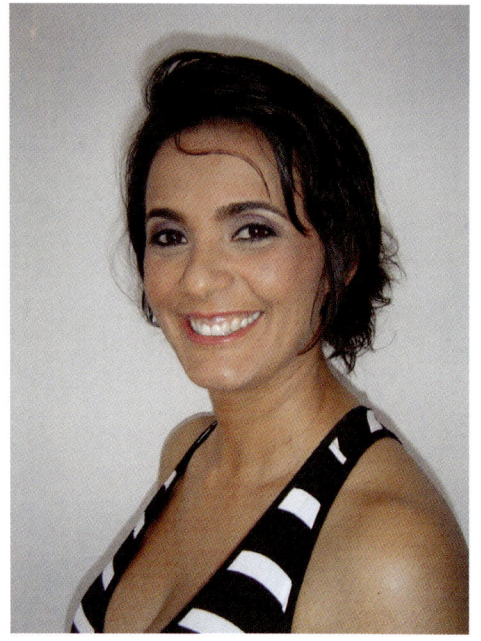

FIGURA 80B
Nair Gonçalves Rech após o trabalho de visagismo.
(Cabelo: Robertinho Marques, Robertinho Hair, Campo Grande, MS)

Robertinho explicou-lhe que o cabelo curto lhe daria um aspecto mais leve, com maior credibilidade e que, cortado em camadas, expressaria dinamismo e jovialidade. O resultado é uma imagem em harmonia com sua personalidade e suas atividades.

Esse *encontro* é uma das mais emocionantes experiências pelas quais um ser humano pode passar. Ele se sente único, inteiro e em equilíbrio. Sua identidade está bem definida; ele sabe quem é. A autoestima e a autoconfiança são, subitamente, elevadas. Tudo isso tem enorme contribuição para sua saúde mental e emocional.

O estabelecimento da identidade na imagem, a experiência do encontro, o processo de reflexão e a consequente elevação da autoestima ajudam muito na terapia. Podem inclusive tirar uma pessoa de um estado depressivo, mas é importante assinalar que o visagismo não é um tratamento psicológico e não trabalha as causas de problemas emocionais. Ele abre o caminho para que se possa tratar os problemas fundamentais, sem o empecilho de uma baixa autoestima. No entanto, são poucos os profissionais que reconhecem que a imagem pode estar contribuindo negativamente para o estado mental e emocional da pessoa.

O rosto, as feições, as sobrancelhas e o cabelo são compostos por formatos geométricos, linhas e cores – todos símbolos arquetípicos. Como expliquei anteriormente, provocam reações emocionais antes que possam ser processados racionalmente. Portanto, quando uma pessoa se olha no espelho, imediatamente é acometida por uma emoção, que pode ser positiva ou negativa.

As linhas do cabelo, das sobrancelhas e das feições podem dirigir seu olho para baixo, para cima, para fora ou para dentro. O movimento para baixo é pesado, mas ajuda a pessoa a "pôr os pés no chão". O movimento para cima dá leveza, mas, também, confere pouca sustentação. O movimento para fora é extrovertido e dispersivo. O movimento para dentro é centrado e introspectivo. O ritmo será determinado pelo movimento da linha; dinâmico, se inclinado; suave, se ondulado; conturbado, se anelado; lúdico, se encaracolado; controlado, se vertical; e estável, se horizontal. O conjunto de linhas forma estruturas geométricas que também têm significados intrínsecos. Além disso, as cores afetam a pessoa emocionalmente.

A priori, nada é positivo ou negativo por si. Devemos pensar no que é adequado ou inadequado para cada pessoa. Há pessoas com déficit de atenção, que precisam se centrar, e há tímidos, que precisam de mais extroversão. Há pessoas que precisam se estruturar e há outras que são demasiadamente controladas. Há pessoas intensas e obsessivas, que precisam de mais leveza, e outras, dispersivas, que precisam pôr os pés no chão. Não há fórmulas que indiquem o que é certo e o que é errado, porque cada indivíduo é único.

Nos últimos anos em que estive praticando o visagismo, tomei conhecimento, direta ou indiretamente, de diversos trabalhos que contribuíram positivamente no tratamento de vários distúrbios psicológicos: depressão, transtorno

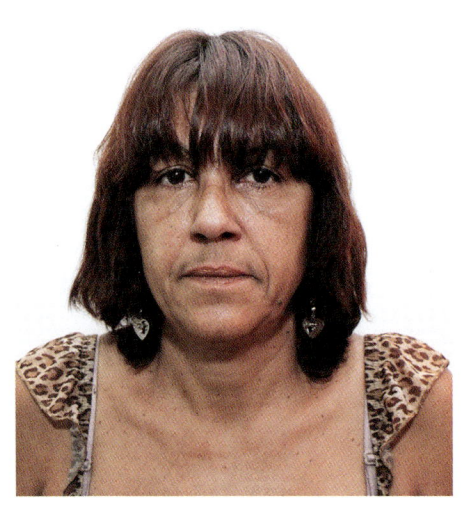

FIGURA 81A
Aparecida da Silveira antes da aplicação do visagismo.

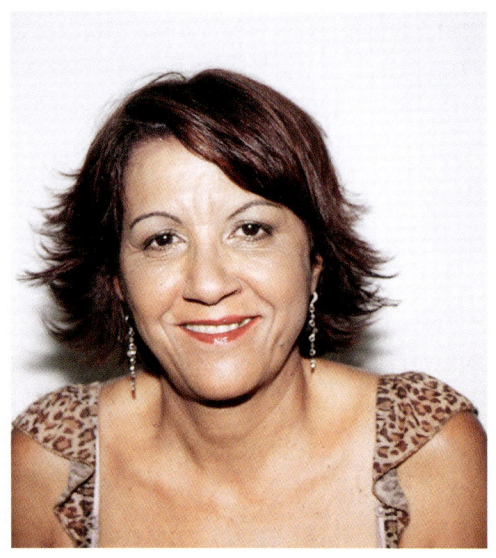

FIGURA 81B
Aparecida da Silveira após o trabalho de visagismo.
(Cabelo e maquilagem: Leandro Pires, Dress-Up, São Paulo)

obsessivo-compulsivo, síndrome do pânico, obsessão e timidez. Também ouvi experiências de trabalhos que contribuíram no tratamento de pessoas com síndrome de Down e nos primeiros estágios do mal de Alzheimer.

Cida, retratada nas fotos acima, não se sentia bem com sua imagem. Seu rosto tem o formato hexagonal com lateral reta, o que indica um temperamento sanguíneo, mas as linhas retas das feições revelam características coléricas. No entanto, o corte do cabelo que ela tinha antes (figura 81A) criava um triângulo com base horizontal, formato que expressa imobilidade e apatia e, por isso, não aconselhado para quem está deprimido. Além disso, a franja pesa sobre o rosto e, por cobrir a testa (intelecto), inibe o pensamento racional e acentua reações emocionais.

Leandro percebeu que era necessário dar mais leveza e movimento à imagem, para ajudar Cida a superar seu estado negativo. Por isso, criou um corte em camadas, com as pontas viradas para fora, sem mexer no comprimento, e uma franja com linhas inclinadas, para conferir dinamismo à região do intelecto. A nova imagem (figura 81B) destaca as características sanguíneas de Cida, o que é importante para auxiliá-la a reencontrar a alegria.

Já há algumas parcerias entre psicólogos e visagistas. Quando um psicólogo trabalha em parceria com um visagista, o médico deve antecipar a consultoria, para identificar o que seria adequado para seu paciente expressar, pois ele é mais habilitado do que um profissional de beleza a definir o que proporcionará benefícios à pessoa.

Alguns psicólogos que participaram do meu curso já estão aplicando os conceitos do visagismo no seu trabalho, adicionando a análise do rosto e da imagem pessoal a outros testes tradicionais. Os relatos que recebi deles atestam que isso tem facilitado o diagnóstico e o tratamento de problemas, especialmente quando trabalham em parceria com visagistas cabeleireiros e profissionais de outras áreas da imagem pessoal. Também afirmam que o visagismo é uma ferramenta muito valiosa na área de recursos humanos, para selecionar candidatos a empregos e no atendimento de funcionários.

A odontologia

No final de 2007, o dr. Bráulio Paolucci Fernandes,[45] de Barbacena, Minas Gerais, iniciou uma pesquisa para investigar a relação entre os dentes e a personalidade de uma pessoa, e como isso poderia afetar a odontologia estética, associando o meu método de praticar o visagismo com trabalhos anteriores sobre o mesmo assunto. Em seus estudos, analisou as características dos dentes e da arcada – formatos e linhas – e sua relação com o formato do rosto e com o temperamento das pessoas.

---

[45] O dr. Bráulio Paolucci Fernandes participou de dois cursos meus, em outubro de 2007 e em abril de 2008.

A arcada pode ser retangular, triangular (com os dentes incisivos centrais superiores projetados), oval ou redonda. O formato dos dentes incisivos centrais é determinado pela borda incisal e as linhas de reflexão de luz mesiais e distais (conforme as ilustrações a seguir), e pode ser retangular, triangular, oval, quadrado ou redondo. O formato do dente pode ser diferente do formato da arcada. Usando como base o conceito dos símbolos arquetípicos, o dr. Bráulio formulou a teoria de que dentes e arcadas retangulares expressariam características coléricas; os triangulares, sanguíneas; os ovais, melancólicas; os redondos e quadrados, fleumáticas.

A pesquisa do dr. Bráulio observou, também, o ângulo da linha de união do cume das ameias – partindo da premissa de que uma linha reta revelaria características coléricas; uma linha inclinada para cima, características sanguíneas; uma linha inclinada para baixo, características melancólicas ou fleumáticas – e a borda incisal – que pode ser reta (colérica), inclinada (sanguínea), curva (melancólica) ou ondulada (fleumática). Geralmente havia uma correlação entre as linhas e os formatos.

Em seguida, aplicando conhecimentos de visagismo, o odontólogo começou a analisar seus clientes para descobrir se havia uma correlação entre os formatos dos dentes e da arcada dentária e o formato do rosto, e se isso se relacionaria ao temperamento da pessoa. Suas observações preliminares indicam que esses formatos e linhas correspondem à maneira como a pessoa se expressa, o que faz sentido, porque a boca é a região da expressão, mas nem sempre tem relação com seu temperamento dominante, que pode diferir da maneira como a pessoa se expressa. Ele também notou que há uma conformidade entre o que o olho de um lado do rosto expressa e o formato do dente incisivo central superior desse mesmo lado.

Outra importante observação feita pelo dr. Bráulio foi de que os dentes incisivos são o ponto focal do rosto e, portanto, têm grande importância na estética da face. Se sobrepusermos a espiral de Fibonacci[46] a um rosto, veremos que ela termina no canto direito da boca. Esse é o ponto para o qual o olhar gravita

---

[46] Leonardo Pisano (1170-1250), matemático italiano conhecido como Fibonacci.

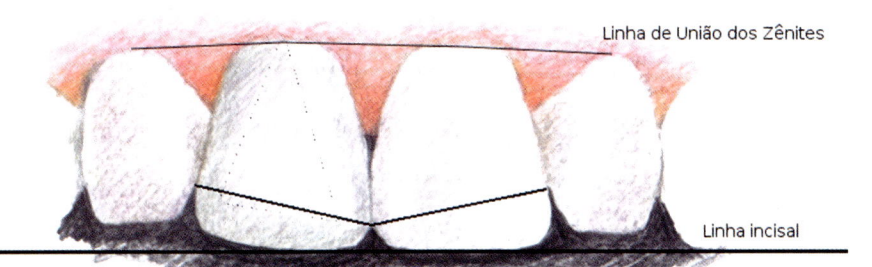

Ameias: os espaços triangulares entre os dentes

Linha de junção dos cumes das ameias (aqui inclinada)

Formato de dente: triangular, neste caso

FIGURA 82
Formato de dentes e da linha de união dos cumes das ameias.

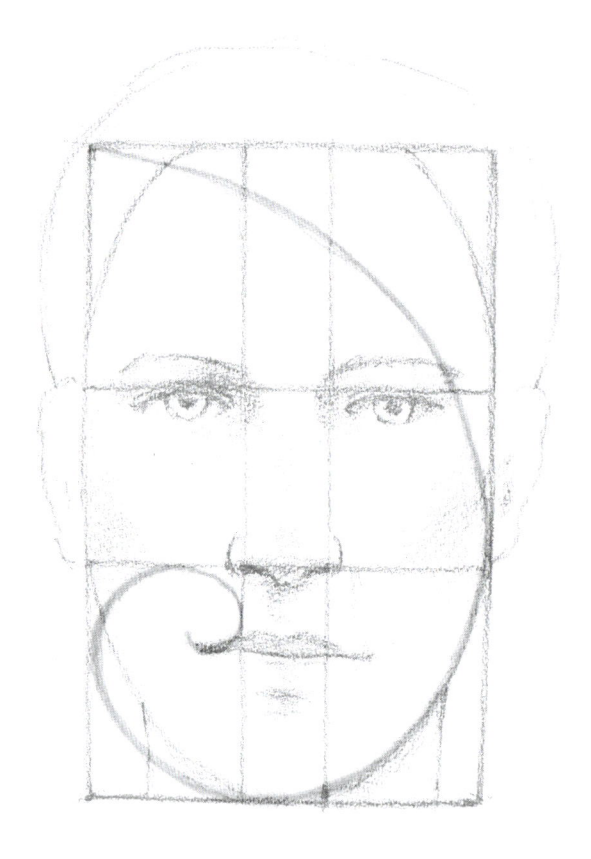

FIGURA 83
Espiral de Fibonacci sobreposta a um rosto.

naturalmente, depois de passar pelo olho esquerdo, mas, por não conter muita informação, imediatamente se desloca para os dentes incisivos centrais. Estudos científicos confirmam que o olho esquerdo é a primeira feição a ser observada, seguida pelo canto direito da boca.[47]

---

[47] J. M. Henderson *et al.*, "Gaze Control for Face Learning and Recognition by Humans and Machines", Michigan State University Eye Movement Laboratory Technical Report, 4, 2000, pp. 1-14.

Usando essa teoria, o dr. Bráulio mudou sua perspectiva da odontologia estética. Ele agora acredita que um trabalho nunca deve ser feito pensando-se somente na estética, sem levar em conta a personalidade e o temperamento do paciente. Como ele próprio diz,

> O dentista visagista tem como objetivo harmonizar a imagem da pessoa com sua personalidade partindo de sua área de atuação, a boca. Neste sentido o dentista visagista, trabalhando com os mais avançados materiais e técnicas, busca não somente um sorriso bonito, mas sim um belo sorriso que esteja em harmonia com os traços do rosto do cliente e em harmonia com sua personalidade. Este é um trabalho de grande impacto na autoestima e na qualidade de vida do cliente, que na maioria das vezes desconhece o motivo pelo qual não está satisfeito com sua imagem pessoal. O trabalho do dentista visagista vai além da boca, tratando a imagem pessoal do cliente em conjunto com uma equipe que pode ir de psicólogos, cabeleireiros, maquiladores, consultores de moda a médicos esteticistas, dermatologistas, endocrinologistas e médicos cirurgiões plásticos. O trabalho em equipe, partindo de uma filosofia única (visagismo de Philip Hallawell), gera resultados fantásticos, pois trabalha o indivíduo como um todo, não focando em nenhum detalhe específico e sim harmonizando as diferentes áreas ligadas à beleza ao fundamental: a alma do cliente.

Existe o perigo de surgirem conflitos de personalidade e comportamento quando, por exemplo, se cria um dente retangular, portanto "colérico", ou oval, "melancólico", numa pessoa que tem uma arcada e dentes originalmente triangulares, "sanguíneos". No primeiro caso, a pessoa pode adotar uma expressão agressiva e, no segundo, se retrair e perder sua espontaneidade e extroversão. Por outro lado, a personalidade da pessoa poderá ser alinhada com a sua expressão, criando harmonia e equilíbrio.

Foi isso o que aconteceu no seguinte caso: Alessandra (figuras 84a e 84b) é solteira, e queria expressar mais força, sensualidade e estabilidade, mostrar-se madura e, portanto, perder seu aspecto de adolescente. Também precisava expressar seu lado extrovertido. Seu rosto tem formato hexagonal, com lateral reta, e a boca, os lábios e o nariz têm contornos sanguíneos, mas os olhos, levemente

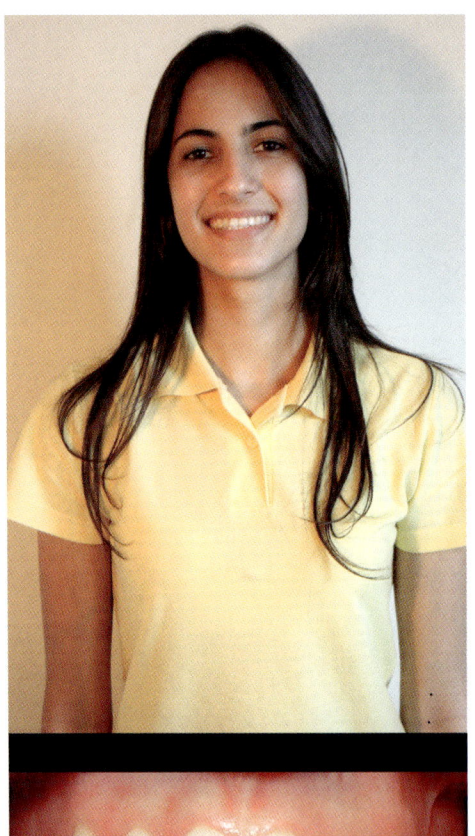

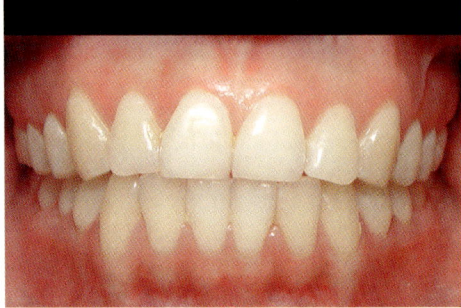

FIGURA 84A
Alessandra Sad de Sousa antes da aplicação do visagismo num trabalho de odontologia estética.

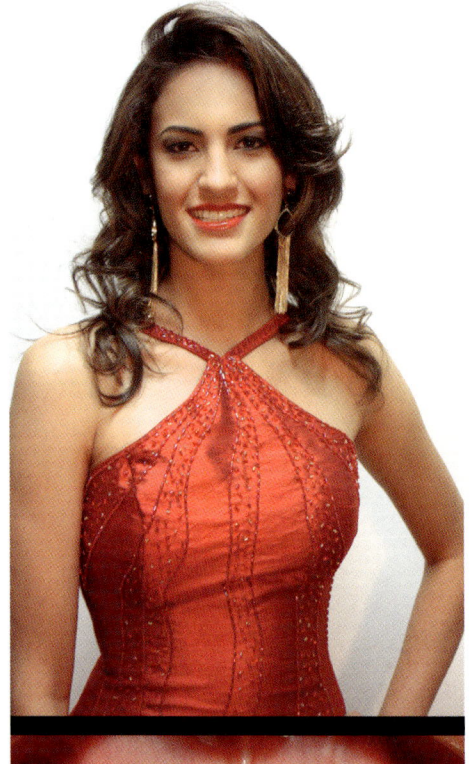

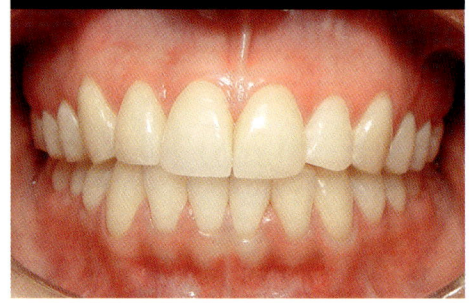

FIGURA 84B
Alessandra Sad de Sousa após o trabalho de visagismo.
(Odontologia estética: dr. Braúlio Paolucci; cabelo: Ligia Lima, Studio Liz, Barbacena, MG; maquilagem: Heloisa Lima, Studio Liz, Barbacena, MG; consultoria de moda: Déa Sad Grossi, Scenarium, Barbacena, MG)

caídos, e a testa, alta e curva, contêm aspectos melancólicos. A arcada superior estava inclinada em relação ao plano horizontal e o eixo vertical dos dentes estava inclinado em relação ao eixo vertical da face. Isso criava uma sensação de desequilíbrio, e a fazia se sentir instável, insegura e, consequentemente, frágil. O dr. Bráulio trabalhou os dois incisivos centrais e o incisivo lateral direito com facetas de porcelana, objetivando criar o paralelismo necessário. A linha incisal dos dentes superiores, que formava um arco côncavo, direcionada para baixo, com aspecto melancólico, ganhou inclinação para cima, proporcionando uma expressão mais alegre e extrovertida.

Depois de corrigir os dentes, Alessandra passou por uma adequação de seu cabelo, da sua maquilagem e de suas sobrancelhas. Esse trabalho também foi feito em Barbacena, por Ligia Lima e Heloisa Lima. O resultado é surpreendente e mostra como a atuação de um profissional pode ser valorizada por outro profissional. Em Barbacena, onde profissionais de diversas áreas – cabelo, maquilagem, psicologia, odontologia, moda e consultoria de imagem – já fizeram o meu curso de visagismo, vários estão trabalhando em conjunto, com resultados muito mais ricos do que se estivessem trabalhando isoladamente.

Há algum tempo já se fala da "personalidade do sorriso", e algumas teorias afirmam que processamos imagens de modo cinestésico, ou seja, emocional. A constatação da presença de símbolos arquetípicos nas estruturas de todas as imagens finalmente explica por que isso acontece. Também desmonta a ideia de que essa leitura seja subjetiva. Certamente, pesquisas e experiências feitas com esses novos dados em mente nos trarão mais esclarecimentos.

Por meio do dr. Bráulio conheci estudos na área da odontologia estética que apresentam alguma semelhança com meu trabalho. Claude Rufenacht[48] escreveu sobre aspectos da linguagem visual e associou os formatos dos dentes aos temperamentos, de acordo com o sistema de Hipócrates, e se apoia na teoria de Kandinsky de que nos relacionamos emocionalmente com imagens. Mas, por não ter percebido que os formatos são símbolos arquetípicos e desconhecer a pesquisa de Joseph Le Doux, publicada posteriormente, acha que essa relação

---

[48] C. R. Rufenacht, *Fundamentos de estética*, trad. A. V. Ritter (São Paulo: Santos, 1998).

é subjetiva. Irfan Ahmad[49] menciona símbolos arquetípicos, mas não os associou às estruturas visuais (formatos de dentes e arcadas). Há outros trabalhos importantes que discursam sobre a personalidade do sorriso e sobre a estética dental relacionada ao rosto como um todo.[50] O dr. Bráulio percebeu que meu trabalho dá uma nova dimensão a pesquisas anteriores e permite que se atue com objetividade, porque é possível determinar que tipo de emoção o trabalho suscitará; ainda assim, porém, devemos sempre lembrar que cada pessoa lida com emoções de maneira particular e subjetiva, de acordo com suas experiências e suas memórias.

Os conceitos do visagismo também podem ser aplicados aos processos ortodônticos, que podem afetar a estrutura da arcada e o tamanho e ângulo dos dentes, e à cirurgia ortognática (buco-maxi-facial), que afeta a projeção da boca e do queixo. Lembro que é importante saber distinguir corretamente entre uma maxila projetada e um queixo retraído, usando a glabela como referência, e não o nariz (figura 55). Quando a maxila é projetada, frequentemente o nariz também o é, e isso sempre faz com que o queixo pareça retraído, quando talvez esteja dentro dos padrões normais.

Educação

Em um determinado momento da infância, a criança começa a perceber que é uma entidade separada do mundo à sua volta e passa a ter uma noção de sua

---

[49] Irfan Ahmad, "Four Esthetic Tales", em R. Romano, *The Art of the Smile: Integrating Prosthodontics, Orthodontics, Periodontics, Dental Technology, and Surgery in Esthetic Dental Treatment* (Hanover Park: Quintessence, 2004), pp. 63-93.

[50] Cf. J. P. Frush & R. D. Fisher, "How Dentogenics Interprets the Personality Factor", em *The Journal of Prosthetic Dentistry*, St. Louis, vol. 6, 1956, pp. 441-449; L. Ibrahimagic *et al.*, "Relationship between the Face and Tooth Form", em *Collegium Antropologicum*, vol. 25, nº 2, 2001, pp. 619-626; G. Chiche & A. Pinault, "Princípios científicos e artísticos aplicados à odontologia estética", em *Estética em próteses fixas anteriores* (São Paulo: Quintessence, 1996), pp. 13-32; M. Mauro Fradeani, *Esthetic Rehabilitation in Fixed Prosthodontics - Esthetic Analysis: a Systematic Approach to Prosthetic Treatment* (Hanover Park: Quintessence, 2004); J. Hatjó, *A beleza natural dos dentes anteriores* (São Paulo: Santos, 2008).

imagem física. É quando se inicia o processo de definição da sua identidade. O primeiro passo desse processo é a definição de sua identidade física, que envolve reconhecer sua própria imagem e seu gênero. É, também, quando começa a definição do nível de sua autoestima. Nessa fase, a imagem da criança é criada pela mãe, que, inconscientemente, manifesta seus valores na criança. Por isso, a ajuda de um visagista é muito recomendada. Ele pode explicar à mãe o que a imagem da criança expressa, como vai afetar seu comportamento e se está em harmonia com o temperamento dela.

Uma mudança na imagem de uma criança modifica seu comportamento muito mais rapidamente do que num adulto, talvez por não ter ainda uma identidade definida ou por estar mais aberta aos estímulos que a imagem carrega, por meio dos símbolos arquetípicos.

As fotografias da página 40, são de uma criança de cerca de dois anos, e foram tiradas num período de seis meses. A partir de cada mudança de imagem, ela passava a se comportar de maneira completamente diversa. O trabalho buscava uma imagem que ajudasse a equilibrar seu forte temperamento, predominantemente colérico, o que foi conseguido com a imagem mais sanguínea. No entanto, ao se arrumar sozinha, ela compunha uma imagem mais colérica. Esse é apenas um entre muitos exemplos que testemunhei.

A adolescência é a fase em que a identidade termina de se definir, pois o jovem percebe que sua essência é separada do seu corpo. É importante que o visagista saiba que a prioridade nessa hora é reforçar a autoestima; aos poucos, o jovem assume uma imagem personalizada, única, mas de início ele precisa se sentir parte do grupo ao qual pertence e em sintonia com os seus costumes e a moda vigente. É importante que se evite qualquer sensação de rejeição que sua imagem possa provocar. Mas o visagista também pode ajudá-lo a reconhecer suas qualidades e seu potencial para se destacar. É importante que os pais acompanhem esse processo e compreendam o que seus filhos buscam.

Psicólogos especializados em crianças e adolescentes recomendam insistentemente que os pais eduquem os filhos exercendo sua autoridade, estabelecendo limites, mas que não sejam autoritários. Também não devem ser indulgentes ou negligentes. O uso do visagismo pode ajudá-los a educar seus filhos da maneira mais adequada. Esse é um assunto de grande complexidade, que merece um estudo mais profundo. Fica aqui um primeiro incentivo à reflexão.

Os educadores também têm um papel fundamental nesse processo. O visagismo dá a eles meios para identificar a personalidade básica dos alunos – e, a partir daí, para determinar qual a melhor forma de motivá-los, estimular suas forças, talentos e inteligências naturais e ajudá-los a superar suas fraquezas. Eles poderão antecipar possíveis problemas de comportamento e de convivência dos alunos; perceberão se o comportamento individual está em sintonia com suas personalidades, se cada aluno está expressando o melhor de si ou se existe um problema que possa provocar o desenvolvimento de transtornos graves. Poderão, ainda, aconselhar os pais sobre como uma adequação de imagem pode ajudar no desenvolvimento tanto acadêmico quanto pessoal.

Renan (figuras 85A e 85B) tem o rosto retangular, as feições retas e o olhar intenso. Essas características, aliadas ao cabelo ruivo e à pele outono, revelam um temperamento forte e decidido, típico do colérico. No entanto, o corte de cabelo que ele usava, com formato arredondado e franja, fechava seu semblante,

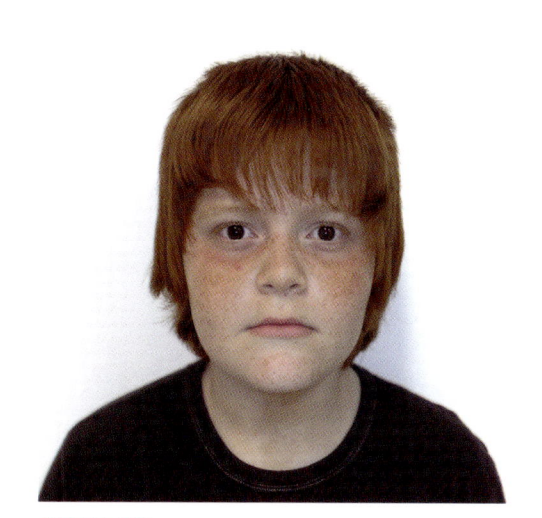

FIGURA 85A
Renan Albuquerque Martins Freixes antes da aplicação do visagismo.

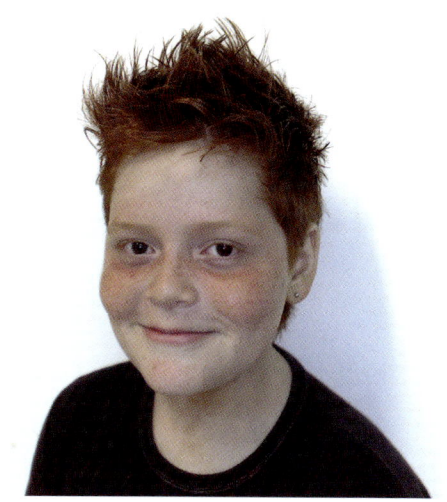

FIGURA 85B
Renan Albuquerque Martins Freixes após o trabalho de visagismo.
(Cabelo: Robertinho Hair, Campo Grande, MS)

fazendo com que parecesse bravo. O resultado era uma imagem de controle, contra o qual pessoas com esse temperamento se rebelam naturalmente e que, por isso, poderia lhe ser prejudicial.

Robertinho resolveu criar uma imagem mais leve e descontraída, com um corte desfiado, que expressa espontaneidade e alegria, mas num formato retangular, para não lhe tirar a força.

Esportes

O Comitê Organizador das Olimpíadas de 2004 decidiu que os competidores nas modalidades de luta-livre, lutas greco-romanas, *tae kwon do* e boxe usariam uniformes vermelhos ou azuis, sorteados antes dos confrontos. Os antropólogos dr. Russell Hill e dr. Robert Barton, da Universidade de Durham, Inglaterra, que já sabiam da vantagem, no acasalamento, que a coloração avermelhada proporcionava a machos de certas espécies de animais, como os mandris, viram nessa decisão uma oportunidade para investigar os possíveis efeitos da cor vermelha em humanos. Eles decidiram analisar os resultados das lutas e verificar se havia indícios de que a cor do uniforme havia influenciado os resultados. E chegaram à seguinte conclusão: quando as lutas eram entre atletas do mesmo nível, a porcentagem dos vencedores de uniforme vermelho era muito alta para ser uma mera coincidência estatística. Resolveram ampliar a pesquisa, analisando os resultados da seleção inglesa de futebol, que utiliza dois uniformes – um branco, outro vermelho.

Essa pesquisa não me surpreendeu, porque nós, artistas, já sabemos que as cores expressam emoções. Johann W. Goethe, escritor alemão, foi o primeiro a pesquisar a influência das cores nas pessoas. Mais tarde, Johannes Itten, professor da Bauhaus, observou que havia uma relação entre a cor predileta na pintura de cada aluno, sua personalidade e cor de sua pele. Pessoalmente, constatei que quando uso vermelho (o que é raro), fico agitado e agressivo. No entanto, essa é a cor da minha pele, outono, a cor da minha personalidade, predominantemente colérica, e a cor que mais uso nas minhas obras. Certa vez experimentei usar uma camisa vermelha para jogar tênis e me senti extremamente competitivo e agressivo, mas também desequilibrado emocionalmente. Apesar de disputar intensamente a partida, não joguei bem, porque não conseguia me concentrar e manter um padrão de jogo.

Sou da opinião de que as pesquisas sobre a influência das cores nos esportistas, para serem relevantes, deveriam levar em conta a personalidade de cada um. Mas baseando-me na relação entre a coloração do cabelo e nas alterações de comportamento, não tenho dúvidas de que a cor do uniforme pode influenciar no rendimento de um atleta.

Evidentemente, há muitos outros fatores que devem ser considerados. Nos esportes coletivos, a capacidade do treinador da equipe em motivá-la é decisiva. O atleta precisa saber lidar com a pressão da torcida, com o nível de expectativa criado em torno dele e conseguir se concentrar somente na sua atuação, sem se preocupar com o resultado. Preocupações externas, com a família ou a situação financeira, também podem influenciá-lo negativamente. E, em termos de visagismo, sua imagem pessoal tem de ser adequada para seu temperamento, ajudando-o a reunir força, equilíbrio, concentração, foco, determinação, motivação e, dependendo da sua função, liderança.

O visagismo pode ser usado por treinadores para analisar a personalidade dos atletas de sua equipe. A partir daí, eles saberão como motivá-los e conhecerão melhor os desafios que cada um enfrenta. Por exemplo, o sanguíneo poderá ser dispersivo; o colérico, briguento; o melancólico, ansioso; e o fleumático, acomodado. Os treinadores ficarão conscientes de quem pode ser um líder em campo e de quem se desmotiva diante de um revés. Isso também os ajudará a escolher os componentes da equipe e a mantê-la coesa e unida.

Na Liga Mundial de Vôlei Masculino de 2007, quando a equipe do Brasil se sagrou campeã, Giba foi eleito o melhor jogador da competição. Tanto ele quanto o levantador Ricardinho deixaram crescer cavanhaques, com laterais bem verticais. Galvão Bueno, locutor da TV Globo, comentou durante a transmissão da final que eles tinham ficado "com cara de maus". Acredito que os cavanhaques contribuíram para mantê-los focados, por causa das linhas retas, e desafiadores e determinados, por projetar o queixo, atitudes importantes na busca de um título mundial.

Antes de retornar para o Brasil, Giba voltou a adotar sua imagem habitual, o que demonstra que a imagem utilizada na quadra tinha sido criada propositadamente. Nas Olimpíadas de 2008, ele não usou o cavanhaque. Será somente coincidência o fato de que não conseguiu levar o Brasil à medalha de ouro?

Muitos atletas raspam suas cabeças, o que pode ter consequências indesejadas. A cabeça raspada é uma imagem agressiva e intimidadora, porque elimina todo e qualquer disfarce e impõe a personalidade da pessoa aos outros. Isso pode ajudá-la a ficar mais determinada e decidida, mas também pode fazer com que se torne bruta e violenta, especialmente se for de temperamento predominantemente colérico. Na Copa do Mundo de futebol da Alemanha, em 2006, Fábio Cannavaro, jogador da Itália (time campeão), adotou esse visual. O outro grande destaque da competição, Zinédine Zidane, da França (time vice-campeão), tem um visual parecido, mas porque é calvo. Cannavaro, que tem diversas características sanguíneas, ganhou um aspecto muito mais forte depois que raspou o cabelo. No entanto, Zidane, que é predominantemente colérico, foi prejudicado pela sua imagem e não soube se controlar quando provocado, tendo sido expulso na final, depois de dar uma violenta cabeçada em Materazzi.

Por outro lado, Ronaldinho Gaúcho, jogador do Brasil, na minha opinião adotou uma imagem inadequada, o que contribuiu para prejudicar sua atuação na Copa. Prendeu os cachos longos e soltos para trás, com uma faixa que cobria a testa. É uma imagem lúdica e inconsequente, que acentua o lado emocional e intuitivo da pessoa, ao mesmo tempo em que inibe o uso do intelecto. Outro fator a ser levado em conta é a cor da camisa do uniforme principal do Brasil – amarela –, que acentua características sanguíneas nos atletas. Assim como os coléricos devem evitar o vermelho, os sanguíneos, como Ronaldinho, não devem usar o amarelo. Eleito o melhor jogador do mundo em 2005, esperava-se muito dele, mas o atleta não conseguiu ser o líder de que a equipe precisava, e seu desempenho foi dispersivo e inconclusivo. Uma outra imagem poderia ter revelado seu lado mais colérico e atenuado os efeitos negativos da cor amarela da camisa. Seria interessante comparar as suas atuações na seleção, usando a camisa amarela e a azul.

Nos esportes individuais, a influência da imagem pode ser ainda maior. É interessante analisar a imagem dos grandes campeões, tanto masculinos quanto femininos, no atletismo, modalidades de lutas, tênis e golfe, e compará-las com as de outros jogadores que, embora bons, não conseguem a mesma constância, equilíbrio, determinação e concentração.

Negócios

O visagismo pode ser aplicado nos mais variados aspectos de qualquer negócio: recrutamento de funcionários; gerenciamento de pessoal; desenvolvimento de equipes de trabalho; setores de atendimento; vendas e negociações; departamentos de marketing.

Na área de recursos humanos, os conceitos do visagismo podem ser usados para analisar o perfil psicológico e o comportamento de candidatos e de funcionários efetivos. São uma ferramenta valiosa para avaliar se o indivíduo é apto para o cargo oferecido, se sua imagem é adequada para a função ou se poderá prejudicar seu desempenho. Também podem ser usados para identificar sinais de problemas emocionais e para aconselhar funcionários, caso uma mudança de imagem seja indicada para que eles utilizem todo seu potencial.

Na gerência de pessoal, na criação de equipes e na avaliação de desempenho, a análise da imagem, do comportamento e do temperamento é também de grande valia. Auxilia na identificação dos funcionários com as qualidades necessárias para liderar uma equipe, daqueles que são criativos, motivadores e arrojados, planejadores e conservadores ou conciliadores e diplomáticos. Usando essas informações, supervisores e gerentes saberão a melhor maneira de motivá-los; saberão também se determinado funcionário reage bem a desafios ou se, ao contrário, sente-se acuado; se precisa de um incentivo extra ou não; se precisa se sentir seguro ou se isso pode deixá-lo acomodado. Também levarão em conta que os melancólicos tendem a ser ansiosos e indecisos; os coléricos, intensos e estressados; os sanguíneos, dispersivos e inconclusivos; e os fleumáticos, a não ter muita iniciativa, podendo ajudar cada um a superar seus pontos fracos, distribuindo as tarefas com critério, a fim de obter o máximo de cada um. Dessa maneira, os chefes também reconhecerão com mais facilidade os méritos de cada um.

O vendedor que sabe analisar os seus clientes de acordo com os conceitos de visagismo leva uma grande vantagem. Saberá como abordar e atender as pessoas, conseguirá melhor satisfazê-las e chegar aos melhores resultados possíveis.

Conheci um vendedor que usava a fisiognomonia para analisar seus clientes, mas que, no início, não tinha segurança para ajustar sua apresentação de acordo com as características de cada um. Até que se viu diante da frustração de não conseguir fechar um negócio com um cliente importante havia algum tempo. Toda vez que visitava a empresa, o diretor com poder de decisão abandonava sua apresentação-padrão antes do final. De acordo com sua análise, o diretor era muito colérico. Numa última tentativa — contrariando todas as *best practices* —,[51] decidiu agendar uma reunião somente com ele. Telefonou para marcar o encontro, dizendo que só precisaria de dez minutos. Na reunião, foi direto ao assunto. Apresentou seu produto de maneira resumida e falou brevemente sobre as vantagens do mesmo. Deu o preço, as condições de pagamento, o prazo de entrega, deixou material impresso e agradeceu a atenção dispensada. Saiu, pensando que tinha causado uma péssima impressão. No entanto, no dia seguinte, o diretor ligou, dizendo que foi a melhor e mais objetiva apresentação que tinha visto e que o negócio estava fechado. Depois disso, ele passou a usar a análise do cliente para adequar suas apresentações ao temperamento de cada um.

As pessoas coléricas são impacientes e não gostam de se sentir pressionadas; apresentações minuciosas, ou que tentam impressionar, as irritam. Elas gostam que os outros sejam objetivos e rápidos e preferem delegar a análise mais detalhada à sua equipe. Por outro lado, tratar assim um melancólico, ou um sanguíneo, seria desastroso. Ambos ficarão desgostosos com a falta de atenção: o melancólico sentirá falta de informações e o sanguíneo, falta de entusiasmo.

---

[51] *Best practices* são os padrões estabelecidos por uma empresa, de acordo com os melhores resultados alcançados anteriormente.

Isso se aplica a todos os que se envolvem em negociações ou em atendimento, de vendedores a executivos, de recepcionistas a atendentes do serviço para clientes.

Empresas que estabelecem parcerias com visagistas formados e competentes oferecem um serviço aos seus funcionários que beneficia a todos. O visagismo eleva a autoestima, cria bem-estar e faz com que a pessoa se sinta valorizada e bela. Ajuda-a a refletir sobre suas qualidades, prioridades e desejos, e ela descobre como cuidar da sua imagem pessoal, para evidenciar suas qualidades ou reforçar alguma característica. Por exemplo, saberá como ficar mais determinada, mais focada, mais decidida ou mais entusiasmada – o efeito é muito positivo sobre as suas atitudes, sua motivação e seu desempenho em geral. Além disso, a partir do momento em que alguém é atendido por uma recepcionista, os funcionários passam uma imagem positiva da empresa, proporcionando confiança e credibilidade.

O trabalho feito com Lucília (figuras 86a e 86b) exemplifica como o visagismo pode auxiliar uma pessoa a expressar melhor suas capacidades. A consultoria iniciou-se com uma avaliação odontológica, mas estendeu-se à imagem como um todo. Os benefícios usufruídos foram tanto pessoais quanto profissionais, como ela mesma descreve a seguir.

> Tudo começou com uma consulta com o dr. Bráulio Paolucci, em que, a princípio, o meu interesse era apenas fazer um implante, arrumar meus dentes e assim melhorar meu sorriso.
>
> Ele me apresentou o trabalho do visagismo e me fez a proposta de participar de um trabalho com visagistas de diversas áreas.
>
> Após passar por todo o processo de transformação com profissionais especializados no estudo do visagismo, me senti outra pessoa; a transformação não se relacionou apenas a dentes, cabelos e roupas, mas foi também interior.
>
> Apesar de sempre ter sido muito expansiva, me sentia em alguns ambientes reprimida; hoje me sinto mais segura e confiante, sei o que quero e o que posso.
>
> O visagismo é um trabalho espetacular que está sendo desenvolvido por profissionais competentes com o intuito de ajudar as pessoas a se conhecer e se fazer conhecer.

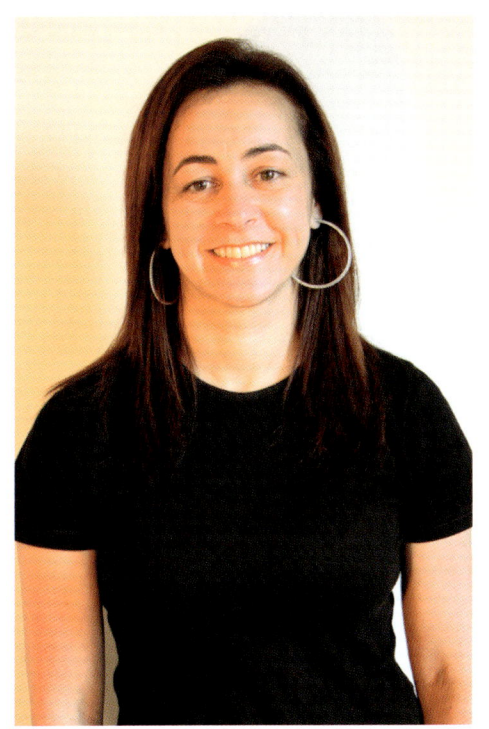

FIGURA 86A
Lucília Umbelina Nogueira antes da aplicação do visagismo visando o desempenho profissional.

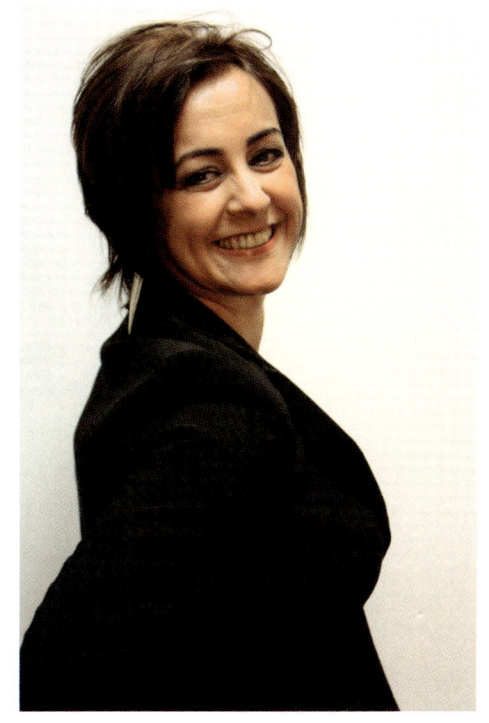

FIGURA 86B
Lucília Umbelina Nogueira após o trabalho de visagismo.
(Cabelo: Ligia Lima; maquilagem: Heloisa Lima, Studio Liz, Barbacena, MG; produção de moda: Déa Sad Grossi, Scenarium, Barbacena, MG; odontologia estética: dr. Bráulio Paolucci, Barbacena, MG; psicologia do trabalho: Renata Herthel Barreto, Barbacena, MG)

Lucília é especialista em controle de qualidade. Seu rosto é hexagonal de lateral reta e sua boca é larga, elementos que indicam um temperamento predominantemente sanguíneo. A testa é reta e alta, colérica, e os olhos são levemente caídos, melancólicos. A imagem como um todo é frágil e delicada e não sugere seu lado extrovertido e forte. Os fios longos e retos expressam submissão. Depois da consultoria ela percebeu que, além de melhorar o sorriso, desejava passar mais credibilidade, dinamismo e força, para melhorar seu desempenho profissional.

Primeiro o dr. Bráulio refez os implantes nos dentes incisivos centrais e laterais, tirando os espaços que os separavam e o arco descendente da linha de união dos zênites, criando um aspecto mais forte para o sorriso. O cabelo repicado em camadas proporcionou dinamismo. As sobrancelhas foram mantidas curvas para preservar uma expressão sensível, e optou-se por uma maquilagem discreta, em tons quentes. As linhas retas e sóbrias do *tailleur* conferem sofisticação, enquanto os brincos criam dinamismo. A imagem como um todo expressa, nos seus vários elementos em harmonia, credibilidade, competência, maturidade, força e dinamismo.

Os princípios que regem o visagismo, em particular a linguagem visual, também podem ser aplicados em todos os aspectos visuais de um negócio. São essenciais na criação de ambientes de trabalho propícios às atividades da empresa e à sensação de bem-estar dos funcionários. Os elementos visuais da arquitetura de interiores – especialmente os formatos e as cores – afetam o estado emocional e o comportamento das pessoas. Podem estimular a criatividade e a interatividade ou, ao contrário, isolar e promover a concentração, ou ser relaxantes ou agitados, por exemplo. Saber criar um ambiente adequado é importante para a produtividade da empresa e para a segurança dos seus funcionários, que, nos escritórios, se relaciona ao bem-estar.

O ambiente também afeta clientes e visitantes. A entrada de uma empresa é seu "rosto". Estabelece sua identidade e deve ser criada segundo os mesmos princípios que regem o visagismo. Por exemplo, uma porta retangular, pesada e grande, transmite segurança e poder, mas também intimida ao criar uma barreira, enquanto linhas inclinadas passam dinamismo, embora sejam mais inseguras. Linhas curvas, numa recepção, acolhem e criam uma sensação agradável. Isso é especialmente importante para pontos comerciais, como lojas, butiques e salões de beleza.

Esses são alguns exemplos da aplicação do visagismo em diversas atividades, mas seus conceitos podem, sem dúvida, ser aproveitados com sucesso em outras ainda. Difícil é pensar em alguma profissão em que o visagismo não teria aplicação. Creio que especialistas de cada área descobrirão outros usos para os fundamentos aqui apresentados, inclusive na área da beleza. Usando a criatividade, a experiência e a intuição, os profissionais farão com que esse trabalho, que está somente no início, evolua cada vez mais.

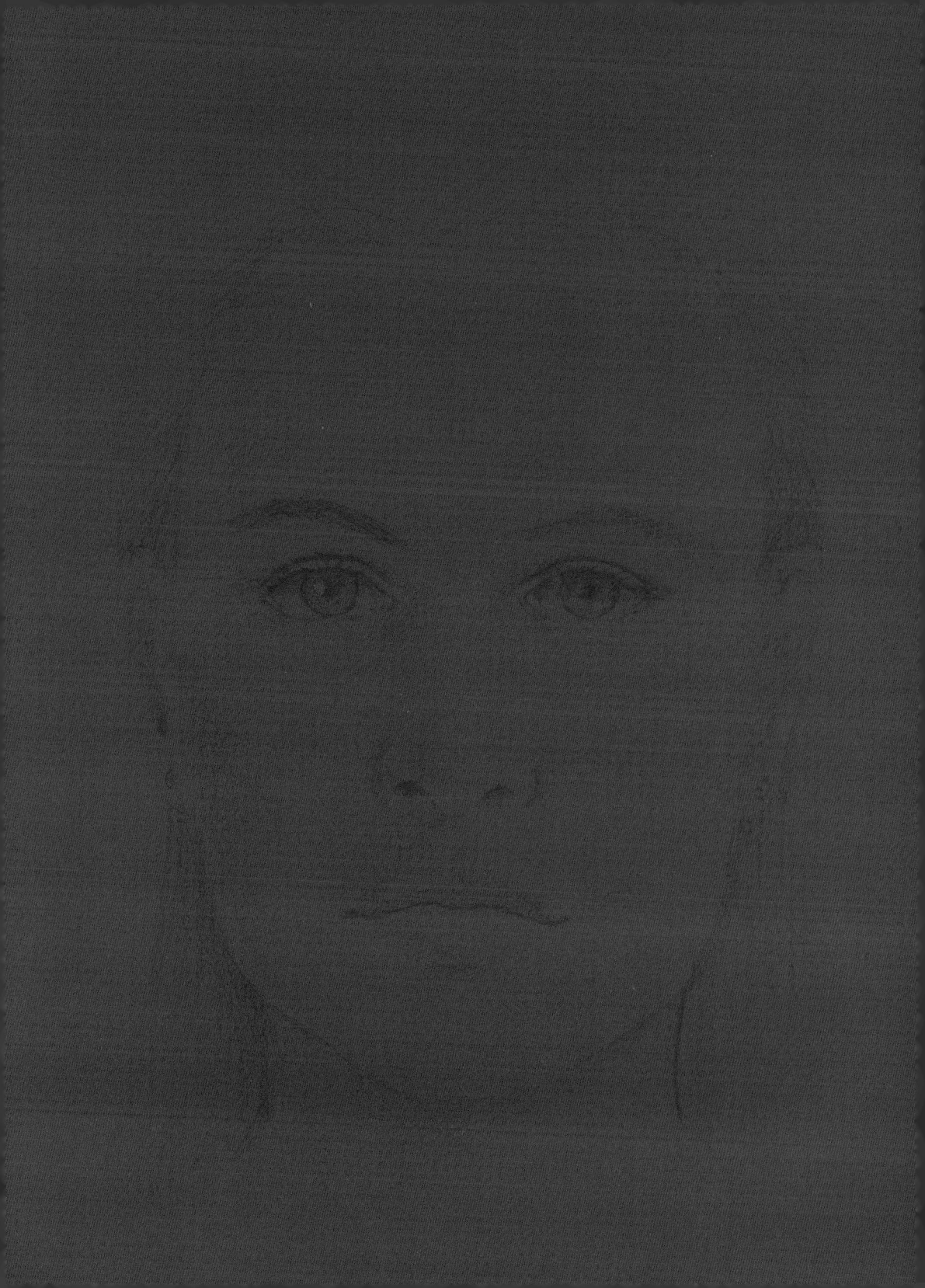

Conclusão

> Criadores de tendência vivem hoje, muitas vezes sem perceber, como outros milhões viverão amanhã.
>
> Alvin Toffler

Este livro pretendeu mostrar que a atenção dada à imagem pessoal é mais do que uma questão estética. Certamente existe a intenção de se criar uma aparência visual esteticamente harmônica, e essa tarefa será facilitada se o profissional dominar a linguagem visual e as técnicas necessárias para criar diversos efeitos. O trabalho do *hairstylist*, do maquilador e do designer de sobrancelhas não se limita a harmonizar o cabelo ao rosto, deixando-o bonito. Beleza é mais – é fazer transparecer características e atitudes, admiradas e valorizadas, usando os princípios de harmonia e estética. Hoje em dia, a criação da beleza está associada à criação de um estilo pessoal. Por esse motivo, a estilização é o grande desafio para o cabeleireiro, atualmente. Não basta dominar técnicas e copiar tipos padronizados; isso não soluciona o problema da estilização. Na verdade, para ser um *hairstylist*, é preciso ser um visagista.

Os profissionais precisam estar conscientes da responsabilidade do seu trabalho, e espero ter contribuído para elevar o conceito geral da profissão. Eles nunca devem se esquecer de que trabalham com pessoas, e que podem afetar suas vidas – positiva ou negativamente. As mudanças que criam na imagem pessoal interferem no senso de identidade da pessoa e têm grande influência na sua saúde emocional, psíquica e até física, nas suas relações pessoais e

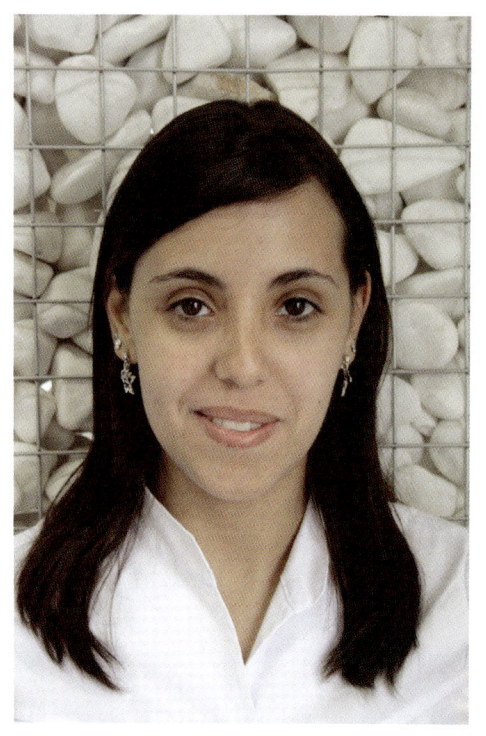

FIGURA 87A
Diane Cristina Rigo Mont'Alvão queria se sentir mais forte, equilibrada e segura. A testa curva, os olhos arredondados e o nariz delicado indicam características melancólicas, acentuadas pela franja curvada, enquanto a boca, o queixo e o formato do rosto, hexagonal de lateral reta, expressam um lado sanguíneo.

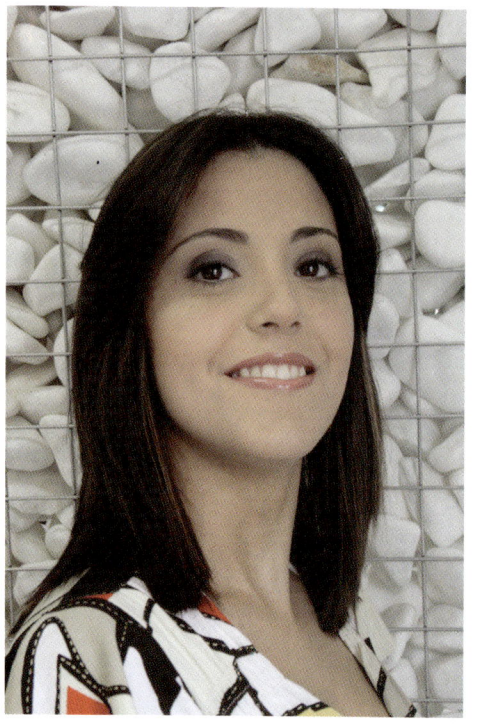

FIGURA 87B
Diane Cristina Rigo Mont'Alvão após o trabalho de visagismo. Para dar maior força e equilíbrio à imagem, Elton Mattos optou por um corte reto, na altura dos ombros, repartido ao meio, e penteado com linhas retas, mas criou algumas mechas mais claras para não transmitir uma imagem muito pesada.
(Cabelo e maquilagem: Elton Mattos, Studio Ph)

profissionais e na sua autoestima. Por isso, é preciso aprender a olhar além do cabelo e dos sinais superficiais do rosto. É preciso ver a pessoa por trás da sua aparência, conhecer seu estilo de vida, suas necessidades e desejos e descobrir o que deseja expressar ao mundo sobre si mesma.

Apresentei aqui os meios para se chegar a esse conhecimento mais profundo e expliquei como é feita a consultoria com o cliente. Este livro complementa o anterior, *Visagismo: harmonia e estética*, onde expliquei os fundamentos da linguagem visual e como fazer a análise das características físicas de uma pessoa.

O domínio desse processo só é possível com muita prática. Sempre digo a todos os meus alunos que não se domina uma arte somente estudando. É preciso "colocar a mão na massa". Aprende-se a pintar, pintando e desenhando. Estudar teoria da pintura ou linguagem do desenho pode formar um bom teórico, mas não um artista. Para se tornar um *hairstylist* ou maquilador visagista, é preciso aplicar os conceitos o tempo todo. Isso requer a coragem de errar e aprender com os erros, sem desanimar. É evidente que qualquer pessoa, no início, pode errar no diagnóstico ou na solução, mas isso faz parte do processo criativo. Felizmente, errar na análise não é tão grave, porque o cliente vai corrigi-lo. E daí você tem a oportunidade de perguntar como realmente ele é e aprender com o erro: note que características revelam a verdadeira personalidade do cliente e o que você deixou de perceber. O importante é descobrir o que as pessoas desejam expressar – como você vai descobrir isso é secundário.

Também é preciso trabalhar com concentração, disciplina e paciência. Dominar uma arte leva tempo; é preciso estar entusiasmado, quase obcecado. Inicialmente, o entusiasmo vem das expectativas. É preciso compreender o quanto o visagismo pode valorizar seu trabalho e trazer benefícios aos seus clientes, e que as recompensas são muito mais do que somente financeiras. O resultado de um trabalho de visagismo bem realizado – especialmente quando acontece o encontro entre a imagem interior e a exterior – é extremamente gratificante para o profissional.

Se o profissional relutar em colocar em prática a arte do visagismo, seja por medo, insegurança ou porque pensa que é necessário dominá-la totalmente antes, continuará trabalhando sem nenhuma mudança. Na realidade, qualquer

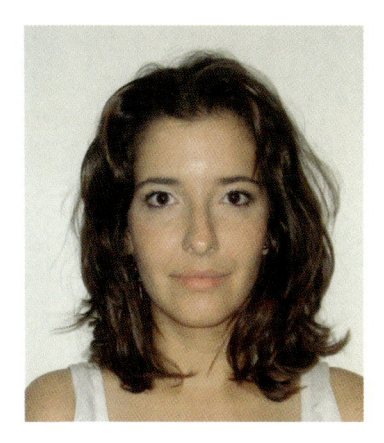

FIGURA 88A
Alice Ciampolini antes da aplicação de visagismo.

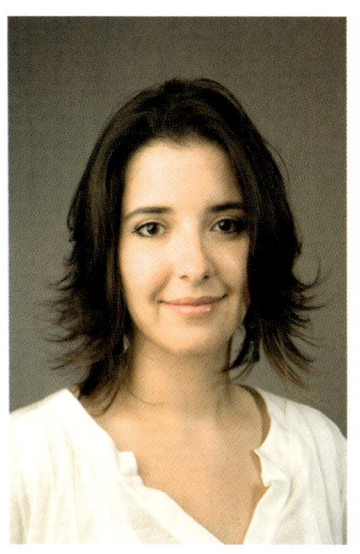

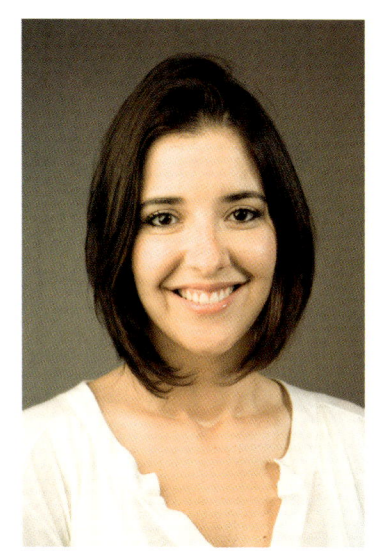

FIGURAS 88B E 88C
Alice Ciampolini após o trabalho de visagismo realizado por André Mateus. André explica a intenção da consultoria da seguinte maneira: "Alice é consultora de imagem, e seu temperamento é sanguíneo-melancólico. O formato do rosto é hexagonal, com lateral reta, e as feições são ovaladas, principalmente nos olhos e no queixo, o que lhe garante uma imagem doce e delicada, reforçada pelas ondulações do corte. Ela disse que gostaria de ter uma imagem que refletisse sofisticação e irreverência (força e dinamismo) porque, no momento, precisava se sentir leve e forte, mas, em algumas ocasiões, necessitava de uma imagem organizada e estável. A solução encontrada foi encurtar os cabelos numa altura acima dos ombros, com a parte de trás 4 cm mais curta, criando assim uma linha inclinada no perfil e uma base reta na parte frontal e, portanto, sensações de movimento e de estabilidade. O corte em camadas reforça as linhas inclinadas, destaca seus traços sanguíneos, principalmente no formato de rosto, e suas características extrovertidas e dinâmicas (sanguíneas). Esse corte proporciona a opção de pentear os cabelos com as pontas para dentro, criando um visual mais comportado e sofisticado. Para ela, é importante ter um cabelo prático, versátil e que traduza cada momento de sua vida".
(Cabelo e maquilagem: André Mateus, Cabelaria, São Paulo, SP)

justificativa é somente uma tentativa de evitar as mudanças. Mudanças são difíceis, como Howard Gardner explica no seu livro *Mentes que mudam*.[52] Na maior parte das vezes, só mudamos quando somos impelidos emocionalmente. Se o profissional estiver muito satisfeito com o seu trabalho, provavelmente não fará o necessário para se tornar um visagista, mesmo achando o conceito interessante e apropriado. Para adotar o visagismo, é preciso que ele esteja racionalmente convencido da validade do conceito, se identifique com a prática, perceba as recompensas, testemunhe sua aplicação e vença as suas próprias resistências. Talvez a maior delas seja a de que muitos pensam, erroneamente, que não têm os recursos para trabalhar com o visagismo: tempo, estrutura ou até cultura. Mas, como disse U Thant, o ex-secretário geral das Nações Unidas, "não são os recursos que limitam as decisões. É a decisão que cria os recursos". Não é possível aplicar o visagismo fazendo pequenas alterações. Ele envolve mudanças significativas de procedimento, atendimento e atitude.

No livro mencionado acima, Gardner explica o incrível "Princípio 80/20", proposto pelo economista e sociólogo italiano Vilifredo Pareto, no início do século XX. Ele observou que geralmente conseguimos 80% dos nossos objetivos com somente 20% do esforço esperado. Por exemplo, observe que 80% da sua renda provavelmente vem de 20% de seus clientes. Se você for dono de um salão, também perceberá que 20% dos seus funcionários são responsáveis por 80% do movimento, enquanto outros 20% são responsáveis por 80% dos problemas. Observando-se um grupo de cem pessoas durante uma semana, descobriu-se que vinte delas bebeu 80% da quantidade de cerveja consumida pelo grupo!

Pude constatar que o mesmo se aplica às pessoas que frequentaram meus cursos. Somente 20% realmente se aplicam à prática do visagismo. Essa sempre será a proporção de pessoas que mudam espontaneamente. No entanto, o visagismo ganha cada vez mais destaque na mídia. Cursos de formação e de extensão em visagismo estão sendo preparados em faculdades. O público, que passa a saber do serviço e conhece sua utilidade, começa a procurar visagistas.

---

[52] Howard Gardner, *Mentes que mudam* (Porto Alegre: ArtMed, 2005).

Mas a maioria dos profissionais somente enfrentará as mudanças quando for necessário. A minoria que saiu na frente ao adotar o conceito desfrutará de todas as vantagens.

A prática do visagismo é uma arte muito criativa. O visagista precisa deixar de pensar como um artesão ou como um técnico, e desenvolver as atitudes de pessoas criativas. É raro conviver com pessoas eminentemente criativas e, por isso, a maioria não encontra um modelo adequado quando busca desenvolver sua própria criatividade.

Para que eu compreendesse o significado de ser artista, foi importante ter lido livros, especialmente de ficção, e assistido a filmes que incluíam na trama a trajetória de artistas (por exemplo, *Camille Claudel*, *Oito e meio*, e *Encontrando Forrester*). Incluo, no final do livro, uma lista de livros e filmes indicados para esse propósito. Também recomendo que você estude o capítulo sobre criatividade no meu primeiro livro de visagismo.

Eu mesmo, desde o início do trabalho com o visagismo, nunca parei de praticar. Observo as pessoas em todos os lugares, analisando seus rostos e tentando descobrir suas personalidades. Há dias em que me concentro nos formatos do rosto; em outros, somente em uma feição; posso ainda observar como as pessoas andam. Às vezes, decido identificar somente pessoas de um determinado temperamento. Analiso os trabalhos publicados em revistas para descobrir novas soluções estéticas e o que expressam. Procuro me manter atualizado e sempre busco novas informações nas mais diversas áreas. Visito os salões de *hairstylists* visagistas, observo-os trabalhando e troco informações com eles.

Se você esperava encontrar soluções padronizadas e simplificadas neste livro, sinto muito que tenha se decepcionado. O visagismo não pode ser aplicado mecanicamente porque é uma arte. Na arte, não há soluções prontas e padronizadas, porque, por definição, é uma prática criativa. Reduzir o visagismo a um conjunto de regras seria desvalorizá-lo e diminuir a profissão da criação da imagem pessoal. Estilizar a imagem de uma pessoa não é uma simples questão de saber cortar o cabelo, pintar o rosto ou conhecer as técnicas da cirurgia plástica ou da bioplastia. Além de dominar seu ofício tecnicamente – o que inclui conhecer, no caso de cabeleireiros, maquiladores e esteticistas, os efeitos cosme-

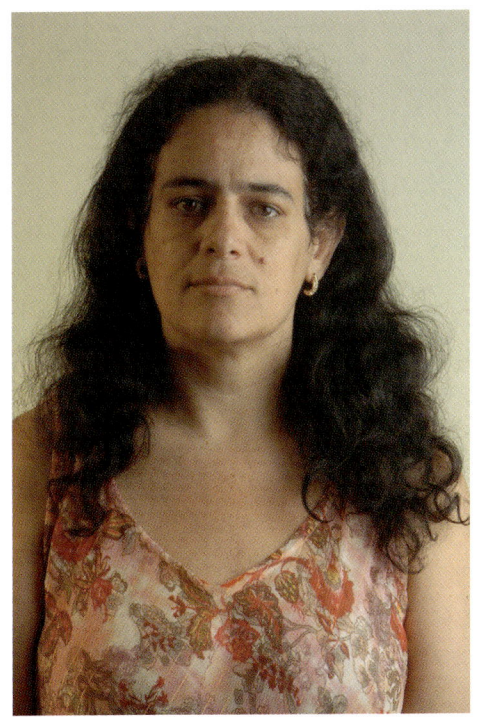

FIGURA 89A
Claudia Campos Bezerra tem rosto retangular, testa reta, queixo pronunciado e reto e boca e nariz bem formados, características físicas que indicam uma personalidade forte. Seus olhos, no entanto, são levemente caídos, e revelam que, emocionalmente, é sensível, emotiva e um pouco ansiosa. O cabelo, em forma de triângulo, com cachos emaranhados, cria um aspecto submisso, imóvel, apático e conturbado. O corte acentua o caimento dos olhos, pois as linhas dirigem o olhar para baixo e fazem com que a expressão do rosto pareça triste. Claudia queria expressar mais força e alegria. A pele é outono.

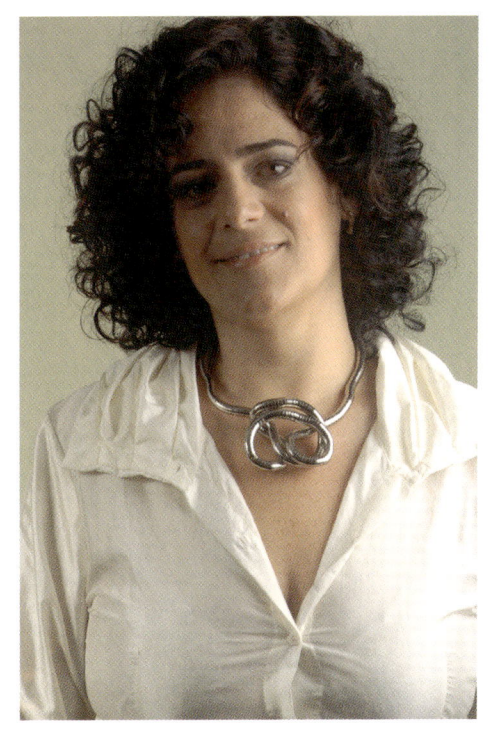

FIGURA 89B
Claudia Campos Bezerra após o trabalho de visagismo. A solução encontrada foi, primeiro, esquentar a cor do cabelo e criar luzes nas pontas; em seguida, o comprimento dos fios foi encurtado para criar mais leveza, mantendo os cachos, que, no formato arredondado do corte, são lúdicos. A maquilagem é leve, de cores quentes. As sombras, ao redor dos olhos, levantam as extremidades. O formato reto das sobrancelhas foi mantido para conferir força ao olhar.
(Cabelo: Beth Campos, Squasso Cabeleireiros, Niterói; Sulamita Peres, RW Design, São Paulo; Raquel Rocha de Souza, Belo Horizonte, MG)

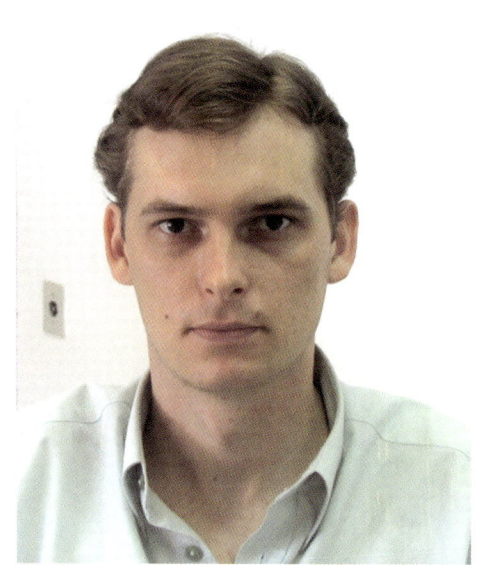

FIGURA 90A
Gustavo Schmidt é empresário. Seu formato de rosto é hexagonal de base reta (quase retangular), e as linhas retas das feições revelam um temperamento predominantemente colérico. Porém, as ondulações do corte lhe conferem um aspecto reservado e tímido, quase melancólico.

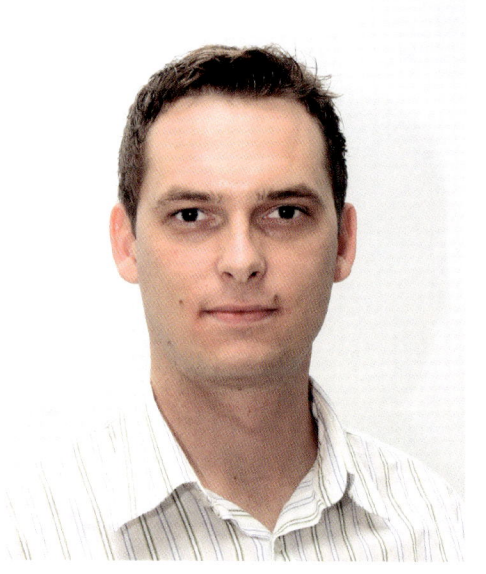

FIGURA 90B
Gustavo Schmidt após o trabalho de visagismo. Robertinho criou um corte de formato retangular, mais curto, que acentua as características coléricas de Gustavo e auxilia a expressar determinação, liderança, autoridade e credibilidade. Como Gustavo é jovem e solteiro, ele tem a opção de pentear seu cabelo com gel para criar linhas irregulares e inclinadas, sugerindo alegria e espontaneidade.
(Cabelo: Robertinho Marques, Robertinho Hair, Campo Grande, MS)

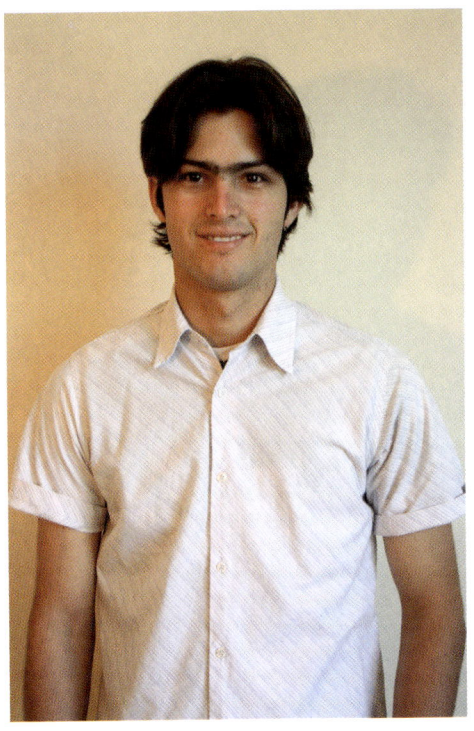

FIGURA 91A
Gilberto da Silva Coelho trabalhava como garçom e queria expressar mais força e determinação; ao mesmo tempo, desejava ter uma aparência mais alegre e descontraída.

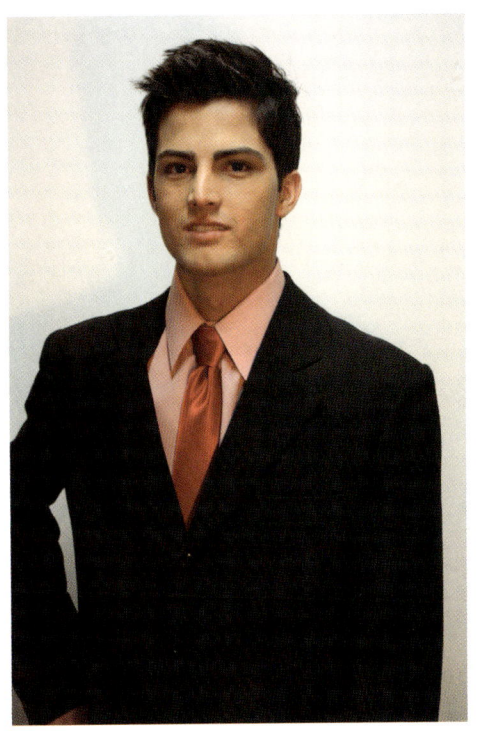

FIGURA 91B
Gilberto da Silva Coelho após o trabalho de visagismo. A primeira modificação incidiu sobre seus dentes. A linha incisal e a arcada curvadas para baixo e os incisais centrais pequenos e virados para dentro lhe davam um aspecto introvertido e frágil. O dr. Bráulio aplicou facetas de porcelana nos incisais centrais; aumentando seu tamanho e criando um formato retangular, deixou a linha incisal reta e os endireitou. Isso fez com que o plano incisal se invertesse. O resultado foi um sorriso franco e forte. O segundo passo foi eliminar as ondulações do cabelo, repartindo-o de lado. O formato retangular imprime força, mas o corte, por não ser muito curto, permite um penteado mais controlado e sério, ou, usando gel, mais descontraído e jovial. Depois as sobrancelhas, grossas e cerradas, que fechavam o rosto, foram limpadas e separadas, o que criou um aspecto mais leve e aberto. A imagem foi completada com um terno escuro, para conferir seriedade, contrastando com a camisa cor salmão e a gravata vermelha, bastante vibrantes. O efeito em Gilberto foi imediato. Logo depois de cortar o cabelo, ganhou coragem para investir num empreendimento próprio, uma padaria.
(Cabelo: Magno Jafé "Grilo" Esteves, Metamorfose Cabeleireiros, Barbacena, MG; design de sobrancelhas: Heloisa Lima, Studio Liz, Barbacena, MG; consultoria de imagem: Ateliê Patrizia Paes, Barbacena, MG; odontologia: Bráulio Paolucci)

tológicos dos produtos que usam –, o profissional precisa dominar os princípios da harmonia e estética e saber expressar uma intenção visualmente. Sem esse conhecimento, qualquer tentativa de estilizar será limitada, porque dependerá, unicamente, da intuição. O visagista é um estilista diferenciado. É um artista que se inspira em cada novo cliente. Seu tema é o ser humano, que interpretará em cada novo trabalho, revelando a individualidade e a beleza única de cada pessoa por meio das imagens que cria no cabelo e no rosto. O mesmo se aplica a outros profissionais de beleza, como cirurgiões plásticos e médicos esteticistas. O visagismo amplia as possibilidades criativas dos profissionais porque eles passam a dispor de conhecimento, além de intuição e de sensibilidade artística, o que resulta num trabalho consciente e responsável.

Em meu livro *Visagismo: harmonia e estética*, expliquei o funcionamento do processo criativo e do desenho do rosto, os princípios da harmonia e estética, os fundamentos da linguagem visual e como usá-los na construção de uma imagem. A maior parte do livro foi dedicada a ilustrar os padrões físicos do rosto e a mostrar como reconhecê-los, mas não me aprofundei no que essas diversas características físicas expressam da personalidade de uma pessoa.

O livro que você tem em mãos, portanto, complementa o anterior. Espero que o seu objetivo principal – explicar como prestar a consultoria e fazer a leitura da personalidade de um cliente, para descobrir o que ele deseja expressar pela sua imagem – tenha sido alcançado.

Agora, convido você, que teve a paciência de me acompanhar até aqui, a colocar tudo isso em prática. Garanto que se você se dedicar à prática do visagismo, sem parar de estudá-la, vai se surpreender com os resultados. Há a expectativa de substancial retorno financeiro, mas, mais importante, o visagista se sente continuamente entusiasmado e realizado. Não há rotina, porque cada trabalho é único e criativo. Seus clientes se sentem belos sendo eles mesmos e enxergam você, o visagista, como cúmplice na criação contínua da sua identidade. Você passa a ser artista do belo; da beleza, que vem da alma, visível no rosto.

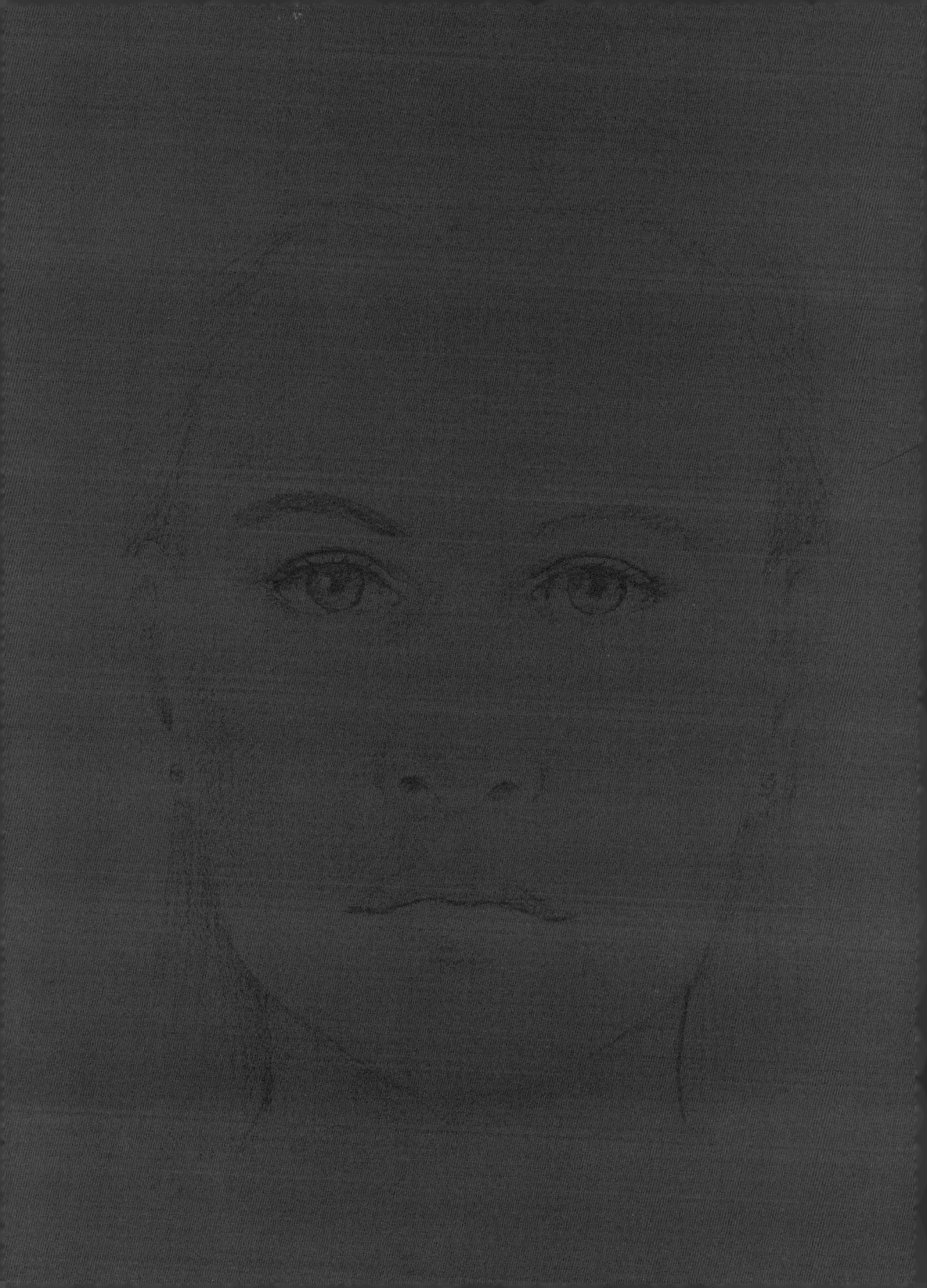

Referências

Livros e outros textos

AHMAD, I. "Four Esthetic Tales". Em ROMANO, R., *The Art of the Smile: Integrating Prosthodontics, Orthodontics, Periodontics, Dental Technology, and Surgery in Esthetic Dental Treatment*. Hanover Park: Quintessence, 2004.

AMÉRICA. *Clássicos do conto norte-americano*. São Paulo: Iluminuras, 2001.

BLAKE, William. *Poesia e prosa selecionada*. 7ª ed. São Paulo: Nova Alexandria, 2006.

BONDER, Nilton. *Fronteiras da inteligência*. 9ª ed. Rio de Janeiro: Campus, 2001.

_____. *O segredo judaico de resolução de problemas*. 10ª ed. São Paulo: Imago, 2005.

BRONTË, Charlotte. *Villette*. Londres: Allan Wingate Heather Edition, 1949.

CAMPBELL, Joseph & MOYERS, Bill. *O poder do mito*. 25ª ed. São Paulo: Palas Athena, 2007.

CHAPMAN, Gary. *As cinco linguagens do amor*. São Paulo: Mundo Cristão, 1997.

CHICHE, G. & PINAULT, A. "Princípios científicos e artísticos aplicados à odontologia". Em *Estética em próteses fixas anteriores*. São Paulo: Quintessence, 1996.

CHRISTENSEN, Carol & KENTNER, Bernice. *Face Typing and Cosmetic Application*. Antioch: Ken Kra Publishers, 1985.

CINTERO, Gabriel. *Morfología e visagismo: manual técnico para peluquería*. Navarra: Asociación de Peluqueros de Navarra, 1996.

DA VINCI, Leonardo. *Leonardo on the Human Body*. Mineola: Dover Publications, 1983.

ECCLES, John. *O conhecimento do cérebro*. São Paulo: Atheneu, 1979.

FRADEANI, M. *Esthetic Reabilitation in Fixed Prosthodonyics – Esthetic Analysis. A Systematic Approach to Prosthetic Tratment*. São Paulo: Quintessence, 2004.

FROMM, Erich. *A arte de amar*. Antioch: São Paulo: Martins Fontes, 2000.

FRUSH, J. P. & FISHER, R. D. "How Dentogenics Interprets the Personality Factor". Em *The Journal of Prosthetic Dentistry*, vol. 6, St. Louis, 1956.

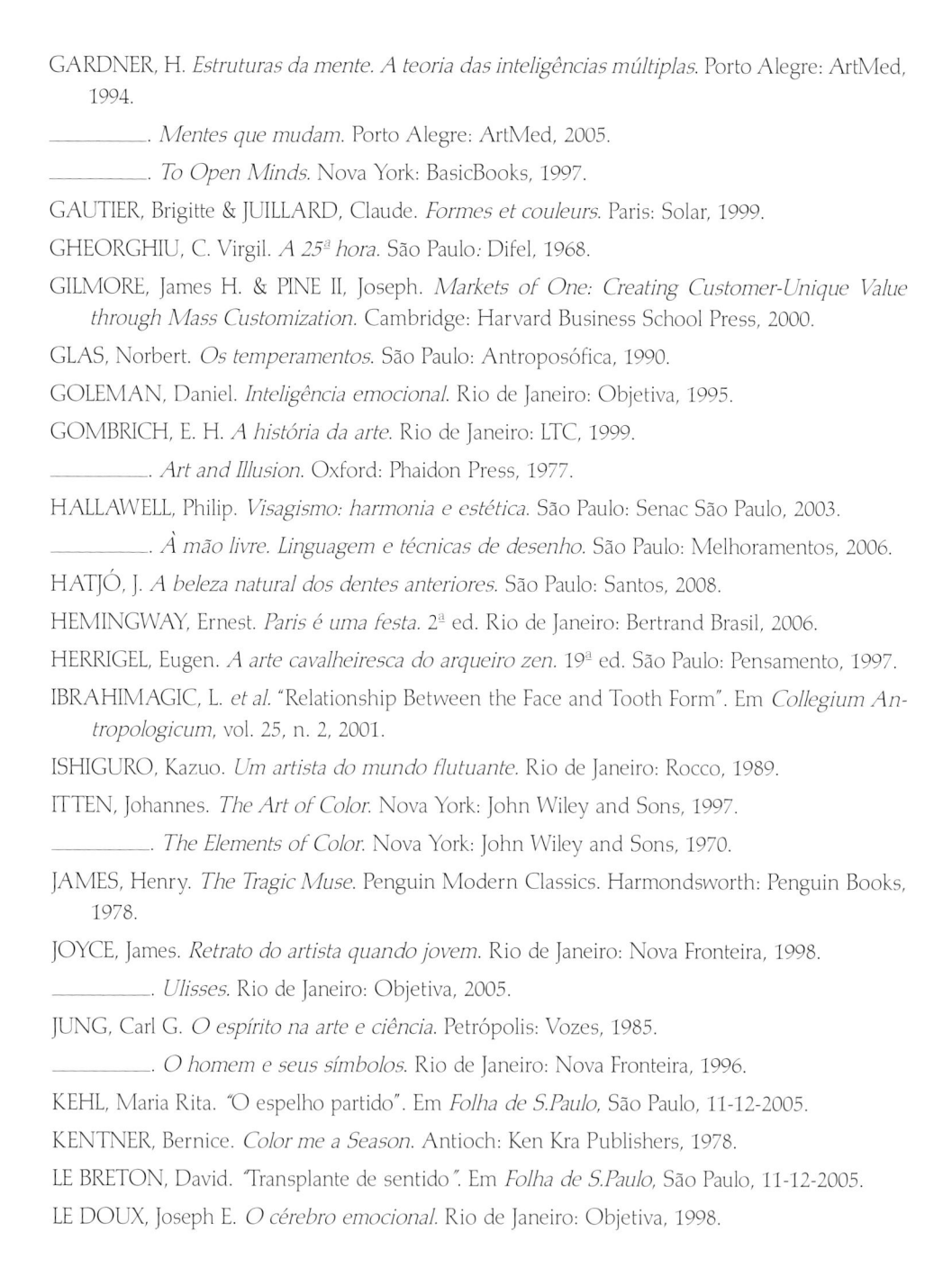

GARDNER, H. *Estruturas da mente. A teoria das inteligências múltiplas*. Porto Alegre: ArtMed, 1994.

_____. *Mentes que mudam*. Porto Alegre: ArtMed, 2005.

_____. *To Open Minds*. Nova York: BasicBooks, 1997.

GAUTIER, Brigitte & JUILLARD, Claude. *Formes et couleurs*. Paris: Solar, 1999.

GHEORGHIU, C. Virgil. *A 25ª hora*. São Paulo: Difel, 1968.

GILMORE, James H. & PINE II, Joseph. *Markets of One: Creating Customer-Unique Value through Mass Customization*. Cambridge: Harvard Business School Press, 2000.

GLAS, Norbert. *Os temperamentos*. São Paulo: Antroposófica, 1990.

GOLEMAN, Daniel. *Inteligência emocional*. Rio de Janeiro: Objetiva, 1995.

GOMBRICH, E. H. *A história da arte*. Rio de Janeiro: LTC, 1999.

_____. *Art and Illusion*. Oxford: Phaidon Press, 1977.

HALLAWELL, Philip. *Visagismo: harmonia e estética*. São Paulo: Senac São Paulo, 2003.

_____. *À mão livre. Linguagem e técnicas de desenho*. São Paulo: Melhoramentos, 2006.

HATJÓ, J. *A beleza natural dos dentes anteriores*. São Paulo: Santos, 2008.

HEMINGWAY, Ernest. *Paris é uma festa*. 2ª ed. Rio de Janeiro: Bertrand Brasil, 2006.

HERRIGEL, Eugen. *A arte cavalheiresca do arqueiro zen*. 19ª ed. São Paulo: Pensamento, 1997.

IBRAHIMAGIC, L. et al. "Relationship Between the Face and Tooth Form". Em *Collegium Antropologicum*, vol. 25, n. 2, 2001.

ISHIGURO, Kazuo. *Um artista do mundo flutuante*. Rio de Janeiro: Rocco, 1989.

ITTEN, Johannes. *The Art of Color*. Nova York: John Wiley and Sons, 1997.

_____. *The Elements of Color*. Nova York: John Wiley and Sons, 1970.

JAMES, Henry. *The Tragic Muse*. Penguin Modern Classics. Harmondsworth: Penguin Books, 1978.

JOYCE, James. *Retrato do artista quando jovem*. Rio de Janeiro: Nova Fronteira, 1998.

_____. *Ulisses*. Rio de Janeiro: Objetiva, 2005.

JUNG, Carl G. *O espírito na arte e ciência*. Petrópolis: Vozes, 1985.

_____. *O homem e seus símbolos*. Rio de Janeiro: Nova Fronteira, 1996.

KEHL, Maria Rita. "O espelho partido". Em *Folha de S.Paulo*, São Paulo, 11-12-2005.

KENTNER, Bernice. *Color me a Season*. Antioch: Ken Kra Publishers, 1978.

LE BRETON, David. "Transplante de sentido". Em *Folha de S.Paulo*, São Paulo, 11-12-2005.

LE DOUX, Joseph E. *O cérebro emocional*. Rio de Janeiro: Objetiva, 1998.

LITTAUER, Florence. *Personality Plus*. Grand Rapids: Revell Books, 1992.

LODY, Raul. *Cabelos de Axé. Identidade e resistência*. Rio de Janeiro: Senac Nacional, 2004.

MANDER, Jerry. *Four Arguments for the Elimination of Television*. Nova York: Harper Perennial, 1978.

MAUGHAM, Somerset. *Servidão humana*. São Paulo: Globo, 2005.

MICHENER, James. *Fogos da primavera*. Rio de Janeiro: Bertrand Brasil, 1996.

MORRIS, Desmond. *O macaco nu*. 15ª ed. Rio de Janeiro: Record, 2004.

PATTON, Jean E. *Color to Color: Guide for the Woman of Color to a Rainbow of Fashion & Beauty*. Nova York: Fireside Books, 1991.

PESSOA, Fernando. *O eu profundo e outros eus*. Rio de Janeiro: Nova Fronteira, 2006.

PINE, Joseph II & GILMORE, James H. *Markets of One*. Harvard Business Press School, 2000.

ROOT-BERNSTEIN, Robert e Michele. *Centelhas de gênios*. São Paulo: Nobel, 2001.

RUFENACHT, C. R. *Fundamentos de estética*. Trad. A. V. Ritter. São Paulo: Santos, 1998.

SALINGER, J. D. *O apanhador no campo de centeio*. 15ª ed. São Paulo: Editora do Autor, 1999.

STONE, Irving. *Agonia e êxtase*. Belo Horizonte: Itatiaia, 1999.

TOFFLER, Alvin. *O choque do futuro*. Rio de Janeiro: Artenova, 1973.

TOMASELLO, Michael. "For Human Eyes Only". Em *New York Times*, Nova York, 13-01-2007.

VOLLARD, Ambre. *Ouvindo Cézanne, Degas e Renoir*. Rio de Janeiro: Civilização Brasileira, 2000.

Filmes

A bela do palco (*Stage Beauty*), 2004. Dir.: Richard Eyre. Com Billy Crudup e Claire Danes.

A festa de Babette (*Babette's Feast*), 1987. Dir.: Gabriel Axel. Com Stéphane Audran.

A força do carinho (*Tender Mercies*), 1984. Dir.: Bruce Beresford. Com Robert Duvall.

A malvada (*All About Eve*), 1951. Dir.: Joseph Mankiewicz. Com Bette Davis.

A prova (*Proof*), 2005. Dir.: John Madden. Com Gwyneth Paltrow, Jake Gyllenhaal e Anthony Hopkins.

A rosa (*The Rose*), 1979. Dir.: Mark Rydell. Com Bette Midler e Alan Bates.

A vida e morte de Peter Sellers (*The Death and Life of Peter Sellers*), 2004. Dir.: Stephen Hopkins. Com Geoffrey Rush, Charlize Theron e Emily Watson.

A vida no paraíso (*Sa som i himmelen*), 2004. Dir.: Kay Pollak. Com Michael Nyqvist e Frida Hallgen.

Adaptação (*Adaptation*), 2002. Dir.: Spike Jonze. Com Nicholas Cage, Meryl Streep e Chris Cooper.

Agonia e êxtase (*The Agony and the Ecstasy*), 1965. Dir.: Carol Reed. Com Charlton Heston e Rex Harrison.

Amadeus (*Amadeus*), 1984. Dir.: Milos Forman. Com F. Murray Abraham e Tom Hulce.

As horas (*The Hours*), 2002. Dir.: Stephen Daldry. Com Nicole Kidman, Julianne Moore e Meryl Streep.

Billy Elliot (*Billy Elliot*), 2000. Dir.: Stephen Daltry. Com Julie Walters e Gary Lewis.

Bodas de sangue (*Bodas de sangre*), 1981. Dir.: Carlos Saura. Com Antonio Gades e Cristina Hoyos.

Camille Claudel (*Camille Claudel*), 1989. Dir.: Bruno Nuytten. Com Isabelle Adjani e Gérard Depardieu.

Capote (*Capote*), 2005. Dir.: Bennett Miller. Com Philip Seymour Hoffman e Catherine Keener.

Carmen (*Carmen*), 1983. Dir.: Carlos Saura. Com Antonio Gades e Laura del Sol.

Chaplin (*Chaplin*), 1992. Dir.: Richard Attenborough. Com Robert Downey Jr. e Geraldine Chaplin.

Cinema Paradiso (*Nuovo Cinema Paradiso*), 1989. Dir.: Giuseppe Tornatore. Com Philippe Noiret.

De corpo e alma (*The Company*), 2003. Dir.: Robert Altman. Com Neve Campbell e Malcolm McDowell.

De encontro com o amor (*The Shadow Dancer*), 2005. Dir.: Brad Mirman. Com Harvey Keitel, Joshua Jackson e Claire Forlani.

Delírio de amor (*The Music Lovers*), 1970. Dir.: Ken Russell. Com Richard Chamberlain e Glenda Jackson.

De-Lovely. Vida e amores de Cole Porter (*De-Lovely*), 2004. Dir.: Irwin Winkler. Com Kevin Kline e Ashley Judd.

Encontrando Forrester (*Finding Forrester*), 2000. Dir.: Gus Van Sant. Com Sean Connery e Robert Brown.

Feira das vaidades (*Vanity Fair*), 2004. Dir.: Mira Nair. Com Reese Witherspoon e Gabriel Byrne.

Fernão Capelo Gaivota (*Jonathan Livingstone Seagull*), 1973. Dir.: Hall Bartlet.

Frances (*Frances*), 1982. Dir.: Graeme Clifford. Com Jessica Lange e Sam Shepard.

Garotos incríveis (*Wonder Boys*), 2000. Dir.: Curtis Hanson. Com Michael Douglas e Tobey Maguire.

Gênio indomável (*Good Will Hunting*), 1997. Dir.: Gus Van Sant. Com Matt Damon, Ben Affleck e Robin Williams.

Goya (*El Goya en Burdeos*), 1999. Dir.: Carlos Saura. Com Francisco Rabal.

Hilary e Jackie (*Hilary and Jackie*), 1998. Dir.: Anand Tucker. Com Emily Watson e Rachel Griffiths.

Iris (*Iris: a Memoir of Iris Murdoch*), 2001. Dir.: Richard Eyre. Com Judi Dench, Kate Winslet e Jim Broadbent.

Johnny e June (*Walk the Line*), 2005. Dir.: James Mangold. Com Joaquin Phoenix e Reese Witherspoon.

Lendas da vida (*The Legend of Bagger Vance*), 2000. Dir.: Robert Redford. Com Matt Damon e Will Smith.

Madame Sousatzka (*Madame Sousatzka*), 1988. Dir.: John Schlesinger. Com Shirley MacLaine e Peggy Ashcroft.

Maluco genial (*The Horse's Mouth*), 1958. Dir.: Ronald Neame. Com Alec Guinness e Kay Walsh.

Meu pé esquerdo (*My Left Foot*), 1989. Dir.: Jim Sheridan. Com Daniel Day-Lewis e Brenda Fricker.

Momento de decisão (*The Turning Point*), 1977. Dir.: Herbert Ross. Com Shirley MacLaine e Anne Bancroft.

Mr. Holland. Adorável professor (*Mr. Holland's Opus*), 1995. Dir.: Stephen Herek. Com Richard Dreyfuss e Olympia Dukakis.

Música do coração (*Music of the Heart*), 1999. Dir.: Wes Craven. Com Meryl Streep e Aidan Quinn.

Nasce uma estrela (*A Star Is Born*), 1937. Dir.: William Wellman. Com Janet Gaynor e Fredric March.

Nasce uma estrela (*A Star Is Born*), 1954. Dir.: George Cukor. Com Judy Garland e James Mason.

Nasce uma estrela (*A Star Is Born*), 1976. Dir.: Frank Pierson. Com Barbra Streisand e Kris Kristofferson.

No topo do mundo (*The Ebony Tower*), 1984. Dir.: Robert Knights. Com Laurence Olivier, Roger Rees e Greta Scacchi.

O destino mudou sua vida (The Coal Miner's Daughter), 1980. Dir.: Michael Apted. Com Sissy Spacek.

O diabo veste Prada (*The Devil Wears Prada*), 2006. Dir.: David Frankel. Com Meryl Streep e Anne Hathaway.

O diário de uma paixão (*The Notebook*), 2004. Dir.: Nick Cassavetes. Com Gena Rowlands, James Garner, Ryan Gosling e Rachel McAdams.

O encantador de cavalos (*The Horse Whisperer*), 1998. Dir.: Robert Redford. Com Robert Redford e Kristin Scott Thomas.

O espelho tem duas faces (*The Mirror has Two Faces*), 1996. Dir.: Barbra Streisand. Com Barbra Streisand e Jeff Bridges.

O fiel camareiro (*The Dresser*), 1983. Dir.: Peter Yates. Com Albert Finney e Tom Courtenay.

O novo mundo (*The New World*), 2005. Dir.: Terrence Malick. Com Colin Farrell e Q'orianka Kilcher.

O poder do mito (*The Power of Myth*), 1988. Dir.: Joseph Campbell. Com Joseph Campbell e Bill Moyers.

O show deve continuar (*All that Jazz*), 1979. Dir.: Bob Fosse. Com Roy Scheider e Jessica Lange.

Oito e meio (*Otto e mezzo*), 1963. Dir.: Federico Fellini. Com Marcello Mastroianni e Claudia Cardinale.

Poder além da vida (*The Peaceful Warrior*), 2006. Dir.: Victor Salva. Com Scott Mechlowicz e Nick Nolte.

Pollock (*Pollock*), 2000. Dir.: Ed Harris. Com Ed Harris.

Por volta da meia-noite (*Round Midnight*), 1986. Dir.: Bertrand Tavernier. Com Dexter Gordon e François Cluzet.

Ray (*Ray*), 2004. Dir.: Taylor Hackford. Com Jamie Foxx.

Retratos da vida (*Les uns et les autres*), 1981. Dir.: Claude Lelouch. Com Robert Hossein e Geraldine Chaplin.

Rosencrantz e Guildenstern estão mortos (*Rosencrantz and Guildenstern Are Dead*), 1990. Dir.: Tom Stoppard. Com Richard Dreyfuss, Tim Roth e Gary Oldham.

Sede de viver (*Lust for Life*), 1956. Dir.: Vincent Minnelli. Com Kirk Douglas e Anthony Quinn.

Shine: brilhante (*Shine*), 1997. Dir.: Scott Ricks. Com Geoffrey Rush.

Sonhos (*Akira Kurosawa's Dreams*), 1990. Dir.: Akira Kurosawa. Com Akira Terao e Mitsuko Baisho.

Sra. Henderson apresenta (*Mrs. Henderson Presents*), 2005. Dir.: Stephen Frears. Com Judy Dench e Bob Hoskins.

Sylvia. Paixão além das palavras (*Sylvia*), 2003. Dir.: Christine Jeffs. Com Gwyneth Paltrow e Daniel Craig.

Um amor sem limites (*Infinity*), 1996. Dir.: Matthew Broderick. Com Matthew Broderick e Patricia Arquette.

Uma mente brilhante (*A Beautiful Mind*), 2001. Dir.: Ron Howard. Com Russell Crowe e Ed Harris.

Uma vida iluminada (*Everything is Illuminated*), 2005. Dir.: Liev Schreiber. Com Elijah Wood e Eugene Hutz.

Uma vida sem limites (*Beyond the Sea*), 2004. Dir.: Kevin Spacey. Com Kevin Spacey, Kate Bosworth e John Goodman.

Sites

Philip Hallawell

http://absolutearts.com/portfolios/p/philson

http://www.cybermind.com.br/hallawell

http:// www.visagismo.com.br

Créditos

Figuras 1A, 1B e 1C: Paulo Ferreira.

Figura 2: Coleção pessoal do autor.

Figura 3: Coleção pessoal do autor.

Figura 4: Museu Imperial, Petrópolis, Rio de Janeiro.

Figura 5: Vice Amiral Fleuriot de Langle, *Croisière sur la côte d'Afrique*.

Figura 6: Philip Hallawell, coleção André Blau.

Figura 7: Philip Hallawell, coleção do autor.

Figura 8: Villa Farnesina, Roma.

Figura 9: Stanzi, Vaticano.

Figura 10: Capela Sistina, Vaticano.

Figura 11: Philip Hallawell.

Figuras 12A e B: Philip Hallawell.

Figuras 13A e B: Philip Hallawell.

Figura 14: Wikipedia.org.

Figura 15: Moody Studio Photo, Nova York.

Figura 16: Paulo Ferreira.

Figura 17: Roberto Marques.

Figura 18: Philip Hallawell.

Figura 19: Philip Hallawell, coleção particular.

Figura 20: Philip Hallawell, coleção Stefan Popovitch.

Figura 21: Philip Hallawell, foto de Virna Santolia.

Figura 22: Philip Hallawell.

Figura 23: Philip Hallawell.

Figura 24: Philip Hallawell

Figura 25: Philip Hallawell.

Figura 26: Hedwig Storch.

Figura 27: Wikipedia.org.

Figura 28: Nino Barbieri.

Figura 29: Philip Hallawell.

Figura 30: Philip Hallawell.

Figura 31: Philip Hallawell.

Figura 32: Roberto Picco.

Figura 33: Mariusz Musial.

Figura 34: Ligia Lima.

Figura 35: Ligia Lima.

Figura 36: Paulo Fernando Ferreira.

Figura 37: Philip Hallawell, coleção Rudi Werner.

Figura 38: Philip Hallawell.

Figura 39: Phillip Hallawell, Coleção Rudi Werner.

Figura 40: Philip Hallawell.

Figuras 41A e B: Philip Hallawell.

Figura 42: Edson e Juliana Soares Fotografia.

Figura 43: Bráulio Paolucci.

Figura 44: Paulo Ferreira.

Figura 45: Geraldo Henrique da Ros Fonseca.

Figura 46: Paulo Ferreira.

Figura 47: Geraldo Henrique da Ros Fonseca.

Figura 48: Ligia Lima.
Figura 49: Elton Doran Mattos.
Figura 50: Philip Hallawell.
Figura 51: Paulo Ferreira.
Figura 52: Roberto Marques.
Figura 53: Flávio Leme.
Figura 54: Philip Hallawell.
Figura 55: Philip Hallawell.
Figura 56: Edson e Juliana Soares Fotografia.
Figura 57: Edson e Juliana Soares Fotografia.
Figura 58: Edson e Juliana Soares Fotografia.
Figura 59: Edson e Juliana Soares Fotografia.
Figura 60: Ligia Lima.
Figura 61: Philip Hallawell.
Figura 62: Philip Hallawell.
Figura 63: Elton Doran Mattos.
Figura 64: Geraldo Henrique da Ros Fonseca.
Figura 65: Geraldo Henrique da Ros Fonseca.
Figura 66: Philip Hallawell.
Figura 67: Philip Hallawell (desenhos: rosto e figura feminina); Joseph Fayrer (ilustração da cobra).
Figura 68: Philip Hallawell.
Figura 69: Philip Hallawell.
Figura 70: Philip Hallawell.
Figuras 71A e B: André Mateus.
Figura 71C: Pedro Abreu.
Figura 72: Ricardo Malagoni.

Figura 73: Cláudio Wakahara.
Figura 74: Museu Granet, Aix-en-Provence.
Figura 75: Museu do Louvre, Paris.
Figuras 76A e B: Philip Hallawell.
Figuras 77A e B: Aristides Neto.
Figura 78A: Charles Ogerau.
Figura 78B: Kenneth Willardt/L'Oréal, Paris.
Figura 79A: Ligia Lima.
Figura 79B: Geraldo da Ros Fonseca.
Figuras 79C e D: Ligia Lima.
Figuras 80A e B: Philip Hallawell.
Figuras 81A e B: Maria Josefa de Lima.
Figura 82: Philip Hallawell.
Figura 83: Philip Hallawell.
Figuras 84A e B: Edson e Juliana Soares Fotografia / intraoral: Bráulio Paolucci.
Figuras 85A e B: Roberto Marques.
Figuras 86A e B: Edson e Juliana Soares Fotografia.
Figuras 87A e B: Elton Doran Mattos.
Figura 88A: André Mateus.
Figuras 88B e C: Nelson Aguilar.
Figuras 89A e B: Geraldo Henrique da Ros Fonseca.
Figuras 90A e B: Flavio Leme.
Figuras 91A e B: Edson e Juliana Soares Fotografia.